新医改下公立医院信用评价研究

Research on Credit Evaluation of Public Hospital under the New Medical Reform

李乐波 著

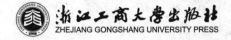
浙江工商大学出版社
ZHEJIANG GONGSHANG UNIVERSITY PRESS

图书在版编目（CIP）数据

新医改下公立医院信用评价研究 / 李乐波著. — 杭
州：浙江工商大学出版社，2013.12
ISBN 978-7-5178-0029-3

Ⅰ.①新… Ⅱ.①李… Ⅲ.①医院－财务管理－信用
评估－研究－中国 Ⅳ.①R197.322

中国版本图书馆 CIP 数据核字(2013)第 241774 号

新医改下公立医院信用评价研究

李乐波 著

责任编辑	刘　韵
责任校对	丁兴泉
封面设计	许寅华
责任印制	汪　俊
出版发行	浙江工商大学出版社
	（杭州市教工路 198 号　邮政编码 310012）
	（E-mail:zjgsupress@163.com）
	（网址:http://www.zjgsupress.com）
	电话:0571-88904980,88831806(传真)
排　　版	杭州朝曦图文设计有限公司
印　　刷	杭州恒力通印务有限公司
开　　本	710mm×1000mm　1/16
印　　张	16
字　　数	314 千
版 印 次	2013 年 12 月第 1 版　2013 年 12 月第 1 次印刷
书　　号	ISBN 978-7-5178-0029-3
定　　价	42.00 元

前言
PREFACE

为进一步保障和改善民生，逐步实现人人享有基本医疗卫生服务的目标，提高全民健康水平，在总结上一轮医药卫生体制改革的经验教训后，国家陆续出台了一系列的医药卫生体制改革新政，包括《中共中央、国务院关于深化医药卫生体制改革的意见》《国务院关于印发医药卫生体制改革近期重点实施方案的通知》《国务院关于印发"十二五"期间深化医药卫生体制改革规划暨实施方案的通知》等文件。当前，我国的卫生事业改革正如火如荼地开展着，公立医院的改革已步入了"深水区"，在改革的发展期，公立医院规范的管理与运作显得更为重要与迫切。

在全球经济出现衰退迹象的当今，中国却始终保持着稳定与高速发展的态势，作为尚信崇德的国人，仍坚定地确信"诚信"就是我们国家政治、经济、社会、文化乃至生态健康发展的最根本所在和最坚实的基础。同样，医疗卫生行业也着实讲求"诚信为本、信用为基"，"信用"也是卫生事业发展、特别是卫生经济发展的重要基础。

"没有规矩，不成方圆。"我们有必要建立一个相对完善的公立医院信用评价体系，以更确切地衡量与规范我们的公立医院管理活动，为其利益相关者作决策提供重要依据。

当前，我国的信用评价业务正不断拓展，但尚存在一定的局限性，行业细分尚不完整、不彻底。公立医院有着与一般企业很多的不同之处，在注重经济效益的同时，更注重社会效益；在注重当前利益的同时，更注重长远的人类康健的探索；在注重数量上的覆盖面的同时，更注重医疗质量的改进；在注重卫生资源投入的同时，更注重有限资源的合理利用；公立医院的会计核算基础、内容及方法、会计要素与等式均不同于一般企业单位。因此，有必要根据公立医院的特点制定更有针对性、切实可行的信用评价体系，来对它作一个公正合理的信用评价，以强化政府宏观调控决策、服务银行利用信用资源、引导医疗机构提升自身信用形象、规范医疗市场交易秩序，真正保障医疗机构自身健康、有效、持续的经营，最终推动我国卫生经济全面、高速地发展。

本书阐述的内容主要包括以下几个章节：

第一章：绪论。主要介绍信用评价研究的背景、信用评价研究简介及医疗机构信用评价研究现状。包括信用与信用评价的重要性、信用评价的发展历史、信用评价研究常规特性介绍、信用评价研究文献综述、公立医院信用评价的必要性、公立医院的定义与特点、公立医院信用评价研究思路与意义、公立医院信用评价研究的产生、研究方法与创新点等内容。

第二章：公立医院信用评价的特殊性。主要介绍现行信用评价体系的局限性、公立医院这一行业的特殊性、公立医院信用评价的特殊性方面的内容。现行信用评价体系的局限性主要体现在：偏重历史数据，忽视发展能力；容易出现追求利润最大化的短期行为；注重历史业绩，忽视综合素质；销售业绩方面的评价并不适用于所有行业等方面内容。公立医院这一行业的特殊性主要体现在：更注重长远的发展前途与潜质；更注重人类康健的深远探索；更注重有限资源的合理利用；更注重医疗质量的改进；更注重社会效益；也注重内部的经营管理、会计核算方式不同等方面内容。公立医院信用评价的特殊性主要体现在：更应注重公立医院长远发展能力方面的评价；更应注重公立医院科研成果效益的评价；更应注重公立医院资源投资效益的评价；更应注重公立医院医疗安全风险的评价；更应注重公立医院公益性方面的评价；更应注重公立医院内部经营方式与成果方面的评价；更应根据公立医院会计核算特点进行评价；不宜采用市场拓展和销售渠道这类指标等方面。

第三章：公立医院信用评价中若干问题的探讨。主要介绍公立医院信用评价的原则、公立医院信用评价的程序、公立医院信用等级的划分、公立医院信用等级评价结果的应用。包括法规性原则、全面性原则、客观性原则、结果导向原则、可操作原则、可比性原则、与时俱进原则的对比介绍，公立医院信用的定性评价方法、公立医院信用的定量评价方法、公立医院信用评价方法的比较与选择、在商业银行贷款及贷款期限决策中的应用、在公立医院内部管理中的应用、在其他相关部门决策中的应用等内容。

第四章：我国公立医院的信用评价指标体系。主要介绍公立医院信用评价指标体系的构建、公立医院信用评价指标权重的确定、公立医院信用评价指标权数的确定、公立医院信用评价指标评分标准的确定、公立医院信用评价指标的计分方法方面的内容。其中，公立医院信用评价指标体系的构建包括各级指标的选取和各级指标的内涵方面的内容。

第五章：案例分析。主要介绍目标公立医院概况、对该公立医院的定性评价、对该公立医院的定量评价、对该公立医院的综合评价、结论方面的内容。

第六章：实践检验。主要介绍公立医院信用评价体系地区实践检验与改进、公立医院信用评价实践改进成效与应用方面的内容。具体包括现行公立医院信用评价体系的积极意义、实践检验的必要性、实践检验总体思路、实践检验对象选取、现行公立医院信用评价体系存在的不足、对现行公立医院信用评价体系的改进、新设计的公立医院信用评价体系包括的具体研究内容、改进后的评价体系的创新点、国内外同类研究对比分析、改进后的评价体系产生的社会效益与间接经济效益方面的内容。

第七章：延伸研究。主要介绍公立医院信用评价体系子系统的建立、地市级公立医院信用评价研究、个人医疗消费信用评价研究。包括公立医院信用评价体系的不足、公立医院各利益相关者的确定、公立医院信用评价子系统的建立、公立医院信用评价子系统的思考、地市级公立医院信用评价研究的迫切性、地市级公立医院的特有属性、地市级公立医院的信用评价、个人医疗消费信用缺失控制的必要性、个人医疗消费信用缺失控制的现状、解决个人医疗消费信用缺失问题的基本思路、个人医疗消费信用评价结果的实践应用等方面的内容。

第八章：局限与建议。主要介绍本书研究的局限以及对本书研究的建议。包括公立医院信用评价方法、指标、指标权重确定、经验等方面的局限性，还包括尽快建立历史数据库、大力发展信用评价机构、促进与利益相关者的信息共享、建立健全法律体系和监督机制、加强内部硬件建设、提高医疗机构的信用意识等方面的内容。

本书运用管理学、经济学、会计学、商业银行学、统计学、决策学、卫生经济学等各学科中的知识原理，采用定性分析与定量分析相结合、理论研究与案例研究相结合的方法，在借鉴已有的国内外企业信用等级评估理论的基础上，对公立医院信用等级评价体系的构建及其应用进行系统的研究，设计出相对适合于医疗机构特点与需要的信用评价体系。

本书力图做到以下创新：

(1)力图选题上有所创新。虽然国内外对企业信用等级评估的理论和应用有较多的研究，但针对公立医院信用等级评价方面的国内外文献很难找到，本书力图在选题方面有所创新。

(2)力图研究内容上有所创新。本书对构建公立医院信用等级评价体系以及公立医院信用等级评价结果在财政扶植政策的选择、商业银行信贷决策、供应商的信用政策、医疗人才选择就业单位中的应用进行了论述，力图进一步丰富和完善企业信用等级评估理论。

(3)力图研究成果有所创新。本书运用综合评分法构建医疗机构信用等级评估指标体系，并积极进行个案分析与区域检验，发现不足并加以逐步完善，努力为我国医疗机构信用评价理论的建立及实践运用作有益的探索和尝试。

作　者

2013 年 10 月

目 录
CONTENTS

第三章　公立医院信用评价中若干问题的探讨

第四章 我国公立医院的信用评价指标体系

第五章 案例分析

第六章　实践检验

第七章　延伸研究

第八章　局限与建议

第一章
绪 论

第一节 信用评价研究的背景

在全球经济出现衰退迹象的当今,中国始终保持着稳定与高速发展的态势,作为尚信崇德的国人,坚定地确信"诚信"就是我们国家政治、经济、社会、文化乃至生态健康发展的最根本所在和最坚实的基础。

一、信用与信用评价的重要性

信用是市场经济的基础,良好的社会信用是建立规范、健康的社会主义市场经济秩序的保证。我国加入 WTO 后,越来越多的企业参与国际竞争;同时,也有越来越多的外国企业在中国境内参与竞争,企业信用状况已成为竞争成败的关键要素之一。对此,国家提出建立健全社会信用体系的要求,以适应国内外市场融合度不断提高的现有形势,进一步健全良好的市场经济秩序,促进市场公平竞争,降低企业交易成本,促进市场健康发展。

信用评价是为市场经济服务的一项公证事业,是促使资金优化配置的重要推手,是保障直接融资业务健康发展的最有效措施之一,是为金融资金市场提供信息服务的重要来源。借助信用评价这一工具,可以为企业筹资与融资渠道的开拓创造条件,为投资者投资途径的选择提供决策依据,为增强社会信用意识发挥重要的宣传作用,为政府加强金融市场调控做出重要贡献,督促并鼓励评价对象提高自身信用水平。

二、信用评价的发展历史

信用评价历史悠久,可以追溯到古罗马时代,那时的信用评价已伴随信用的发展日渐完善。大到国家,小到个人,都自觉或不自觉地运用基本信用评价技术于实际生活中。当前,对企业的信用评价已成为全球性的现象:它源于美国,以债券评级为中心的信用评价活动日益创新;在欧洲某些国家,如法国,已将信用评价作为扩展其资本市场的一种途径;在日韩的一些金融机构,如商业银行、保险公司、证券公司已把债券评价运用到对投资者和贷款信用监测的规则中。我国目前的信用评价业务也已不断拓展,评价行业中的一些独立评价机构不断涌现,信用评价方法和指标体系已经初步建立,信用评价业的相关制度已经建立并具备一定的基础。但是,我国目前的信用评价体系仅局限于局部的、不完整的分行业信用评价体系,除企业以外的机关、事业单位的信用评价存在着一定的困难,已经阻碍了社会主义市场经济的全面发展,突现出市场经济改革发展中急需完善的一个方面。

(一)我国信用评价的发展

我国的信用评价发展历史,可大致分为 5 个阶段:第一阶段,起步阶段,为 1987—1989 年。第二阶段,整顿阶段,为 1989—1990 年。第三阶段,恢复发展阶段,为 1990—1992 年。第四阶段,快速发展阶段,为 1993—1999 年。第五阶段,竞争和规范阶段,为 2000 年以来。这一阶段,我国信用评价理论与实践均得到了长足发展,对信用评价机构的监管体制正发生着较大的变化;国内信用评价机构与国际知名信用评价机构已广泛合作,一些先进的评价体系被引进,国际评价机构也已积极进入我国信用评价市场;社会信用状况被广泛关注,各行业积极参与"诚信社会"的建设。

我国早期的企业信用评价指标体系包括 5 个方面内容,主要涉及企业素质、资金信用、经营管理、经济效益和发展前景。以我国的工业企业信用评价为例,主要信用评价机构评价方法参差不齐。在金融系统,最早设立信用评价的是中国工商银行的《企业信用评价试行办法》《企业信用等级评定试行办法》,之后已有部分地方政府制定了信用评价管理的地方性法规。1992 年,全国信誉评级协会筹备组制定了《债券信用评级办法》《企业信用评级办法》。企业信誉评级体系分为 2 个大类、8 个体系,包括工商企业和金融机构两大类。工商企业类分为工业企业、商业企业、建筑安装企业和进出口企业 4 个体系;金融机构类分为城市信用社、信托投资公司、保险公司和专业银行 4 个体系。其中,最具有代表性的是工业企业信用评级办法,这一指标体系分为企业素质、资金信用、经营管理、经济效益和发展前景 5 个方面,共有 23 项指标(具体见表 1-1);这一评级办法采用百分制,包括企业素质 6 分、资金信用 31 分、经营管理 36 分、经济效益 22 分、发展前景 5 分;这一评级办法采用定性与定量相结合的分析方法,企业素质、发展前景方面采用定性评价方法,资金信用、经营管理和经济效益方面采用定量评价方法,根据各项指标三年实际平均值来评分;这一评级办法的定量指标计分,或采用按标准段计分的方法,或采用按标准值实际完成情况乘以指标分值计算;这一评级办法的信用等级采用三等 9 级制,从 AAA 到 C 级,每级为 10 分。

表 1-1　我国早期工业企业信用评级指标体系

5 个方面	23 项指标
企业素质	领导群体素质
	职工队伍素质
	综合能力
	管理素质
资金信用	全部资金自有率
	定额流动资金自有率
	流动比率
	呆滞资金占压率
	流动资金贷款偿还率
	贷款支付率
经营管理	产品销售增长率
	一级品率
	新产品开发计划完成率
	合同履约率
	产品销售率
	成品库存适销率
	全部流动资金周转率
经济效益	全部资金利税率
	销售收入利润率
	利润增长率
发展前景	市场预测
	发展规划及措施
	管理手段

随后,我国的信用评价研究出现了遍地开花的良好态势,出现了工商企业信用评级、制造业企业信用评级、流通业企业信用评级、建筑安装工程业企业信用评级、房地产开发企业信用评级、旅游业企业信用评级、中小企业信用评级、证券信用评级、上市公司公开信用评级(PI)、企业(公司)债券评级、可转换公司债券信用评级、商业银行信用评级、保险公司信用评级、证券公司信用评级、信用担保机构信用评

级、高新技术企业信用评级、新兴技术企业信用评级、基金管理公司投资风险管理能力评级、风险投资项目评级等。下面列举两类常见的信用评价体系:我国风险投资项目评估指标体系与我国主要银行信用评价体系。

表 1-2　我国风险投资项目评估指标体系

目标	准则	子准则	评估指标	权重	总权重
项目竞争力技术	技术	领先性	先进性	2.8	12.6/100
			不可替代性	2.8	
		可靠性	工程可靠性	3.3	
			适用性	3.7	
	产品	独特性	产品新功能性	3.3	9.8/100
			产品服务的独特性	2.8	
			产权保护性	3.7	
	市场	市场规模	目标市场范围	4.2	23.8/100
			市场竞争程度	3.7	
			所占市场份额	4.2	
		市场潜力	市场进入壁垒	2.8	
			行业趋势	4.7	
			用户潜在需求	4.2	
企业竞争力	宏观政策		经济景气程度	0.5	2.8/100
			政策支持程度	2.3	
	创业者	个性	品质,意志,灵活性	4.7	13.6/100
		能力	行业经验	4.2	
			领导能力	4.7	
	创业团队	管理能力	营销能力	3.3	21.1/100
			技术开发能力	3.7	
			财务管理能力	2.8	
			生产能力	2.3	
		经营理念	企业组织机制	2.3	
			商业模式	2.8	
			团队合作精神	4.2	

续表

目标	准则	子准则	评估指标	权重	总权重
企业竞争力	财务	财务计划	历史财务记录	3.3	16.3/100
			未来现金流预测	3.7	
		投资预期收益	投资报酬率	3.7	
			投资回收方式	3.3	
			投资回收时间	2.3	

我国主要银行信用评价体系介绍如下。

例 1-1　中国建设银行企业信用评价指标体系

中国建设银行企业信用评价对象是指已经或可能为之提供信贷服务的非金融类企业法人,就客户的偿债做出全面的判断并评定信用等级。评价本着实事求是、客观公正的原则,采用定性分析与定量分析相结合的方法,从市场竞争力、资产流动性、管理水平和其他 4 个方面评价,共计 16 项指标。具体评价指标体系如表1-3。

表 1-3　中国建设银行企业信用评价指标体系

指标	计分标准	比率值或说明	得分	计算公式
经营环境（5分）	企业得到国家、地方的多方面支持,交通、信息等外部条件很好,所在行业竞争环境、地区法律环境好,得 5 分;虽然得到一定的支持,但条件有限,环境一般,得 2 分;经营环境不好不得分。			
经营设施的先进性（5分）	采用的技术手段、技术设备、经营装备等很先进,企业的经营设施良好,带给企业较强的竞争优势,得 5 分;使企业具有竞争优势得 4 分;经营设施处于中上水平,得 3 分;经营设施一般,得 2 分;较差,不得分。			
质量管理体系（5分）	通过 ISO9000 系列质量管理认证或未参加认证但企业有严格、规范的质量管理制度,得 5 分;有规范的质量管理制度,得 4 分;有较规范的质量管理制度,得 3 分;企业质量管理体系不完善,得 1 分;没有质量管理体系,不得分。			

市场竞争力 C

续表

	指　标	计分标准	比率值或说明	得分	计算公式
市场竞争力 C	市场拓展和销售渠道（5分）	企业市场拓展能力强，拥有很好的销售网络和经营渠道，运作良好，得5分；市场拓展能力较好，具有较好的经营渠道，得4分；市场拓展能力一般，销售网络和经营渠道粗具规模，得3分；市场拓展能力较差，销售网络和经营渠道存在一定问题，得1分；市场拓展能力差，缺乏有效的经营渠道，不得分。			
	小计				
流动性 L	流动比率（5分）	5×（比率－不允许值）/（满意值－不允许值）			流动比率＝流动资产/流动负债
	速动比率（5分）	5×（比率－不允许值）/（满意值－不允许值）			速动比率＝（流动资产－存货）/流动负债
	应收账款周转率（5分）	5×（比率－不允许值）/（满意值－不允许值）			应收账款周转率＝销售收入净额/（应收账款平均余额＋应收票据平均余额）
	利息保障倍数（5分）	5×（比率－不允许值）/（满意值－不允许值）			若客户有现金流量表，则利息保障倍数＝经营活动现金流量净额/利息支出；若客户没有现金流量表，则利息保障倍数＝[（净利润＋折旧＋摊销＋财务费用）－（应收及预付款项增加＋存货增加－应付及预收款项增加）]/财务费用
	小计				
管理水平 M	主要管理人员的素质和经验（5分）	企业领导人有丰富的管理经验，管理能力很强，经营历史业绩显著，个人有良好社会声誉，得5分；企业领导人管理能力强，有较好的管理经验，得4分；企业领导人管理能力强，有一定的管理经验，得3分；企业领导人管理能力、经验一般，但其信誉较好，得2分；其余不得分。			

续表

指标	计分标准	比率值或说明	得分	计算公式
管理水平 M	管理结构的合理性（5分）	客户有合理的班子结构（班子年龄结构合理、文化程度较好、专业水平高、勇于开拓创新等），领导班子团结、相对稳定，信息流通顺畅，内部监督制度完善，激励约束制度健全，人力资源配置合理，得5分；上述方面较好，但存在某些不足，得4分；上述各方面中个别方面存在一定的缺陷，得2分；在上述各方面存在较大缺陷，不得分。			
	资产报酬率（5分）	5×（比率－不允许值）/（满意值－不允许值）			资产报酬率＝（利润总额＋财务费用）/年平均总资产
	贷款本息按期偿还率（5分）	5×（比率－不允许值）/（满意值－不允许值）			贷款本息按期偿还率＝当期归还银行贷款本息数额/当期累计应归还银行贷款本息数额
	小计				
其他	资产负债率（5分）	5×（比率－不允许值）/（满意值－不允许值）			资产负债率＝负债/资产
	销售收入（5分）	销售收入有稳定的来源，并保持很好的增长势头，得5分；收入稳定，得3分；销售收入来源不稳定，下降严重，不得分。			
	行业的稳定性和前景分析（5分）	行业稳定且前景较好，得5分；行业稳定且前景一般或行业不稳定但前景较好，得3分；行业变动大且前景差不得分；其他，得1分。			
	重大事项分析（5分）	重大事项对企业有积极的正面影响，基本没有负面影响，得5分；正面影响较大，得3分；负面影响比较明显，企业面临很多问题，不得分。			
	小计				
总计					

注：①定性指标的情况与计分标准不吻合的，评价人员可以根据情况判断得分，但计分标准中有明确规定的除外。得分可以为5、4、3、2、1和0分。

②定量指标的评价采用的是"功效计分"方法。功效计分是在选定的指标体系的基础上,对每一个指标都确定一个满意值和不允许值,然后以不允许值为下限,计算各指标实际值实现满意值的程度,并转化为相应的功效分数:指标的功效分数=(指标的实际值-指标的不允许值)/(指标的满意值-指标的不允许值)。将指标的功效分数乘以该指标的权数,得到该指标的评价得分。比满意值好,得满分;比不允许值差,得零分。需要注意的是有的指标是较高为好,如盈利指标;有的是较低为好,如资产负债率。

③信用等级评定采用年度财务报表。

企业信用等级分为7级,各级意义如下。

AAA级:企业生产经营规模达到一定经济规模,市场竞争力很强,有很好的发展前景,流动性很好,管理水平很高,具有很强的偿债能力,对建设银行的业务发展很有价值。

AA级:企业市场竞争力很强,有很好的发展前景,流动性很好,管理水平高,具有强的偿债能力,对建设银行的业务发展有价值。

A级:企业市场竞争力强,有较好的发展前景,流动性好,管理水平较高,具有较强的偿债能力,对建设银行的业务发展有一定价值。

BBB级:企业市场竞争力一般,发展前景一般,流动性一般,管理水平一般,企业存在需要关注的问题,偿债能力一般,具有一定风险。

BB级:企业市场竞争力、流动性和管理水平较差,发展前景较差,偿债能力较弱,风险较大。

B级:企业市场竞争力、流动性和管理水平很差,不具有发展前景,偿债能力很弱,风险很大。

F级:不符合国家环境保护政策、产业政策和银行信贷政策的企业,或贷款分类结果属于可疑或损失类的企业。

企业信用等级根据企业评价指标得分评定,F级企业不评分,根据评价条件直接评定。企业信用等级评价依据如表1-4。

表1-4 客户信用等级评定依据表(中国建设银行)

信用等级	总得分S	市场竞争力得分C	流动性得分L	管理水平得分M	其他得分P	说明
AAA	70≤S	15≤C	15≤L	15≤M	不限定	单项分不满足条件的下调一级
AA	60≤S<70	12≤C	12≤L	12≤M	不限定	同上
A	50≤S<60	9≤C	9≤L	9≤M	不限定	同上
BBB	45≤S<50	不限定	不限定	不限定	不限定	
BB	40≤S<45	不限定	不限定	不限定	不限定	

信用 等级	总得分 S	市场竞争 力得分 C	流动性 得分 L	管理水平 得分 M	其他得分 P	说明
B	＜45	不限定	不限定	不限定	不限定	
F	不符合国家环境保护政策、产业政策和银行信贷政策的客户或贷款分类结果为可疑和损失类的客户					

注：连续两个结息日拖欠利息或本金逾期 6 个月以上的客户、贷款五级分类结果为次级以下（含次级）的客户，原则上其信用等级不得为 AA 级以上（含 AA 级）；欠息超过 6 个月或本金逾期超过 12 个月以上的客户，原则上其信用等级不得超过 BB 级（含 BB 级）。如果以后企业贷款分类降级，原则上要重新评级。

企业信用等级有效期为一年，从审批认定之日起计算。在有效期内，企业经营状况发生重大变化，例如重大建设项目、重大体制改造、重大法律诉讼和对外担保、重大人事调整、重大事故及赔偿等对企业履约能力有一定影响，将重新评级。

例 1-2　中国工商银行企业信用评价指标体系

中国工商银行信用评价指标体系主要包括领导者素质、经济实力、资金结构、经营效益、信誉状况、发展前景 6 个方面。信用评价指标体系采用百分制，共分 6 级：AAA 级≥90 分；AA 级≥75 分；A 级≥60 分；BBB 级≥45 分；BB 级≥30 分；B 级＜30 分。

企业如有不良记录或欠息的情况，信用评价等级将予以下调。具体信用等级评定标准如表 1-5。

表 1-5　中国工商银行企业信用等级评定标准

项　目	分值	内容及公式	分数段及取值
一、领导者素质	10		
1. 品质	2	企业法定代表人遵纪守法，诚实守信情况	好：2 分；一般：1 分；差：0 分。若有中国人民银行《关于进一步加强贷款管理有关问题的通知》文件第 2 条规定情况的"领导者素质"一栏整体得 0 分
2. 经历	2	企业法定代表人或主要经营者从事本行工作年限	＞5 年，得 2 分；＞2 年，得 1 分；＜2 年，得 0 分
3. 学历	2	正副厂长（经理）、总工程师、总会计师、总经济师等企业主要领导的中大学本科以上学历的比重	＞80％得 2 分；＞60％得 1.5 分；＞50％得 1 分；＞30％得 0.5 分；＜30％得 0 分

项　目	分值	内容及公式	分数段及取值
4. 能力	2	①经营管理能力	强:1分;一般:0.5分;差:0分
		②企业领导层威信	高:1分;一般:0.5分;低:0分
5. 业绩	2	企业法人近3年内的业绩情况	3年内获省部级(含)以上优秀企业称号或业绩较为出色,得2分;业绩一般,得1分;其他,得0分
二、经济实力	10		
1. 实有净资产(万元)	4	$X=$资产总额－负债总额－待处理资产损失	生产企业:>5000得4分;>4000得3.5分;>3000得3分;>2000得2.5分;>1000得2分;>500得1.5分;>100得1分;<100得0分
			流通企业:>1000得4分;>500得3.5分;>400得3分;>300得2.5分;>200得2分;>100得1.5分;>50得1分;<50得0分
2. 有形长期资产(万元)	3	$X=$固定资产净值＋在建工程＋长期投资	生产企业:>5000得3分;>3000得2分;>1000得1分;>500得0.5分;<500得0分
			流通企业:>1000得3分;>700得2分;>500得1分;>300得0.5分;<300得0分
3. 人均实有净资产(万元/人)	3	$X=$实有净资产/(在册职工数＋离退休职工数)	生产企业:>5得3分;>4得2分;>3得1分;<3得0分
			流通企业:>3得3分;>2得2分;>1得1分;<1得0分
三、资金结构	20		
1. 资产负债率(%)	10	$X=$负债总额/资产总额$\times100\%$	生产企业:<50得10分;<55得9分;<60得8分;<65得7分;<70得6分;<75得5分;<80得4分;<85得3分;<90得2分;>90得0分;
			流通企业:<60得10分;<65得9分;<70得8分;<75得7分;<80得5分;<85得4分;<80得4分;<90得3分;<95得2分;>95得0分;

项 目	分值	内容及公式	分数段及取值
2. 速动比率(%)	2	$X=$(流动资产－存货)/流动负债	生产企业:>100得2分;>80得1.5分;>50得1分;<50得0分
			流通企业:>80得2分;>60得1.5分;>40得1分;<40得0分
3. 流动比率(%)	5	$X=$流动资产/流动负债	生产企业:>150得5分;>130得4分;>120得3分;>110得2分;>100得1分;<100得0分
			流通企业:>120得5分;>110得4分;>100得3分;>95得2分;>90得1分;<90得0分
4. 经营活动现金净流量(万元)	3	现金流量表该项	>(全部短期借款＋1年内到期的长期借款)得3分;>(工行短期借款＋1年内到期的工行长期借款)得2分;>0得1分;<0得0分;无现金流量表的企业得0分
四、经营效益	20		
1. 总资产利润率(%)	5	$X=$利润总额/资产总额$\times100\%$	生产企业:>4得5分;>3得4分;>2得3分;>1得2分;>0得1分;<0得0分
			流通企业:>3得5分;>2.5得4分;>2得3分;>1得2分;>0得1分;<0得0分
2. 销售利润率(%)	5	$X=$销售利润/销售收入净额$\times100\%$	>25得5分;>20得4分;>15得3分;>10得2分;>5得1分;>0得0.5分;<0得0分
3. 利息保障倍数	4	$X=$(利润总额＋财务费用)/财务费用	>5或财务费用<0得4分;>4得3分;>3得2分;>1得1分;<1得0分
4. 应收账款票据周转次数(次/年)	3	$X=$销售收入净额/(应收账款＋应收票据)平均余额	生产企业:>8得3分;>4得2分;>1得1分;<1得0分
			流通企业:>10得3分;>6得2分;>3得1分;<3得0分
5. 存货周转次数(次/年)	3	$X=$产品销售成本/平均存货成本	>6得3分;>3得2分;>1得1分;<1得0分

续表

项 目	分值	内容及公式	分数段及取值
五、信誉状况	30		
1. 贷款质量	12	无逾期、呆滞、呆账贷款,且无次级、可疑、损失贷款,得12分;无呆滞、呆账贷款,且无可疑、损失贷款,得9分;有呆滞、呆账、可疑、损失贷款之一者,得0分	
2. 贷款付息	12	应付贷款利息余额无欠息,得12分;<1个季度应计利息额,得10分;<2个季度应计利息额,得6分;>2个季度应计利息额,得0分	
3. 存贷款占比(%)	6	$X=$ 存款占比/贷款占比 $\times 100\%$	>180得6分;>80得5分;>60得3分;>50得1分;<50得0分
六、发展前景	10		
1. 近3年利润情况	2	近3年利润总额增长情况。其中:亏损企业考察其减亏情况连续3年增长(或减亏),得2分;连续2年增长(或减亏),得1.5分;3年内有增长(或减亏),得1分;3年内无增长(或减亏),得0分	
2. 销售增长率(%)	2	$X=$(本年销售收入-上年销售收入)/上年销售收入 $\times 100\%$	>10得2分;>8得1.5分;>5得1分;>0得0.5分;<0得0分
3. 资本增值率(%)	2	$X=$(期末所有者权益-期初所有者权益)/期初所有者权益 $\times 100\%$	>7得2分;>5得1.5分;>3得1分;>1得0.5分;<1得0分
综合评分	100		≥90为AAA级;≥75为AA级;≥60为A级;≥45为BBB级;≥30为BB级;<30为B级
新开户企业综合评分	70	"信誉状况"一栏不评分	≥65为AAA级;≥60为AA级;≥55为A级;≥45为BBB级;≥30为BB级;<30为B级

续表

项　目	分值	内容及公式	分数段及取值
特别规定			①应付贷款利息余额超过1年应计利息额的企业,信用等级调降为B级;应付贷款利息余额超过半年应计利息额的企业,信用等级调降为BB级;应付贷款利息余额超过1个季度应计利息额的企业,信用等级调降为BBB级。②有不良记录,或被人民银行信贷登记系统公布为不良信用的企业,信用等级调降为BB级(含)以下。③向我行提供虚假财务报表的企业,一经认定,信用等级调降为BB级(含)以下

例 1-3　　中国农业银行企业信用等级评定暂行办法

中国农业银行企业信用等级评定暂行办法

农银发〔2000〕8号

第一章　总　则

第一条　为规范中国农业银行(以下简称农业银行)企业信用等级评定工作,加强信贷管理,提高信贷管理水平,根据农业银行信贷管理制度,制定本办法。

第二条　企业信用等级评定是指农业银行为保证银行信用的安全性、流动性和效益性,按照统一的财务与非财务指标体系和标准,以偿债能力为核心,对企业法人客户、合伙类企业以及个人独资企业(以下统称为企业)的经营状况和资信状况进行综合评价和信用等级确定,是农业银行信贷管理的日常工作和基础性工作。

第三条　农业银行企业信用等级评定分为:

(一)内部评级。是指农业银行信贷部门自行对已经或申请与农行建立信贷关系的企业信用等级进行评定。

(二)委托评级。是指农业银行委托有资格的咨询评估机构对特定范围的企业信用等级进行评定。

第四条　企业信用等级评定工作必须遵循统一指标、统一标准、按程序评定、适时调整、客观真实的原则。

第五条　除国家另有规定外,农业银行在评级工作中涉及企业的有关资料,未征得企业同意不得对外提供。

第二章 评定对象和分类

第六条 除未投产的新建企业外,农业银行进行信用等级评定的企业为:

(一)已与农业银行建立了信贷关系的企业;

(二)向农业银行申请建立信贷关系的企业;

(三)需要农业银行提供资信证明的企业;

(四)自愿申请或委托农业银行评估资信的企业。

第七条 农业银行企业信用等级评定对象分为农业、工业、商贸、房地产、综合类五类。

综合类企业指跨业综合经营企业及农业、工业、商贸、房地产企业以外的其他企业。

第三章 评定指标与等级

第八条 农业、工业、商贸、综合类企业信用等级评定指标分为信用履约评价、偿债能力评价、盈利能力评价、经营能力评价四大类,并设置相应的指标取值和权重(见附件)。

房地产企业信用等级评定按《中国农业银行房地产开发企业信用等级评定办法(试行)》(农银发〔1999〕147号)执行。

第九条 农业银行企业信用等级评定实行百分制。按得分高低,企业信用等级分为 AAA、AA、A、B、C 五个等级:

(一)AAA 企业。得分为 90 分(含)以上,且资产负债率、利息偿还率和到期信用偿付率指标得分均为满分,现金流量指标得分不得低于 5 分,有一项达不到要求,最高只能评定为 AA 级。

(二)AA 级企业。得分为 80 分(含)—90 分(不含),且资产负债率、利息偿还率指标得分均为满分,到期信用偿付率指标得分不得低于 10.8 分,现金流量指标得分不得低于 3 分,有一项达不到要求,最高只能评定为 A 级。

(三)A 级企业。得分为 70(含)—80 分(不含),且资产负债率指标得分不得低于 5 分,利息偿还率指标得分不得低于 8.1 分,到期信用偿付率指标得分不得低于 9.6 分。

(四)B 级企业。得分为 60 分(含)—70 分(不含);或得分在 70 分以上,但具有下列情形之一的:

1. 属于国家限制发展的行业;

2. 资产负债率得分为 5 分以下;

3. 利息偿还率得分在 8.1 分以下;

4. 到期信用偿付率得分在 9.6 分以下。

(五)C 级企业。得分为 60 分(不含)以下;或得分在 60 分以上,但具有下列情形之一的:

1. 生产设备、技术和产品属国家明令淘汰；

2. 资不抵债；

3. 企业已停产半年以上；

4. 存在逃废银行债权的行为；

5. 利息偿还率得分在 2.7 分以下；

6. 到期信用偿付率得分在 3.6 分以下。

第十条 对申请建立信用关系的企业，原则上要测算企业对其他金融机构的信用履约情况。若数据收集困难，则可剔除利息偿付率和到期信用偿还率指标，满分按 79 分计算，最后换算为百分制。

第十一条 被评企业存在对其正常生产经营可能产生不利影响的重大事项，如违规经营、未决诉讼、大案要案、母（子）公司经营恶化等，应酌情扣分、降低或连续降低信用等级。

第四章 内部评级规定

第十二条 农业银行内部评级程序为：

（一）组织初评。开户行信贷部门组织信贷人员深入企业调查，搜集企业基本情况、技术装备情况、企业领导者及职工素质、生产经营情况和财务状况等相关资料，核实企业提供的财务报表的可靠性和真实性，按照本办法规定的评级指标和标准进行计算、评定，写出初评报告，并经开户行信贷部门审查初定和本行主要负责人签字后，将信用等级初评为 A 级（含）以上的企业和有关资料报二级分行。

（二）评审定级。二级分行信贷部门负责对信用等级初评为 A 级的企业评审定级；对信用等级初评为 AA 级、AAA 级的企业，提出评审意见并经本行主要负责人签字后报一级分行信贷部门定级，并报总行备案。对初评不实、资料不全或企业上报资料弄虚作假的，要退回原评级行重新调查、核实和评定。

（三）检查调整。各一级分行要对辖内企业信用等级评定工作组织定期或不定期检查。对评级结果不准确的，要作相应调整。

第十三条 农业银行企业信用等级内部评级每年评定一次，于每年一季度完成。评定的信用等级有效期为一年。

第十四条 企业信用等级评定后，开户行在每季末复测一次企业信用等级。对信用等级发生明显变化的企业，开户行要分析原因，加强监管，及时向上级行报告，必要时可重新评级和调整，并报上级行备案。

第十五条 跨行政地区设立的集团性企业信用等级，由企业所在地行按第十二条规定的程序评定，必要时可由上一级行直接组织评级。

第五章 委托评级规定

第十六条 下列企业信用等级，由农业银行委托有资格的咨询评估机构评定：

（一）自愿要求向社会公开信用等级的农业银行的信贷客户；

（二）要求农业银行提供资信证明的客户；

（三）委托农业银行评估资信的客户。

第十七条 委托咨询评估机构评定的程序为：

（一）受理申请。企业提出申请，由开户行受理并逐级上报一级分行。

（二）委托评定。农业银行一级分行与有资格的咨询评估机构签订委托协议书，委托其组织信用等级评定，明确双方的权利义务关系。

（三）评审定级。受托咨询评估机构必须按照本办法规定的指标和标准进行信用等级评定，并将评定结果及相关资料返回委托行，经委托行贷审会审议后，由贷审会主任委员签字确认等级。

（四）等级发布。农业银行一级分行将评定等级通知企业，或按照企业的书面要求向社会发布。

第十八条 委托评级的企业信用等级评定结果有效期为一年。农业银行有权视企业的生产经营状况和财务状况，在有效期内调整信用等级。

第十九条 对委托评级的农业银行信贷客户，开户行要按照第十四条的规定，定期复测等级，加强监管，适时调整。

第六章 罚 则

第二十条 企业以虚假资料骗取较高级别信用等级的，一经发现，农业银行应立即取消其评级资格，并实施相应的信贷制裁。

第二十一条 对发生下列情况之一的，农业银行将依据有关规定，对直接责任人进行相应处罚：

（一）参与或默许企业编制虚假报表以骗取较高级别信用等级；

（二）擅自向企业透露农业银行信用等级评定指标和评定标准；

（三）擅自向企业透露农业银行信用等级内部评级结果。

第七章 附 则

第二十二条 本办法由总行负责制定、解释和修订。

第二十三条 本办法自发布之日起施行，原《中国农业银行企业信用等级评定办法》（农银发〔1997〕224号）和《关于在实施客户统一授信中做好信用等级评定工作的通知》（农银贷一〔1999〕47号）同时废止。

2000年2月13日

（二）国外信用评价的发展

国外信用评价理论研究与实践运用已经有一百多年的历史了，其发展经历大致分为三个阶段。第一阶段是初始阶段，为1840—1920年；第二阶段是发展阶段，为1920—1970年；第三阶段是普及阶段，为1970年至今。1972年以前，美国设置了信用评价机构，此后其他国家的信用评价机构也陆续诞生。在加拿大，1972年成立了债券信用评价公司(CBRS),于 1974 年成立了 Thomson Bank Watch,于 1976 年成立了加拿大权威信用评级公司(DBRS);在日本,1975 年成立了债券信用评价公司(JBRI);在英国,1978 年成立了国际银行评级机构(IBCA)。此外,菲律宾在 1982 年,韩国在 1985 年,印度在 1988 年,墨西哥在 1989 年,马来西亚在 1991 年,阿根廷在 1992 年,泰国在 1993 年,智利在 1994 年,哥伦比亚在 1994 年,委内瑞拉在 1994 年,印尼在 1995 年……各国纷纷成立信用评价公司,信用评价工作在全球得到了较大范围的普及。

目前,国际公认的知名评价机构主要是标准普尔(Standard&Poor's)、穆迪(Moody's)和惠誉(Fitch),被称为国际权威信用评价机构。下面简要介绍一下这 3 家国际权威信用评价机构的状况。

1. 标准普尔信用评级

(1)公司简介。标准普尔是对美国、国外公司和其他投资者提供信用评级、金融信息服务和调查的机构,包括反映全球股市表现的标准普尔全球 1200 指数和为美国投资组合指数基准的标准普尔 500 指数等指数。1860 年,Mr Henry Varnum Poor(普尔先生)创立了标准普尔。1966 年,麦格罗·希尔(McGraw-Hill)收购了其所有普通股,成为其母公司。标准普尔由普尔出版公司和标准统计公司于 1941 年合并而成。

1975 年,SEC(美国证券交易委员会)认可标准普尔为"全国认定的评级组织"或称"NRSRO"(Nationally Recognized Statistical Rating Organization)。

标准普尔的核心理念是为全世界的金融市场提供优质的、有价值的、客观公正的分析信息。标准普尔是一个专业性的评级组织,其运营管理不受政府干涉,独立于任何投资银行、银行或类似组织,按照独立、诚信、客观和透明的原则开展其业务。目前,标准普尔已成为一个世界级的资讯品牌与权威的国际分析机构。

(2)标准普尔信用评级。标准普尔的信用等级和符号最初只适用于债券。随后,开始适用于发行人特定金融债务评级和整体信用质量评级。其评级业务主要有长期债务评级和短期债务评级。

长期债务评级:长期债务信用共设 10 个等级,分别为 AAA、AA、A、BBB、BB、B、CCC、CC、C 和 D,AAA 表示信用级别最高,D 表示最差。其中 AA 至 CCC 级可用"+"和"-"号进行微调。具体评定标准可见表 1-6。

表 1-6　标准普尔长期债务评级

级　别	评　定
AAA	最高评级,偿还债务能力极强
AA	偿还债务能力很强,与最高评级差别很小

续表

级　别	评　定
A	偿还债务能力较强,但相对于较高评级的债务/发债人,其偿债能力较易受外在环境及经济状况变动的不利因素的影响
BBB	目前有足够偿债能力,但若在恶劣的经济条件或外在环境下其偿债能力可能较脆弱
BB	相对于其他投机级评级,违约的可能性最低。但持续的重大不稳定情况或恶劣的商业、金融、经济条件可能令发债人没有足够能力偿还债务
B	违约可能性较"BB"级高,发债人目前仍有能力偿还债务,但恶劣的商业、金融或经济情况可能削弱发债人偿还债务的能力和意愿
CCC	目前有可能违约,发债人须依靠良好的商业、金融或经济条件才有能力偿还债务。如果商业、金融、经济条件恶化,发债人可能会违约
CC	目前违约的可能性较高,由于其财务状况,目前正在受监察。在受监察期内,监管机构有权审定某一债务较其他债务有优先偿付权
SD/D	当债务到期而发债人未能按期偿还债务时,纵使宽限期未满,标准普尔亦会给予"D"评级,除非标准普尔相信债款可于宽限期内清还。此外,如正在申请破产或已做出类似行动以致债务的偿付受阻时,标准普尔亦会给予"D"评级。当发债人有选择地对某些或某类债务违约时,标准普尔会给予"SD"评级(选择性违约)
NP	发债人未获得评级

注:①前4个级别债券信誉高,履约风险小,是"投资级债券",第五级开始的债券信誉低,是"投机级债券"。

②加号(+)或减号(-):"AA"级至"CCC"级可加上加号和减号,表示评级在各主要评级分类中的相对强度。

③公开信息评级"pi"。

评级符号后标有"pi"表示该评级是使用已公开的信息资料或其他公开财务信息作为分析的依据,即标准普尔并未与评级对象管理层进行深入的讨论或全面考虑其重要的非公开资料,所以这类评级所依据的资料并不全面。根据财务报告,公开信息评级每年审核一次,但当有重大事情发生而可能影响发债人的信用时,也会对评级加以实时审核。公开信息评级没有评级展望,不附有"+"或"-"号。但如果评级受到主权评级上限限制时,"+"或"-"号也有可能被使用。

短期信用评级:短期债券的评级,是对所发行的特定短期金融工具的偿债能力的判断。短期债券信用共设6个等级,分别为A-1、A-2、A-3、B、C和SD/D。A-1表示信用级别最高,D表示最差。具体评定标准如表1-7。

表 1-7 标准普尔短期债务评级

级 别	评 定
A—1	偿还债务能力较强,为标准普尔给予的最高评级。此评级可另加"＋"号,以表示发债人偿还债务的能力极强
A—2	偿还债务的能力令人满意,不过相对于最高的评级,其偿债能力较易受外在环境或经济状况变动的不利影响
A—3	目前有足够能力偿还债务,但若经济条件恶化或外在因素改变,其偿债能力可能较脆弱
B	偿还债务能力脆弱且投机成分相当高,发债人目前仍有能力偿还债务,但持续的重大不稳定因素可能会令发债人没有足够能力偿还债务
C	目前有可能违约,发债人须倚赖良好的商业、金融或经济条件才有能力偿还债务
	由于其财务状况,目前正在受监察。在受监察期内,监管机构有权审定某一债务较其他债务有优先权
SD/D	当债务到期而发债人未能按期偿还债务时,即使宽限期未满,标准普尔亦会给予"D"评级,除非标准普尔相信债务可于宽限期内偿还。此外,如正在申请破产或已作出类似行动以致债务的付款受阻,标准普尔亦会给予"D"评级。当发债人有选择地对某些或某类债务违约时,标准普尔会给予"SD"评级(选择性违约)

2. 穆迪信用评级

(1)公司简介。Moody's Investors Services(穆迪投资服务有限公司),是美国评级业务的先驱者,也是当今世界评级界中最负盛名的机构之一。穆迪公司的服务宗旨是要向对市场信用敏感的发行者、投资者和中介机构提供最准确、最有价值和最深刻的风险评级。其服务半径不仅涵盖国内的各种债券、股票评级,还广泛涉足国际信用评级市场;其服务内容不仅涉及各类公司和政府债券,还包括机构融资证券、商业票据、证券发行主体、保险公司债务、银行贷款、衍生产品、银行存款、其他银行债及管理基金等。

穆迪公司评级共有 21 个级别,由最高的 Aaa 级到最低的 C 级。信用评级级别分为投资等级和投机等级两个部分。

(2)穆迪评级。穆迪评级主要有长期债务评级和短期债务评级。

长期债务评级:长期债务是指到期日在一年或以上的债务。穆迪长期债务评级是对这些债务有关固定收益债务相对信用风险的意见,是评价该金融债务无法按承诺履行的可能性,同时反映违约概率及违约时蒙受的财务损失的业务。具体评定标准见表 1-8。

表1-8 穆迪长期债务评级

投资级别	评定	说明
Aaa 级	优等	信用质量最高,信用风险最低。利息支付有充足保证,本金安全。为还本付息提供保证的因素即使变化,也是可预见的。发行地位稳固
Aa 级（Aa1、Aa2、Aa3)	高级	信用质量很高,有较低的信用风险。本金利息安全。但利润保证不如 Aaa 级债券充足,为还本付息提供保证的因素波动比 Aaa 级债券大
A 级(A1、A2、A3)	中上级	投资品质优良,本金利息安全,但有可能在未来某个时候还本付息的能力会下降
Baa 级（Baa1、Baa2、Baa3)	中级	保证程度一般,利息支付和本金安全现在有保证,但在相当长远的一段时间内具有不可靠性,缺乏优良的投资品质
Ba 级（Ba1、Ba2、Ba2)	具有投机性质的因素	不能保证将来的良好状况。还本付息的保证有限,一旦经济情况发生变化,还本付息能力将削弱。具有不稳定的特征
B 级(B1、B2、B3)	缺少理想投资的品质	还本付息,或长期内履行合同中其他条款的保证极小
Caa 级（Caa1、Caa2、Caa3)	劣质债券	有可能违约,或现在就存在危及本息安全的因素
Ca 级	高度投机性	经常违约,或有其他明显的缺点
C 级	最低等级评级	前途无望,不能用来做真正的投资

注:前4个级别债券信誉高,履约风险小,是"投资级债券",第五级开始的债券信誉低,是"投机级债券"。

短期债务评级:短期债务是指到期日在一年以内的债务。穆迪短期债务评级是对这些债务有关发行人短期融资偿付能力的评定。具体评定标准见表1-9。

表1-9 穆迪短期债务评级

等级	评定
Prime−1(P−1)	发行人(或相关机构)短期债务偿付能力最强
Prime−2(P−2)	发行人(或相关机构)短期债务偿付能力较强
Prime−3(P−3)	发行人(或相关机构)短期债务偿付能力尚可
Not Prime(NP)	发行人(或相关机构)不在任何 Prime 评级类别之列

（3)穆迪中国简介。2001 年 7 月,穆迪公司在北京设立代表处,开始拓展中国业务。2003 年 2 月,穆迪公司成立全资附属公司——北京穆迪投资者服务有限公

司,由穆迪公司负责中国金融市场的董事兼总经理——叶敏先生出任主管。

3. 惠誉评级

(1)公司简介。惠誉公司成立于 1913 年,由约翰·惠誉(John K. Fitch)创办,惠誉(Fitch Investors Service)于 1997 年并购了国际银行评级机构(IBCA),更名为 FitchIBCA;于 2000 年收购了 Duff&Phelps,更名为 Fitch;同年,还收购了 Thomson Bank Watch。惠誉是全球三大国际著名评级机构之一,也是唯一的欧资国际评级机构。惠誉总部设在纽约和伦敦,在全球设有 40 多个分支机构,拥有 1100 多名分析师。

1975 年,SEC(美国证券交易委员会)认可惠誉国际为美国认定的评级组织或称 NRSRO(Nationally Recognized Statistical Rating Organization)。

(2)惠誉评级。惠誉国际的业务范围涉及国家、地方政府、企业、金融机构和结构融资评级。惠誉的信用评级方法更注重于现金流,强调对收益、偿债倍数和杠杆的现金流量分析,包括财务实力评级和支持评级。

财务实力评级:财务实力信用共分 5 个等级,分别为 A、B、C、D 和 E,其中 A 表示信用级别最高,E 表示最差。具体评定标准见表 1-10。

表 1-10 惠誉财务实力评级

级 别	评 定
A	财务状况良好,业绩稳定且高于同业平均水平
B	风险预期良好,没有大的问题,业绩总体来说优于同业平均水平或等同于平均水平
C	风险预期较好,但存在一个或多个问题,有可能导致风险加大,或者总体来看其业绩已低于同业平均水平
D	在一些重要方面现已停业,其财务状况可能低于平均水平,盈利能力差,有能力利用自身资源进行恢复,但需要一段时间
E	有非常严重的问题,需要或可能需要短期支持

支持评级:支持评级是对评级对象所处国家、主管部门和股东的支持强度进行评级,共分 5 个等级,分别为 1、2、3、4 和 5,其中 1 表示支持强度最高,5 表示支持强度最差。具体评定标准见表 1-11。

表 1-11 惠誉支持评级

级 别	评 定
1	得到政府部门明确提供支持的承诺,或者在评价者看来在国内外是举足轻重的,必要时会得到政府支持的评价对象,政府已做好准备并能够对其主要银行予以支持
2	即使未得到法律上的承诺,在评价者看来仍会受到政府支持的评价对象

级 别	评 定
3	评价对象所有者拥有足够的声望,在评价者看来拥有在必要的时候得到股东支持的资源
4	有可能但不确定得到支持
5	虽可能得到支持,但这种支持不可信赖

(3)惠誉中国简介。在全球三大评级公司中,惠誉是最早进入中国的评级公司。2000 年,惠誉已正式进入中国市场。2003 年 6 月份,惠誉在北京成立了代表处,主要从事资料的搜集、研究、报告、宣传等工作。

第二节　信用评价研究简介

一、信用评价研究常规特性介绍

(一)信用评价的定义

信用评价就是对各类市场参与主体履行相应的经济契约的能力及其可信程度所进行的一种综合分析和测定,以此作为信息使用者的决策依据,是市场经济不可缺少的一种管理活动。

(二)信用评价的体系

信用评价作为一个完整的体系,包括信用评价的要素和指标、信用评价的等级和标准、信用评价的方法和模型等方面的内容。其中信用评价指标和信用评价方法是信用评价体系中最核心的两个内容,同时又是信用评价体系中联系最紧密、影响最深刻的内容。

(三)信用评价的特点

信用评价是一种生产信息的劳务活动,它产生的信息具有见证信用和评价信用的功能,因而具有综合性、时效性、复杂性、信息性、简洁性、可比性、服务对象广泛性、全面性、公正性、监督性、形象性、社会信用基础性等特点。

(四)信用评价的分类

信用评价分类,按评价对象分,可分为企业信用评价、项目信用评价、证券信用评价和国家主权信用评价;按评价方式分,可分为公开评价与内部评价;按评价收费与否分,可分为有偿评价与无偿评价;按评价内容分,可分为综合评价和单项评价。

(五)信用评价的依据因素

信用评价依据包括经济环境、市场环境、企业素质、财务状况、债务担保等因素。

(六)信用评价的方法

信用评价方法,是对受评客体信用状况进行分析并判断优劣的技巧,它们贯穿于信用分析、综合和评价的全过程。按照不同的标志,信用评价方法有不同分类,如:定性分析法与定量分析法、主观评价法与客观评价法、模糊数学评价法与财务比率分析法、要素分析法与综合分析法、静态评价法与动态评价法、预测分析法与违约率模型法等,以及各行业的评级方法。最常见的评价方法有:要素分析法、综合分析法、加权评分法、隶属函数评价法、功效系数法、多变量信用风险二维判断分析评价法等。

(七)信用评价的作用

信用评价有助于体现资本市场的公正、公平与诚信,有助于金融机构确定授信风险程度,有助于企业防范经营风险。信用评价的作用具体可体现在以下几方面。
(1)信用评价可用于揭示债务发行人的信用风险,降低交易成本。
(2)信用评价是融资市场的一个通行证。
(3)信用评价是市场经济的身份证。
(4)信用评价有助于改善经营管理的外在和内在动力。
(5)信用评价可以协助政府部门加强市场监管,防范金融风险。
(6)信用评价迎合了经济全球化发展的需要。

(八)信用评价的程序

常见的信用评价程序可分为:前期准备、信息收集、信息处理、初步评价、确定等级、公布等级、跟踪评价等 7 个阶段。

二、信用评价研究文献综述

(一)信用评价的程序

石新武教授在《资信评估的理论和方法》一书中提出了资信评价的程序具体可

分为 7 个阶段,分别是:前期准备阶段、信息收集阶段、信息处理阶段、初步评级阶段、确定等级阶段、公布等级阶段、跟踪评级阶段。李振宇、李信宏、邵立强等在《资信评级原理》一书中提出了资信评价程序大体可分为 6 个步骤,分别是:前期准备、现场调查、分析评级、决定资信等级、公布资信等级、跟踪评级。林汉川、夏敏仁在《企业信用评级理论与实务》一书中提出了信用评价的操作程序可分为 7 个步骤,分别是:接受委托、确定评级方案、评级调查、信用等级的决定、通知企业信用等级结论、复评、监测与跟踪。张其仔、尚教蔚、周雪琳、施晓红在《企业信用管理》一书中提出了企业信用评价的基本程序可分为 11 个步骤,分别是:接受评级申请或委托、成立评估组和专家委员会、制定评估方案、准备评估基础数据和基础资料、进行评估计分、形成初步评估结论、撰写初步评估报告、评估报告复核、通知被评企业或委托人,建立评估项目档案、公布评估结果、跟踪监测。

我们在综合上述观点后,设计出适合于公立医院信用评价的程序。

(二)信用程度的决定因素

全国会计专业技术资格考试领导小组办公室修订的中级会计资格考试指定用书中明确:客户资信程度的高低通常决定于 5 个方面,即客户的信用品质(Character)、偿付能力(Capacity)、资本(Capital)、抵押品(Collateral)和经济状况(Conditions),简称“5C”系统。中国信用网在《信用风险评估方法发展趋势》一文中指出:有些金融机构将其归纳为“5W”因素,即借款人(Who)、借款用途(Why)、还款期限(When)、担保物(What)和如何还款(How)。有些金融机构将其归纳为“5P”因素,即个人因素(Personal)、偿还(Payment)、借款目的(Purpose)、保障(Protection)和前景(Perspective)。CAMPARI 法评价将信用分为 7 个方面进行分析,分别是:Character(品德,即偿债记录)、Ability(偿债能力)、Margin(企业从借款投资中获得的利润)、Purpose(借款的目的)、Amount(借款金额)、Repayment(偿还方式)、Insurance(贷款抵押)。于研在《信用风险的测定与管理》一书中提出:长期以来,西方国家常用的信用分析指标是“6C”法,即借款者的品格(Character)、能力(Capacity)、资本(Capital)、担保(Collateral)、经营环境(Conditions)和现金(Cash)。

无论是“5C”“5W”“5P”要素法、CAMPARI 法还是“6C”法,在内容上均是大同小异的,他们的共同之处都是将每一要素进行一一评分,通过定性分析的方法确定评价对象的信用状况。

(三)信用评价方法

期权定价模型的“破产模型”理论,也称作信用风险的期权定价模型,在很多方面与 Black-Scholes(1973)、Merton(1974)以及 Hull 和 White(1995)的期权定价模型比较相似。Black-Scholes-Merton 系列定价模型表明:公司的破产概率取决于公司资产相对于其短期负债时的初始市场价值和资产(股票)市价的波动率,当资不抵债时,即公司资产的市场(清算)价值低于其短期负债价值,则该公司实质上已经破产。KMV公司研究提出的期望违约率(Expected Default Frequency,EDF)模型也是基于这一理论。模型的结构包括两种理论联系。一是将股票价值看成是建立在公司资产价值上的一个看涨期权,二是公司股票价值波动率与公司资产价值变化之间的关系。实践中,通过观察在一定标准差(资产市价与偿债价值的标准差)水准上的公司(其初始资产高于负债)在一年内有多少比例的公司破产,来衡量任一具有同样标准差公司的违约概率。由于资产市值的估算还取决于股价波动率的估算,估算的股价波动率是否可作为公司资产价值估算的可信指标有待商榷。阿尔特曼研究的债券违约模型(Mortalityratmodel)和Asquith、Mullins(1989)的期限方法(Ag-ingapproach)是按标准普尔和穆迪的信用等级以及债券到期年限,利用债券实际违约的历史数据建立的违约概率经验值,用以对各类信用等级和期限债券的违约风险的衡量。标准普尔(1991)和穆迪(1990)两家著名评级公司修正了这一模型并作为他们的常规金融分析工具。此类模型甚至可以扩展到贷款违约风险分析中。但目前最主要的问题是,商业银行无法收集到足够的贷款违约历史数据,以建立一个相对稳定的违约概率数据库。神经网络是从神经心理学和认识科学研究成果出发,应用数学方法发展起来的一种并行分布模式处理系统,具有高度并行计算能力、自学能力和容错能力。神经网络的结构是由一个输入层、若干个中间隐含层和一个输出层组成。国外研究者如Altman、Marco和Varetto(1995)对意大利公司财务危机的预测中应用了神经网络分析法。Coats、Fant(1993)、Trippi和Turban、Kevin、KarYanTan和Mdody Y. Kiang(1992)采用了神经网络分析法对美国公司和银行财务危机进行了预测,取得了一定的效果。我国学者杨保安、王春峰等(1998)也在此领域进行了初步探索。但是,神经网络的最大缺点是其工作的随机性较强。因为要得到一个较好的神经网络结构,需要人为地去调试,比较耗费人力与时间,因此其应用也受到了一定的限制。美国纽约大学斯特商学院教授阿尔特曼(Edward I. Altman)于1968年提出了著名的Z评分模型(Z Score Model),Z评分模型是一种多变量式的分辨模型,通过选择一部分最能反映借款人财务状况、对贷款质量影响最大、最具预测或分析价值的比率,设计出能最大程度区分贷款风险度的数学模型,对贷款申请者进行信用分析及资信评价。

从实际情况看,影响公立医院信用状况的因素很多,有的属于数量方面的,可用经济指标来表示;有的属于质量方面的,需要用文字来描述。我们认为,可以用量化表示的,采用定量分析方法;不容易或不可能用数量表示的,就通过实践经验、分析推理和主观判断来评定,必要时也可以采用专家投票的办法加以解决。从系统分析的观点来看,定性是定量的基础,定量是定性的深化,两者是相辅相成的。从国内外信用评价工作的实际情况看,由于我国尚未建立完整的信用评价信息数据库,综合评价法是最实用的。因此,本书结合定性分析与定量分析方法,根据实际现状,采用综合评价法对公立医院进行信用评价。

(四)信用评价等级

标准普尔将长期债务信用等级分为12级,即 AAA、AA、A、BBB、BB、B、CCC、CC、C、R、SD/D、N.R;将短期债务信用等级分为8级,即 A-1、A-2、A-3、B、C、R、SD and D、N.R。穆迪将长期债务信用等级分为9级,即 Aaa、Aa、A、Baa、Ba、B、Caa、Ca 和 C;将短期债务信用等级分为4级,即 Prime-1、Prime-2、Prime-3、Not Prime。惠誉将长期债务信用等级分为12级,即 AAA、AA、A、BBB、BB、B、CCC、CC、C、DDD、DD、D;将短期债务信用等级分为6级,即 F-1、F-2、F-3、B、C、D。3家公司的债务信用等级划分均有一个共同点,即均是按信用状况由好到差、由高到低,信用程度等间距划分的。

本书综合这3家评估公司等级划分的共性,结合常规习惯,设计出适合公立医院信用等级划分的评价级别。

(五)国内外信用评价研究理论

在我国,早期的企业资信评价指标体系是1992年全国信誉评级委员会筹备组制定的工业企业信用评级指标体系;杨雄胜、臻黛在《财政研究》中发表了一篇题为《企业综合评价指标体系研究》的文章,文中列举了我国常用的4套企业综合评价指标体系,分别是财务评价指标体系、经济效益评价指标体系、综合评价指标体系、资本增值保值考评指标体系,前两个指标体系是由财政部发布的,第3种指标体系是国家经贸委和国家统计局公布的,第4种指标体系是由国家国有资产管理局规定的;石新武教授在《资信评估的理论和方法》一书中列出了企业债券信用评级指标体系、商业银行信用评级指标体系、保险业资信评级指标体系、股票业绩评级指标体系、国有资本金绩效评价指标体系和个人资信评价指标体系;林汉川、夏敏仁在《企业信用评级理论与实务》一书中列出了工商企业信用评级指标体系、制造业企业与流通企业信用评级指标体系、建筑安装房地产开发企业与旅游企业等行业的信用评价指标体系。另外,在美国,有华尔(A. wall)企业评价指标体系、企业财务评价常用指标体系、邓-布莱德里特公司的主要行业财务指标体系以及教科书提供的企业评价指标体系。在日本,有《日本经营指标手册》提及的评价指标体系、日本中小企业经营指标体系、简便经营分析指标体系、通产省企业综合经营力评价指标体系、企业活力研究所企业活力评价指标体系和日本经济新闻企业评价指标体系。

第三节　医药卫生体制改革现状

一、医药卫生体制改革现状

上一轮医药卫生体制改革的结论是"改革基本不成功"。

为建立中国特色医药卫生体制,逐步实现人人享有基本医疗卫生服务的目标,提高全民健康水平,进一步深化医药卫生体制改革,2009 年,中共中央、国务院发布了《关于深化医药卫生体制改革的意见》。《医药卫生体制改革近期重点实施方案(2009—2011 年)》中指出:"2009—2011 年重点抓好五项改革:一是加快推进基本医疗保障制度建设,二是初步建立国家基本药物制度,三是健全基层医疗卫生服务体系,四是促进基本公共卫生服务逐步均等化,五是推进公立医院改革试点。"公立医院改革试点是五项改革之一。改革启动实施以来,取得了明显进展和初步成效,实现了阶段性目标。在此基础上,2012 年 3 月国务院印发的《"十二五"期间深化医药卫生体制改革规划暨实施方案》提出:"着力在全民基本医保建设、基本药物制度巩固完善和公立医院改革方面取得重点突破。"再次强调了公立医院改革的重要性,要求"公立医院改革试点积极推进,围绕政事分开、管办分开、医药分开、营利性和非营利性分开进行体制机制创新,便民惠民措施全面推开,多元办医稳步推进"。

二、医药卫生体制改革难点

医药卫生体制改革是一项长期艰巨复杂的系统工程。当前医药卫生体制改革中还存在一些较为突出的矛盾和问题,特别是随着改革向纵深推进,利益格局深刻调整,体制性、结构性等深层次矛盾集中暴露,改革的难度明显加大。具体表现在 5 个方面。

(一)医疗服务供需矛盾突出

"十一五"期间,全国医院门诊量同比增长 50%,住院量增长 100%,但全国医院医生数量仅增长 23%、病床数增长 32%,各级医院患者爆满,排队等候时间加长,医疗卫生事业发展远不能满足经济社会发展和国民医疗服务需求的增长。

(二)体制机制改革推进困难

新一轮医药卫生体制改革启动以来,新增投入改革内容进展迅速、成效显著,但体制机制方面的改革,如药物生产流通、公立医院、人才培养等领域进度缓慢、发展不平衡。

(三)药品生产流通矛盾突出

医药卫生体制改革关键是制度的创新和完善,缺乏制度的创新,破除"以药养医"、实施基本药物、控制医药费用就不能成为医院和医生的自觉行为,积极性也难以发挥。

(四)公立医院缺乏顶层设计

我国公立医院存在政府职责不明确、激励机制扭曲、监管不力、医疗资源配置失衡等方面的核心问题,公立医院改革必须加强体制机制创新,确保回归公益性、调动积极性的实施策略、路径和政策选择。

(五)人才建设有待系统规划

目前,我国各级各类医学院校毕业生进入医疗机构从业人数比例较低,医学院校毕业生转化为住院医生的培训不够严格,基层医疗卫生服务能力和水平提高受到一定限制。

三、公立医院配合重点

医药卫生体制改革是一个宏大的系统工程,是重大的制度创新。为确保改革深入发展,我们应加快健全全民医保体系、巩固完善基本药物制度和基层医疗卫生机构运行新机制、积极推进公立医院改革、统筹推进相关领域改革、建立强有力的实施保障机制。针对目前医药卫生体制改革的难点,我们尤其需要各级各部门的通力合作、全力配合,突出体现政府主导作用,破除"以药补医"机制;调整医疗服务价格,优化医药收费结构;发挥医保调节作用,引导患者合理就医;加大财政保障力度,体现公立医院的公益性;深化公立医院改革,积极维护改革成效。

公立医院是新医改的中坚力量,尤其应坚持公立医院公益性质,坚持"四个分开"的要求,以破除"以药补医"机制为关键环节,积极顺应改革,主动予以配合,以确保改革取得全面成功。针对目前医药卫生体制改革的难点,我们认为公立医院应在以下五方面予以积极配合。

(一)开展医院管理服务创新

一是深化预约诊疗服务,使患者可以通过网络、电话、现场、诊间等多种形式预约,增加预约周期、扩大预约号源。二是优化服务流程,探索推行"先诊疗,后结算"模式以及分散挂号等措施。三是开展"志工"活动,壮大志工队伍,拓展服务内容,开展星级志工评选。四是推进优质护理服务,增加护士为病人直接服务的时间。五是加强医德医风建设,加强医患沟通,完善投诉处理机制,深化医药回扣治理工作。六是加强医疗安全,完善医患纠纷第三方调解机制,及时有效处理患者投诉和医疗纠纷,落实事故、缺陷责任追究。七是完善监督测评,开展便民服务效果测评,建立监督测评机制,提高群众满意度。八是加强区域卫生健康一卡通项目的建设,使个人的健康信息存储、共享、利用。

(二)主动促进体制机制改革

首先,在加强公立医院内部管理、履行医院应尽职责的基础上,主动与医保、医药相关部门沟通协调,争取更大程度的"三轮"联动。其次,自发形成本地区医疗机构间的松散型集团化模式,实现有限医疗卫生资源的共享,提高各医院综合实力。然后,加强资产管理、提高使用效率,完善财会管理、加强运行监督,注重对财政补助资金的绩效评价与自我引导。最后,加强上下级医院间的纵向、横向沟通,进一步完善双向转诊制度、实现同级医疗机构检查结果互认,缓解病人"看病难、看病贵"问题。

(三)加强药物使用内部监控

公立医院应建立、健全内部监控制度,努力实现"一提四控"的目标。一是调整医院药品目录,提高基药使用比例。二是加强对医务人员的教育、管理,严厉惩处商业贿赂等不法行为,严格控制抗生素比例。三是重新调整大处方划定标准、加大检查力度,努力控制药品比例。四是引进先进技术、改善服务流程,努力缩短平均住院日。五是细化核算单元、明确考核目标,加强费用监控与通报,努力控制门诊、住院均次费用的增长。

(四)加强医院内部运营管理

首先,完善内部分配机制。彻底取消以药品提成和利润奖励为基础的分配方案,建立以服务质量、服务数量、费用控制、技术难度、成本控制和满意度为核心的绩效考核机制,收入分配向临床一线、关键岗位、业务骨干等人员倾斜,充分调动医务人员工作积极性。其次,加强精细化管理。建立以成本和质量控制为核心的管理模式,提高工作效率、降低服务成本,加强资产管理、提高使用效率,完善财会管理、加强运行监督,提升医院核心竞争力。积极探索临床路径与单病种收费管理,开展项目成本与作业成本核算,引进疾病诊断相关组(DRGs)付费模式,进一步深入探索公立医院改革。

(五)加强卫技人才队伍建设

一是提高人才培养与引进力度,实现人才的"一赛二用三提高"政策,改革人才选拔制度,充分发挥人才个人优势,努力提高医务人员素质。进一步完善医务人员继续教育制度,开展新模式住院医师规范化培训,积极培养学科带头人,完善人才引进扶持政策。二是加大医学合作与交流,充分利用院校合作平台,建成一批优势学科,培养一批学科带头人,加强与境外知名医学院校和医院的学术交流与合作,学习世界先进的医学技术。三是引进人才竞争机制,完善主诊医师负责制,发挥鲶鱼效应,促进全体医务人员医疗技术水平的共同提高。

第四节　公立医院信用评价研究现状

一、公立医院信用评价的必要性

医疗卫生行业也讲求"诚信为本、信用为基","信用"也是卫生事业发展、特别是卫生经济发展的重要基础。

为进一步保障和改善民生,逐步实现人人享有基本医疗卫生服务的目标,提高全民健康水平,在总结上一轮医药卫生体制改革的经验教训后,国家陆续出台了一系列的医药卫生体制改革新政,包括《中共中央、国务院关于深化医药卫生体制改革的意见》《国务院关于印发医药卫生体制改革近期重点实施方案的通知》《国务院关于印发"十二五"期间深化医药卫生体制改革规划暨实施方案的通知》等等文件。当前,我国的卫生事业改革正如火如荼地开展着,公立医院的改革已步入了"深水区",在改革的发展期,公立医院规范的管理与运作显得更为重要与迫切。

世界卫生组织(WHO)提出:"21 世纪人人享有卫生保健(Health for All by the Year 2000)",为此各级卫生行政部门与医疗卫生单位均致力于提高卫生资源的投入与建设,商业银行也开始加大对公立医院信贷服务的力度,这就为公立医院的信用评价提供了前提条件;而医务人员的择院方向、医疗设备、材料和药品供应商的资金保证与信用条件多少,提出了对公立医院信用状况评价的需求;集体所有制、股份制、合伙制、私有制等各种产权制度形式的出现,尤其是民营医院的崛起加剧了公立医院生存、发展、获利的风险,社会资本进入医疗卫生行业将进一步引入竞争机制,为此提出了对公立医院信用评价的必要性要求;医药卫生体制改革、"药品零差价"的试行,使得一批靠以药养医或以检养医的公立医院出现了生存危机,同时也将严重威胁到相关行业的利益,这就反映了对公立医院信用评价的迫切性。

二、公立医院的定义与特点

1994 年 2 月国务院令第 149 号我国《医疗机构管理条例》颁布,条例中明确规定医疗机构是指从事疾病诊断、治疗活动的医院、卫生院、疗养院、门诊部、卫生所(室)以及急救站等。医疗机构以救死扶伤、防病治病、为公民的健康服务为宗旨。

公立医院是指政府举办的纳入财政预算管理的医院,也就是国营医院、国家出钱开办的医院,也可以理解成国立医院。通常是指由各级政府出资举办的,政府对其承担无限清偿责任,并且不以营利为目的,向全民提供普遍医疗服务的非营利性医院,公立医院的本质属性是公益性。公立医院可分为 3 个等级,一级是社区医院,二级是县级的医院,三级是市级的医院。本书信用评价研究的对象即这一概念下的公立医院。

公立医院有着与一般企业很多的不同之处:在注重经济效益的同时,更注重社会效益;在注重当前利益的同时,更注重长远的人类康健的探索;在注重数量上的覆盖面的同时,更注重医疗质量的改进;在注重卫生资源投入的同时,更注重有限资源的合理利用。同时,公立医院的会计核算基础、内容及方法、会计要素与等式均不同于一般企业单位。现有的企业信用评价体系对公立医院的信用评价不适用。

当前,新一轮的医药卫生体制改革已步入"深水区",即公立医院的综合改革,公立医院的改革成败关乎新一轮的医药卫生体制改革的最终成效。一家公立医院信用状况的优劣是其利益相关者决策与措施制定的重要依据,直接关系着利益相关者的方方面面,公立医院信用评价的缺乏已日益成为医疗卫生事业迅速发展、人民生活质量日益提高的障碍,建立健全、有效的公立医院信用评价体系已逐步成为摆在人们面前的一个急需解决的重要事项。

三、公立医院信用评价研究思路、目的与意义

(一)公立医院信用评价的概念

所谓公立医院信用评价,就是以政府举办的纳入财政预算管理的医院为评价对象,依照按我国医疗机构现有实情科学建立的信用等级评价指标体系,遵循规范的评价程序,采用定性与定量相结合的评价方法,确定公立医院相应信用等级的过程。

(二)公立医院信用评价对象

由于三级九等等级范围以内的独立核算与经营的各级公立医院往往是一级法人单位,需直接承担相应的信用风险,具有一定的可研究性;而且公立医院相对规模较大,对其进行信用评价具有较大的应用价值与推广意义。因此,本书选择这类医疗机构作为评价对象。

(三)公立医院信用评价研究的思路与目的

1. 本书研究的思路

第一章:绪论。主要介绍信用评价研究的背景、信用评价研究简介及医疗机构信用评价研究现状。包括信用与信用评价的重要性、信用评价的发展历史、信用评价研究常规特性介绍、信用评价研究文献综述、公立医院信用评价的必要性、公立医院的定义与特点、公立医院信用评价研究思路与意义、公立医院信用评价研究的产生、研究方法与创新点等内容。

第二章:公立医院信用评价的特殊性。主要介绍现行信用评价体系的局限性、公立医院这一行业的特殊性、公立医院信用评价的特殊性方面的内容。现行信用评价体系的局限性主要体现在:偏重历史数据,忽视发展能力;容易出现追求利润最大化的短期行为;注重历史业绩,忽视综合素质;销售业绩方面的评价并不适用于所有行业等方面内容。公立医院这一行业的特殊性主要体现在:更注重长远的发展前途与潜质;更注重人类康健的深远探索;更注重有限资源的合理利用;更注重医疗质量的改进;更注重社会效益;也注重内部的经营管理;会计核算方式不同等方面内容。公立医院信用评价的特殊性主要体现在:更应注重公立医院长远发展能力方面的评价;更应注重公立医院科研成果效益的评价;更应注重公立医院资源投资效益的评价;更应注重公立医院医疗安全风险的评价;更应注重公立医院公益性方面的评价;更应注重公立医院内部经营方式与成果方面的评价;更应根据公立医院会计核算特点进行评价;不宜采用市场拓展和销售渠道这类指标等方面。

第三章:公立医院信用评价中若干问题的探讨。主要介绍公立医院信用评价的原则、公立医院信用评价的程序、公立医院信用等级的划分、公立医院信用等级评价结果的应用。包括法规性原则、全面性原则、客观性原则、结果导向原则、可操作原则、可比性原则、与时俱进原则等的对比介绍,公立医院信用的定性评价方法、公立医院信用的定量评价方法、公立医院信用评价方法的比较与选择、在商业银行贷款及贷款期限决策中的应用、在公立医院内部管理中的应用、在其他相关部门决策中的应用等内容。

第四章:我国公立医院的信用评价指标体系。主要介绍公立医院信用评价指标体系的构建、公立医院信用评价指标权重的确定、公立医院信用评价指标权数的确定、公立医院信用评价指标评分标准的确定、公立医院信用评价指标的计分方法方面的内容。其中,公立医院信用评价指标体系的构建包括各级指标的选取和各级指标的内涵方面的内容。

第五章:案例分析。主要介绍目标公立医院概况、对该公立医院的定性评价、对该公立医院的定量评价、对该公立医院的综合评价、结论方面的内容。

第六章:实践检验。主要介绍公立医院信用评价体系地区实践检验与改进、公立医院信用评价实践改进成效与应用方面的内容。具体包括现行公立医院信用评价体系的积极意义、实践检验的必要性、实践检验总体思路、实践检验对象选取、现行公立医院信用评价体系存在的不足、对现行公立医院信用评价体系的改进、新设计的公立医院信用评价体系包括的具体研究内容、改进后的评价体系的创新点、国内外同类研究对比分析、改进后的评价体系产生的社会效益与间接经济效益方面的内容。

第七章:延伸研究。主要介绍公立医院信用评价体系子系统的建立、地市级公立医院信用评价研究、个人医疗消费信用评价研究。包括公立医院信用评价体系的不足、公立医院各利益相关者的确定、公立医院信用评价子系统的建立、公立医院信用评价子系统的思考、地市级公立医院信用评价研究的迫切性、地市级公立医院的特有属性、地市级公立医院的信用评价、个人医疗消费信用缺失控制的必要性、个人医疗消费信用缺失控制的现状、解决个人医疗消费信用缺失问题的基本思路、个人医疗消费信用评价结果的实践应用等方面的内容。

第八章:局限与建议。主要介绍本书研究的局限以及对本书研究的建议。包括公立医院信用评价方法、指标、指标权重确定、经验等方面的局限性,还包括尽快建立历史数据库、大力发展信用评价机构、促进与利益相关者的信息共享、建立健全法律体系和监督机制、加强内部硬件建设、提高医疗机构的信用意识等方面的内容。

2. 本书研究的目的

通过借鉴已有的国内外信用评价理论成果,以新医药卫生体制改革现状要求为定位,结合我国公立医院特色,建立一套适合于我国公立医院的信用评价体系,以正确合理地评价我国各级公立医院的信用水平,作为政府对卫生部门科学管理和宏观调控、银行借贷信用风险评价、公立医院塑造自身形象以及公立医院经济交往者防范商业风险的重要依据,真正保障公立医院自身健康、有效、持续的经营,最终推动我国卫生经济全面、高速地发展。

(四)公立医院信用评价研究的意义

本书认为,利用现有的信用评价理论体系与实践经验,定位于当前医药卫生体制改革要求,结合公立医院的特性,综合性地、全方位地、有特色地对公立医院进行信用评价,对促进我国医疗卫生事业的进步、推进我国市场经济的快速发展有着非常重要的意义。

1. 科学合理地对公立医院进行信用评价是政府对卫生部门科学管理和宏观调控的重要依据

政府进行财政补助、推行贴息贷款同样需要信用保证,通过对公立医院的信用评价,有利于政府财政部门作为是否给予以及给予多少额度补助、贴息贷款的依据,以保证国家财政资金的安全、高效。同时,通过对公立医院信用评价,可以以此判断该公立医院是否有发展前途,有利于政府部门作为实施扶植政策的重要依据,否则将实施一系列关、并、转等结构性调整政策,以有效控制医疗卫生资源的合理利用。

2. 科学合理地对公立医院进行信用评价是商业银行借贷的风险评价依据

从商业银行风险管理的实践与发展来看,评价信用风险是商业银行业内部管理和外部监管发展的需要。加入 WTO 后,外资银行将与我国商业银行争夺优质信贷客户,商业银行的信贷业务竞争加剧,为了抢占优质信贷市场,赢得更大的生存和发展空间,我国商业银行加大对公立医院的信贷评价成了当务之急。对于商业银行在不同地区、不同行业的信用风险暴露进行实时监控,可提高商业银行的风险控制能力与资本使用效率;在监管方面,商业银行内部信用风险评估技术的发展为监管机构改进监管提供了方法论。具体表现在:

(1)有利于调整并优化商业银行的信贷结构。当前,我国的公立医院正向精细化管理方向发展,公立医院在追求社会效益的同时也需要适度关注经济效益。社会资本参与的民营医疗机构,其发展将医药卫生体制改革推向了一个新的高潮。我国公立医院具有极大的发展前景与潜力,一大批公立医院与其密切相关的药品制造行业在 21 世纪必将成为我国的龙头单位,商业银行加强与公立医院合作有利于培养一批优良客户。

(2)有利于提高商业银行的利润率。我国商业银行的资产盈利率普遍低于国际平均水平,相当一部分商业银行甚至出现了严重亏损。究其原因,资产利润率低是一个重要的因素,而资产利润率低主要是由于贷款利润率造成的。公立医院具有低风险、稳收益的特点,普遍存在结余稳定、风险较小的优点,商业银行如果能正确地选择发展势头良好的公立医院,并加大授信额度,就可以分享公立医院稳定的甚至超额的收益,从而提高我国商业银行的利润率。

3. 有助于各级公立医院塑造自身形象,提高公立医院的美誉度,增强核心竞争力

公立医院迫切地要求自己的经营状况得到合理的分析和恰当的评价,以利于商业银行和社会公众投资者按照其经营管理水平和信用状况给予相应的资金支持与市场份额等,并通过不断改善自身经营管理,提高自身的信用级别,降低筹贷成本,最大限度地享受相应的权益,提高公立医院的核心竞争力。正确合理的对公立医院进行信用评价可以解决有发展潜力的公立医院资金短缺、融资难的问题,有利于加快我国医疗行业健康飞速的发展,对转变我国经济发展方式、优化产业结构、促进国民经济可持续发展等有着很重要的意义。同时,良好的信用是公立医院对外经济交往的通行证,可以获得运行成本低、社会效益高的良好效果。公立医院无须立即付款即可获取资金、物资和服务,以降低资金占用成本,实行"零库存",可促

使其经营规模的进一步扩大。良好信用的公立医院还可吸引更多的人才投身于它,在人才竞争即是公立医院竞争核心的当今社会里,这将是一个非常重要的决定性因素。

4. 有助于医疗设备、材料和药品供应商等经济交往者防范商业风险

公立医院的经济交往者需要与公立医院发生联系,努力发展自身经济。公立医院是他们利益实现的载体,也是他们最大的风险所在。建立在对公立医院信用状况的科学评价分析基础上的信用政策,使经济交往者们既能从与公立医院的交易中获取最大收益,又将信用风险控制在最低限度以内,达到与公立医院共同长远发展的良好态势,实现公立医院与其利益相关者的双赢。

四、公立医院信用评价研究的产生、研究方法与创新点

(一)公立医院信用评价研究的产生

有关信用评价方面的文献很多,尤其是在信用评价的程序的确定、方法的选择、等级的确定、指标的采用上均对本书的论述有着巨大的参考价值,但是在所检索到的资料中,尚未找到公立医院信用评价方面的针对性专著。本书是在充分吸取信用相关文献的精华、结合我国公立医院具体特色的基础上创作的。

本书在吸取了我国行业信用评价指标体系的经验后,根据公立医院实际情况建立了公立医院信用评价指标体系。本书吸取了这些评价指标体系建立的经验,并结合我国公立医院实情,设计出一套体现中国特色的公立医院信用评价指标体系。

(二)公立医院信用评价研究方法与创新点

1. 公立医院信用评价的研究方法

本书运用管理学、经济学、会计学、商业银行学、统计学、决策学、卫生经济学等学科中的知识原理,采用规范研究和实证研究相结合、定性分析与定量分析相结合、静态分析和动态分析相结合的方法,在借鉴已有的国内外企业信用等级评价理论的基础上,对公立医院信用等级评价体系的构建及其应用进行了系统的研究。在整个研究中,本书注重了以下研究方法:

(1)定性分析与定量分析相结合。对于企业信用等级评价,国内外普遍采用了定性分析和定量分析相结合的方法。本书通过定性分析和定量分析构建了公立医院信用等级评价体系,并把评价结果应用到对公立医院的信用决策中去。

(2)借鉴与发展相结合。信用风险评价的研究发展迅猛,只有在借鉴前人研究成果的基础上,不断发展、创新才有可能赶超信用风险评价理论的前沿水平。本书借鉴信用评价方面的经典研究成果,在医疗领域不断完善并发展评价理论与方法,

注重对借鉴与发展的灵活应用。

（3）理论研究与案例研究相结合、规范研究和实证研究相结合。公立医院信用评价研究既是一个理论问题同时也是一个实务问题，只有将理论研究和实务研究相结合，研究成果才具有理论意义和现实价值。本书的理论研究主要通过大量中外文献比较、分析和综合，归纳出公立医院信用等级评价及其应用研究的基本思路，然后通过与商业银行信贷工作者、业务关联单位座谈咨询，到各级公立医院参观听取公立医院财务人员等相关意见，对商业银行信贷部门、业务关联单位和公立医院财务人员进行问卷调查，最后对在公立医院与传统企业之间异同点进行比较分析的基础上，对公立医院的现状、目前如何对公立医院的信用等级进行评价以及评价结果与信贷决策的关系进行分析，紧密围绕影响公立医院信用等级的因素进行系统分析，构建了公立医院信用等级评价指标体系。

本书选取了一家典型的三级甲等综合性医院进行信用评价理论个案分析，运用已构建的公立医院信用评价指标体系，验证其评价实用性。本书还选取了某省某市所有地市级公立医院作为公立医院信用评价理论实践检验的对象，经过应用，发现该理论有较高的实践应用价值，能作为当地财政资金绩效评价的重要参考，可有效运用到政府决策中并提高决策效能；该理论的实践应用还能协助当地金融机构建立公立医院信贷评价信息系统，帮助科学信贷决策；该理论的实践应用还能为医药、卫生材料等供应商提供信用政策的重要依据，增强供应商赖以生存的公立医院的生存与发展活力，实现公立医院与供应商的双赢；该理论的实践应用还能指导当地医药卫生体制改革长足、率先、有效地开展，指导该地公立医院持续完善医院经营决策系统、降低医院运行成本、控制不必要的医疗欠款、进一步完善主诊医师负责制、进一步推进医疗卫生资源共享，促进医院内部运营管理与战略发展持续改善。

2. 公立医院信用评价研究追求的创新点

（1）力图选题上有所创新。通过对国内外文献资料的检索，尚未发现有同样的选题。虽然国内外对企业信用等级评价的理论和应用有较多的研究，但尚未发现专门研究评价公立医院信用等级的国内外专著，本书力图在选题方面有所创新。

（2）力图研究内容上有所创新。本书对构建公立医院信用等级评价体系以及公立医院信用等级评价结果在财政扶植政策的选择、商业银行信贷决策、供应商的信用政策、医疗人才选择就业单位中的应用进行了论述，力图进一步丰富和完善企业信用等级评估理论。

（3）力图研究成果有所创新。本书运用综合评分法构建公立医院信用等级评估指标体系，并积极进行个案分析与区域检验，发现不足并加以逐步完善，努力为我国公立医院信用评价理论的建立及实践运用作有益的探索和尝试。

第二章
公立医院信用评价的特殊性

第一节　现行信用评价体系的局限性

目前,我国已建立了一些分行业的信用评价体系,但信用评价行业细分尚不完整、不彻底,信用评价指标体系本身还存在许多有待于完善的地方。现有的客户信用评价报告一般是由商业银行自己收集信息后评价,评价体系往往适用于所有的服务对象,尤其是企业其总体上是根据商业银行所熟悉的传统行业中的成熟企业设计的,并不适合于对所有分行业的评价。我国对于信用评价起步较晚,1987 年 3 月,国务院颁布了《企业债券管理暂行条例》,之后才开始组建信用评级机构。十余年来,我国的信用评价发展迅速,但许多工作还处于摸索阶段,现有的信用评价体系尚不完善,其不足主要表现在以下几方面。

一、偏重历史数据,忽视发展能力

(一)目前国内各信用评价体系都偏重于历史数据

目前国内各信用评价体系都偏重于对历史数据尤其是历史财务数据的定量分析,普遍忽视对基本素质和发展潜力的定性甚至定量分析。历史数据只能代表过去的业绩,并不符合现代财务管理理念,当今国外已经普遍将评价重点放到了对管理水平、竞争能力、发展前景等代表评价对象基本素质和发展能力的评价上,历史数据的定量评价已不再占评价指标中的主导位置。

以我国某商业银行的信用评价体系为例:市场竞争力、流动性、管理水平和其他因素共 4 个方面的 16 个指标中,有 13 个指标是反映评价对象现有的、既成的状况,所有的经济指标均反映评价对象同一个层面、即根据现有的数据反映评价对象现有的经济运行状况。余下的 3 个指标中,"经营环境""市场拓展"和"销售渠道"

仅是间接反映评价对象的发展能力,只有"行业的稳定性和前景分析"这一个指标反映了评价对象真正的发展能力,但这项指标所占的分值仅仅是总分值的 1/16。

(二)持续创新能力才是评估评价对象综合实力最关键的指标之一

创新是一个企业的生命,没有创新就没有发展,一个有持续创新能力的企业才是一个有持续生命力的企业。市场拓展能力强,拥有很好的销售网络和经营渠道,行业稳定且前景较好均能体现评价对象的市场竞争能力,但这些只能体现评价对象现有的市场竞争能力,只有一个拥有持续创新能力的评价对象才能在市场经济中处于持续领先的地位。所以持续创新能力才是评估评价对象综合实力最关键的指标之一。现有的企业信用评价体系,缺少持续创新能力方面的评价指标,很难对企业尤其是技术含量高的行业竞争能力有一个客观的评价。

二、容易出现追求利润最大化的短期行为

传统的信用评价多依据财务经济指标,往往会出现为追求利润最大化而发生短期行为的现象。事实上,评价对象的长期目标和短期目标是一种相辅相成的平衡,评价指标体系也需要这种平衡,也就是既要注重评价对象的客观实际,又要看重评价对象的发展后劲。同时,评价对象在追求经济效益的同时,更需要注重社会效益,企业才有长远的发展基础。目前国内各信用评价体系在信用等级评价时,主要考察评价对象的市场竞争力、资产的流动性及资产管理水平等方面内容。

以我国某商业银行信用评价体系为例:在其信用等级评分中,市场竞争力、流动性、管理水平和其他因素分值相同,各占 25% 的比例。其中,管理水平当中的"资产报酬率""贷款本息按期偿还率"以及其他项目当中的"资产负债率"和"销售收入"均属于财务经济指标,加上流动性当中的"财务比率",财务经济指标评分达到 40 分,占 50%。过多的财务经济指标会引导评价对象盲目地追求短期的经济效益,使评价对象只重视眼前利益而忽视长远发展利益。况且,信用评价体系的评价对象不只是追求经济效益为主的一般企业,也包括追求社会效益为主的机关单位、事业单位。现有的以经济效益为评价中心的信用评价体系并不适用于对这些评价对象的评估。

三、注重历史业绩,忽视综合素质

传统的信用评价,在管理水平方面更注重管理人员的历史业绩,对管理人员的综合素质关注不够。以我国某商业银行信用评价体系为例,管理水平方面包含"主要管理人员的素质和经验""管理结构的合理性""资产报酬率""贷款本息按期偿还率"4 个指标,这 4 个指标只反映评价对象现有企业领导人的管理经验、管理能力、经营历史业绩、个人过去的社会声誉,评价对象班子成员的素质、班子团结程度、班

子稳定程度、现有资产的投入产出情况以及现有本息偿还情况。这些指标仅仅反映了评价对象的历史业绩。而对于反映管理人员的综合素质方面的内容,如战略方案的制订与实施情况、人事分配制度改革的力度与效果、内部控制组织制度完善情况以及员工在有效管理下素质提升状况等方面均未能反映。

四、销售业绩方面的评价并不适用于所有行业

一般的信用等级评价体系,往往以常规企业的常规经营活动为模板建立评价体系,在反映评价对象市场竞争力时,往往涉及市场拓展和销售渠道方面内容,采用销售网络和经营渠道规模这方面的指标,但这方面指标考核并不适用于所有行业。有些行业由于受客观因素的影响,市场占有率的地域扩展并不快,一些地域性极强的服务行业并不适合采用市场拓展和销售渠道这方面的指标来进行评价;有些行业以服务量增长速度减缓为己任,如服务于人类健康事业的卫生系统,更注重于健康教育宣传、加强事前控制、尽力减少发病率的增长,若以服务量的增长为其评价指标并不恰当。

第二节　公立医院这一群体的特殊性

一、公立医院在注重当前利益的同时,更应注重长远的发展前途与潜质

(一)公立医院面临着不同于其他企业的众多非市场调节因素

加入 WTO 后,对公立医疗机构现行管理体制与经营模式是一个巨大的冲击,也将引发医疗卫生技术队伍的重组、加大政府对医疗市场监管难度,公立医院不再是经营风险较低的群体了。老百姓对医疗质量要求日益增强,公立医院的医疗风险日益提高。多种所有制和多种经营方式并存的医疗服务供给体系建立,尤其是非公立医疗机构作为整个卫生领域商业化的先行者,深深触动了整个卫生领域的资源再分配。"药品零差价"改革的试行、均次费用"零增长"的要求,使公立医院面临着不同于其他企业的众多非市场调节因素。

(二)医药卫生体制改革是一项长期艰巨复杂的系统工程

当前医药卫生体制改革中还存在一些较为突出的矛盾和问题,特别是随着改革向纵深推进,利益格局深刻调整,体制性、结构性等深层次矛盾集中暴露,改革的难度明显加大,具体表现在 5 个方面。

1. 医疗服务供需矛盾突出

"十一五"期间,全国医院门诊量同比增长50％,住院量增长100％,但全国医院医生数量仅增长23‰、病床数增长32％,各级医院患者爆满,排队等候时间加长,医疗卫生事业发展远不能满足经济社会发展和国民医疗服务需求的增长。

2. 体制机制改革推进困难

新一轮医药卫生体制改革自启动以来,新增投入改革内容进展迅速、成效显著;但体制机制方面的改革,如药物生产流通、公立医院、人才培养等领域进度缓慢、发展不平衡。

3. 药品生产流通矛盾突出

医药卫生体制改革关键是制度的创新和完善,缺乏制度的创新,破除"以药养医"、实施基本药物、控制医药费用就不能成为医院和医生的自觉行为,积极性也难以发挥。

4. 公立医院缺乏顶层设计

我国公立医院存在政府职责不明确、激励机制扭曲、监管不力、医疗资源配置失衡等方面的核心问题,公立医院改革必须加强体制机制创新,确保回归公益性、调动积极性的实施策略、路径和政策选择。

5. 人才建设有待系统规划

目前,我国各级各类医学院校毕业生进入医疗机构从业人数比例较低,医学院校毕业生转化为住院医生的培训不够严格,基层医疗卫生服务能力和水平提高受到一定限制。医药卫生体制改革是一个宏大的系统工程,也是重大的制度创新。

为确保改革深入发展,需要各级各部门的通力合作、全力配合,尤其是公立医院,应积极主动开展内部管理服务创新;主动促进体制机制改革,加强公立医院内部管理、履行公立医院应尽职责,自发形成本地区医疗机构间的松散型集团化模式,加强上下级医疗机构间的纵向、横向沟通;加强药物使用内部监控;加强公立医院内部运营管理,完善内部分配机制,加强精细化管理;加强卫技人才队伍建设。

(三)要求公立医院必须用战略的眼光去考虑自身的长远发展

以上每一项因素影响的都不仅仅是公立医院当前的现状,它们对于公立医院都有着深远的影响;以上的每一项改革也都不是一蹴而就的,需要公立医院持续地改进与不断地完善。要求公立医院不能仅仅考虑当前利益,而必须用战略的眼光去考虑自身的长远发展,以提高自身在当地的市场占有量、提高自身的科研开发能力,使公立医院持久、稳定地发展,在市场竞争中长期立于不败之地。

二、公立医院在解决当前急救工作的同时,更应注重人类康健的深远探索

"科学技术是第一生产力",是推动经济发展的重要力量。许多科研成果的应用都在很大程度上提高了全民的物质生活水平和精神生活水平。公立医院对科学的探索是无止境的，它不能仅仅满足于现有的医疗水平而停滞不前。公立医院面对新的市场竞争形势，要在激烈的竞争中求生存、谋发展，很大程度上取决于是否有较高的医疗技术水准，公立医院提出的"科教兴院"是各级公立医院正确的战略选择，紧紧抓住医疗科研这个环节，势必带动公立医院的长远发展以及人民医疗水平享受程度的提高。因此，公立医院应十分注重医疗新技术的研究与医疗科研成果的临床运用，它关系着某家公立医院的兴旺与持续发展潜力、关系着整个医疗行业科技发展水平、关系着整个人类的生存能力与战胜、利用大自然的能力。

三、公立医院在注重卫生资源投入的同时，更应注重有限资源的合理利用

国家计委、财政部、卫生部联合制定的《关于开展区域卫生规划工作的指导意见》中明确指出："新中国成立以来，特别是改革开放以来，我国卫生事业取得了举世瞩目的成绩，覆盖城乡的卫生服务网络已经初步形成，人民的健康水平显著提高。但是，长期以来我国实行的是与计划经济相适应的卫生管理体制和服务体系，卫生机构主要按部门、地方的行政隶属关系设置，实行多部门管理。随着社会主义市场经济体制的建立和医学模式的转变，特别是职工医疗保障制度改革的发展，原有体制下形成的卫生资源条块分割、结构不合理、效率不高等问题越来越突出，卫生资源短缺与浪费并存，已不适应经济社会发展和人民群众医疗保障的需求。"财政部、国家发展和改革委员会、人力资源和社会保障部、民政部、卫生部《关于完善政府卫生投入政策的意见》中，也明确要求："统筹规划，优化资源配置。科学制定并严格执行具有可行性、客观性、前瞻性和相对稳定的区域卫生规划，在医疗卫生机构设置、基本建设投资、大型检查治疗设备购置、人力资源配置等方面统筹考虑区域内医疗卫生资源的存量和增量，对医疗卫生资源从地理、功能和学科布局上进行整合，合理规划，避免重复浪费。"其中尤其是在医疗设备配置上，应避免忽视常规设备投入、重复购置大型设备，造成有限卫生资源的闲置浪费。

四、公立医院在注重数量上的覆盖面的同时，更应注重医疗质量的改进

质量是企业的生命；同样，医疗质量是公立医院的生命，也是与广大患者生命息息相关的关键因素。因此，公立医院必须始终如一地致力于其医疗质量的持续改进，树立"100-1=0"的完全质量观，把重视医疗质量、提高医疗质量作为全院工作人员的思想导向和自觉行为。

卫生部印发的《关于2012年医疗卫生系统纠风工作的实施意见》和陈竺同志在卫生部纠风领导小组2012年第一次会议上的讲话的通知中也明确要求："要严格落实各项医疗质量和医疗安全制度，加强医院内部管理和基础医疗质量管理，保障医疗质量和安全。"这是深入推进医疗卫生体制改革、促进卫生事业又好又快发

展的主要任务之一。

医疗质量管理的原则有：树立病人至上、质量第一、费用合理的原则；预防为主、不断提高质量的原则；系统管理的原则，强调过程管理，全部门和全员的质量管理；标准化和数据化的原则；科学性与实用性相统一的原则等。医疗质量的构成要素包括：服务过程的有效性与舒适性，即技术质量；资源的利用效率，即经济效益；危险管理，即发现和避免与医疗服务相关的损害、伤害和疾病；病人的满意程度等。

五、公立医院在注重经济效益的同时，更应注重社会效益

国务院 1994 年发布的《医疗机构管理条例》明确指出："医疗机构以救死扶伤，防病治病，为公民的健康服务为宗旨。"医疗卫生服务业是带有一定福利性质的公益事业，担负着治病救人、维护人民健康的重要责任，与群众的利益密切相关，它直接关系着国际民生、国民健康、社会稳定和经济发展的全局。

公立医院是指政府举办的纳入财政预算管理的医院，也就是国营医院、国家出钱开办的医院，也可以理解成国立医院。通常是指由各级政府出资举办的，政府对其承担无限清偿责任，并且不以营利为目的，向全民提供普遍医疗服务的非营利性医院，公立医院的本质属性是公益性。

在第 51 届世界卫生大会上，世界卫生组织提出了"21 世纪人人享有卫生保健"的全球卫生战略。《中华人民共和国国民经济和社会发展第十二个五年规划纲要》明确指出："按照保基本、强基层、建机制的要求，增加财政投入，深化医药卫生体制改革，建立健全基本医疗卫生制度，加快医疗卫生事业发展，优先满足群众基本医疗卫生需求。"当前的医药卫生体制改革已步入"深水区"，改革的目的主要有 3 个方面：一是积极维护公立医院的公益性；二是解决群众反映较多的"看病难、看病贵"问题；三是提高公立医院服务水平，以期逐步实现人人享有基本医疗卫生服务的目标。

因此，公立医院在追求一定的经济效益的同时，更追求的是"救死扶伤的人道主义"的社会效益。在当今大多企业追求"利润最大化"的社会中，公立医院追求更多的则是"医院整体价值最大化"，为实现"以病人为中心"的宗旨而可以不考虑局部的经济利益，创建"绿色通道"、开展医院管理服务创新、注重多发病和常见病的研究、探求医疗科研的新高峰。

六、公立医院在发挥两个效益的同时，也应注重内部的经营管理

长期以来，我国实行的是与计划经济相适应的卫生管理体制和服务体系，卫生机构主要按部门、地方的行政隶属关系设置，实行多部门管理，并且实行管办结合，公立医院运行的资金来源是全额拨款或差额拨款，公立医院不存在生存危机的可能。但近年来，随着社会主义市场经济的不断发展以及公立医院改革的不断前进、

医院产权制度改革的不断深化,各种产权制度形式如集体所有制、股份制、合伙制、私有制的医疗机构层出不穷。尤其是入世后我国医疗服务业面临着很大挑战,医疗服务业的市场化趋势将更明显,特别是非公立医疗机构的市场竞争机制进一步加强;当前的医药卫生体制改革也鼓励社会资本进入医疗行业,大力发展非公立医疗机构,加快推进多元化办医格局,主动引入竞争机制,形成一种"国内竞争国际化,国际竞争国内化"的局面,零距离的竞争将使我国医疗行业发生巨大变化。

公立医院要适应经济全球化下的医疗市场竞争,把握好公立医院的定位和发展方向,就必须引进内部经营管理理念与模式,用新型的管理方式来提高公立医院的整体效益。首先,完善内部分配机制。彻底取消以药品提成和利润奖励为基础的分配方案,建立以服务质量、服务数量、费用控制、技术难度、成本控制和满意度为核心的绩效考核机制,收入分配向临床一线、关键岗位、业务骨干等人员倾斜,充分调动医务人员工作积极性。其次,加强精细化管理。建立以成本和质量控制为核心的管理模式,提高工作效率、降低服务成本,加强资产管理、提高使用效率,完善财会管理、加强运行监督,提升医院核心竞争力。最后,积极探索临床路径与单病种收费管理,开展项目成本与作业成本核算,引进疾病诊断相关组(DRGs)付费模式,进一步深入探索公立医院改革。

七、公立医院的会计要素、会计等式、核算内容及成本核算方法等均不同于一般企业单位

一般企业执行《企业会计制度》,从 2005 年 1 月 1 日起符合小企业条件的可执行《小企业会计制度》。但国家财政部规定:凡中华人民共和国境内各级各类独立核算的公立医院,包括综合医院、中医院、专科医院、门诊部(所)、疗养院以及企业事业单位、社会团体及其他社会组织举办的非营利性医院等均适用于执行《医院会计制度》。

2010 年 12 月 31 日,财政部印发了新《医院会计制度》(财会〔2010〕27 号),规定自 2011 年 7 月 1 日起,在公立医院改革国家联系试点城市施行,自 2012 年 1 月 1 日起在全国施行。新《医院会计制度》与原制度相比较,主要有十大方面的变化:调整了制度适用范围;增加了财政预算改革相关核算内容;将基建账数据并入会计"大账";取消了固定基金和修购基金,计提固定资产折旧;合并了医疗药品收支核算;完善了医疗成本归集核算体系;明确了原制度"缺失"的重要规范要求;改进完善了会计科目体系;改进完善了财务报告体系;引入了注册会计师审计制度。

新《医院会计制度》核算模式更趋近于企业财务会计制度,但仍存在许多本质的区别:公立医院会计核算要素为资产、负债、净资产、收入和支出;会计平衡公式(会计等式)是"资产＝负债＋净资产";公立医院的净资产包括事业基金、专用基金、待冲基金、财政补助结转(余)、科教项目结转(余)、本期结余、未弥补亏损;根据

《事业单位财务规则》,非营利性的收支不进行成本核算,但公立医院必须进行成本核算。这些均不同于一般的企业,相应的核算也就大相径庭了。

八、结论

总之,医疗行业的特殊性使公立医院有着与其他群体完全不同的专业特色,它既需要提高医疗质量,也需要保证服务质量;既需要加强运营管理,也需要调动职工积极性;等等。公立医院迫切地需要有一套适时适用的信用评价体系来对它有一个公正合理的信用评价。

第三节 公立医院信用评价的特殊性

公立医院一般是国家实行一定福利政策的公益性事业单位,其经济的运行兼具商业、工业、服务业的一般特性,同时还具有其自身的特点。因此,应根据公立医院的特点制定更有针对性、切实可行的信用评价体系。

一、更应注重公立医院长远发展能力方面的评价

由于公立医院在注重当前利益的同时,更注重长远的发展前途与潜质,因此,在公立医院信用评价中,更应注重公立医院长远发展能力方面的评价。我们认为,公立医院信用评价体系必须抛开传统的评价现有效益为中心的评价思路,拓展评价范围,将公立医院信用评价集中到长远发展前途与潜质上来。这可以从市场占有量、公立医院内部经营效率、科技含量等方面着手来进行评价。

二、更应注重公立医院科研成果的两个效益以及新技术、新方法投入产出的效益评价

由于公立医院在解决当前急救工作的同时,更注重人类康健的深远探索,因此,在公立医院信用评价中,更应注重公立医院科研成果的两个效益以及新技术、新方法投入产出的效益评价。医院科研项目的研究是高风险的,同时也是高回报的。它的高风险不光体现在临床运用上的大量投资,从更深层的意义上说,一个成果往往是多个领域的基础理论和数项技术的综合体,并且在某些理论和技术在一个成果中成功体现的同时,也总是伴随着数量更加众多的失败或虽然成功却还没有得到应用的理论和技术。而公立医院的科研更应注重使用技术的研究与应用,如科研成果无法运用到临床实际,那么前期的大量投入换回来的只能是一张鉴定证书,对于公立医院本身来说,这将面临很大的投资风险。因此,有必要对科研项目的成本效益风险进行评估。

三、更应注重公立医院资源投资效益的评价

由于公立医院在注重卫生资源投入的同时,更注重有限资源的合理利用;因此,在公立医院信用评价中,更应注重公立医院资源投资效益的评价。医疗卫生资源包括:人力资源、无形资产、有形资产等。有形资产等主要的表现形式是房屋、医疗仪器等固定资产。由于公立医院机构技术含量较高,许多诊疗活动必须借助于一定的医疗设备才能完成,而目前,一方面卫生资源极度缺乏,另一方面卫生资源浪费现象又很明显,其中尤其是在医疗设备配置上,忽视常规设备投入,重复购置大型设备,造成有限资源的闲置浪费,使固定资产投资收益率极低,给公立医院带来较大的投资风险。因此,有必要对公立医院固定资产的投资风险进行评价。

四、更应注重公立医院医疗安全风险的评价

由于公立医院在注重数量上的覆盖面的同时,更注重医疗质量的改进;因此,在公立医院信用评价中,更应注重公立医院医疗安全风险的评价。随着老百姓对医疗质量要求的日益增强,公立医院的医疗活动风险日益提高,一例医疗纠纷往往给公立医院带来巨大的经济损失与声誉等无形资产的损耗,某种程度上甚至会拖垮一家本身规模并不算大的公立医院。因此,医疗安全问题直接关系着公立医院的生存。因此,有必要对公立医院医疗活动安全进行风险评价。

五、更应注重公立医院公益性方面的评价

由于公立医院在注重经济效益的同时,更注重社会效益;因此,在公立医院信用评价中,更应注重公立医院发挥社会效益、体现社会主义优越性即公益性方面的评价。在我国社会主义市场经济环境中,公立医院经营应具有双重效益:一是在社会保障体系中,公立医院是公益性医疗福利保障体系的载体,具有社会属性。因此,公立医院经营效益首先是指公立医院投入一定的医疗资源,所取得的符合社会人群医疗保健需求的社会效益。二是公立医院提供医疗卫生服务的资源消耗,需要获得经济补偿和用于扩大再生产的经济收益,即公立医院的经济效益。因此,在公立医院经营中,首先要突出社会效益的一面,对公立医院信用的评价也首先要注重这方面的评价,可以从治愈好转率、危重病人抢救成功率、药品比例、均次费用、执行医疗收费标准等方面进行评价。

六、更应注重公立医院内部经营方式与成果方面的评价

由于公立医院在发挥两个基本效益的同时,也注重内部的经营管理;因此,在公立医院信用评价中,更应注重公立医院内部经营方式与成果方面的评价。随着营利性医疗机构的成立,在卫生系统中引进了有效的竞争机制,公立医院要适应这

一竞争，并在竞争中占有一席之地，就必须引进先进的内部经营管理理念与模式，用新型的管理方式来提高公立医院的整体效益。对内部管理也必须进行制度化管理、战略性策划、改革化发展。因此，对公立医院的信用评价也须注重该公立医院内部的组织制度和内控制度、战略制定与实施、人事分配制度改革方向与效果等的评价。

七、更应根据公立医院会计核算的特点设计具有公立医院特色的指标进行评价

由于公立医院的会计要素、会计等式、核算内容及方法等方面均不同于一般企业单位；因此，在公立医院信用评价中，更应根据公立医院会计核算的特点设计具有公立医院特色的指标进行评价。应取消企业特有的资产报酬率、利息保障倍数等评价指标，配以与新《医院会计制度》相配套的、适合公立医院的评价指标，主要包括职工人均创收、结余率等指标。当然像资产负债率、流动比率等通用指标可继续沿用。

八、不宜采用市场拓展和销售渠道这类指标

由于公立医院地域性极强，不适合采用市场拓展和销售渠道方面的指标来对它评价，因此，对公立医院信用评价中，不宜采用市场拓展和销售渠道这类指标。公立医院往往受抢救时间、病人行动方便与否、家属照顾便利程度、医疗保险指定范围、地域限制等因素的影响，其市场占有率的地域扩展并不快。即使是可接受性比销售网络和经营渠道的规模更为重要的技术进步和新方法更新换代加快，也很难会吸引大量的外地患者前来就医。因此，对公立医院的信用评价需注重医疗市场环境与该公立医院在当地同行业竞争中所处的地位。

总之，必须根据医疗行业的特点，量身定制一套适合公立医院的信用评价体系。只有这样，才能科学地评价相关公立医院的信用状况。

第三章
公立医院信用评价中若干问题的探讨

第一节 公立医院信用评价的原则

公立医院信用评价应遵循常规信用评价原则,包括以下几点。

一、法规性原则

即信用评价应以相关的法律法规为主要评价依据。公立医院信用评价依据包括:与公立医院服务与经营活动相关的法律、法规、规范和政策;公立医院直接或间接产生的数据和资料,如年度财务预算、财务决算、财务报告等;评价机构针对被评价的公立医院,采用一定的调查方法和技术手段,专门收集、整理的各种内外部信息资料,如专家意见、抽样调查数据、服务对象问卷调查等。

二、全面性原则

即公立医院信用评价应尽可能全面地覆盖到评价对象的各方面,包括环境要素、基础要素、动力要素、表现要素和保证要素等方面的内容。同时,还要有直接、有间接,有主要、有次要,既要全面反映,也要重点突出。

三、客观性原则

即在对公立医院进行信用评价的过程中,必须坚持客观评价的中性立场,减少人为干扰因素。在评价机构选择、评价指标确定、评价方法选择、评价标准设定、现场评价开展以及问卷调查对象等环节,均应尽力体现公开、公平与公正。

四、结果导向原则

公立医院信用评价的结果应有一定的针对性,是以评价结果应用的目的为导向,有针对性地进行评价。

五、可操作原则

即公立医院信用评价在满足理论合理性的前提下,应强调评价指标以及评价标准选择的可操作性要求。即符合我国信用评价总体要求,又体现公立医院特有本质;同时,积极汲取国际先进评价理论与实践经验,便于接轨与借鉴。

六、可比性原则

公立医院信用评价指标体系中必须设置能反映各级医疗机构信用等级差异的横向与纵向指标,便于比较并确定信用政策。

七、与时俱进原则

即公立医院信用评价应保持一定的开放性,并随着外部环境的变化、职能的调整、管理要求的提高以及信用评价技术的改进,而不断地充实、修正和完善。

第二节 公立医院信用评价的程序

我们认为,对公立医院进行信用评价的基本程序可参照一般企业评价基本程序,具体分为:确定评价对象、选择评价人员、初步评价、搜集资料、正式评价、审查、发布、跟踪评价 8 个阶段。但评价方法、等级划分、结论应用方面,由于公立医院特色而不同于一般企业,本书就这 3 方面作重点论述。

我们设想由中立的信用评价机构作为评价主体,实行评价责任人制度,分层次管理,相互制约,以保证评价的客观、公正性。由评审人员负责初评和定量部分评价,专家组负责定性评价,评审组组长负责审查并做出评价结论。第一次评价以后,要进行跟踪评价,定量部分和定性指标的量化部分每半年评价一次,其他部分每年评价一次。

评价基本程序大体分为:确定评价对象、选择评价人员、初步评价、搜集资料、正式评价、审查、发布、跟踪评价 8 个阶段。

第一阶段:确定评价对象。评价机构可以受理公立医院的申请,决定是否为其进行信用评价,也可以根据自己的需要选择公立医院为其进行信用评价。

第二阶段:选择评价人员。确定了待评价的公立医院后,还要选择有相应知识的人员为公立医院评价。评价机构应设若干客户经理,评价时随机组成专家组。

第三阶段:初步评价。评价人员先确定是否对该公立医院进行进一步评价。

第四阶段:搜集资料。为了保证评价质量,在评价以前评价人员要对客户进行实地调查，主要包括与各级有关人员进行会谈，内容涉及公立医院业务开展情况、竞争状况、经营展望、经营策略、内控机制等。还要走访地方有关部门了解其对该公立医院的看法、对该行业的态度和支持情况。此外，需了解客户的竞争对手情况、患者的反应等。搜集的资料包括该公立医院近期的内部管理情况、财务资料、法律文件和实地调研中获取的资料。这些资料应该是真实可靠的，须经过中介机构和权威部门认定。这一阶段的工作主要包括取得资料、整理资料、鉴别资料、分析资料、趋势预测等。

第五阶段：正式评价。评价人员对各项资料进行整理和定量、定性分析并得出初步结论。

第六阶段：评价审查。评价机构内按权限划分人员职责，还可以设信用评价委员会负责信用评价的审查。

第七阶段：向有关各方发布评价结论。

第八阶段：跟踪评价。公立医院的经营情况是不断变化的，因此评价工作是长期、连续的。进行初次信用评价以后，每隔一定期间还要根据情况的变化对公立医院信用评价结构进行调整。本系统要求定量部分和定性指标的量化部分每半年评价一次，其他部分每年评价一次。

第三节　公立医院信用评价的方法

一、公立医院信用的定性评价方法

(一)西方商业银行贷款信用分析历史

西方商业银行贷款信用分析的内容经历了一个不断发展、不断完善的过程。最早提出的是信用"3C"原则，即借款人的品德(Character)、资本(Capital)、能力(Capacity)；随后，美国银行家提出，为了保证放款安全，应当增加一个审查项目，即附带担保品(Collateral)；到了 20 世纪 40 年代又有一位银行家提出经营状况(Condition of Business)原则；最后，加上事业发展连续性(Continuity)这一因素，从而构成了现在最有代表性的"6C"原则。

(二)要素模式

其间，由于对信用定性要素的理解不同，出现过不同的要素模式，具体有：

1."5C 要素"

即品德(Character)、资本(Capital)、经营能力(Capacity)、资产抵押(Collateral)、经济环境(Condition)。

2."5P要素"

即个人因素(Personal Factor)、资金用途因素(Purpose Factor)、债权保障因素(Protection Factor)、还款来源因素(Payment Factor)、企业前景因素(Perspective Factor)。

3."5W要素"

即借款人(Who)、还款期限(When)、借款用途(Why)、担保物(What)、如何还款(How)。

4."4F法要素"

即组织要素(Organization Factor)、经济要素(Economic Factor)、管理要素(Management Factor)、财务要素(Financial Factor)。

5."CAMPARI法"

即借款目的(Purpose)、借款金额(Amount)、偿债能力(Ability)、偿还方式(Repayment)、借款投资利润(Margin)、贷款抵押(Insurance)、偿债记录(Character)。

6."LAPP法"

即流动性(Liquidity)、活动性(Activity)、营利性(Profitability)、潜力(Potentialities)。

7."骆驼评估体系"

即资本充足率(Capital Adequacy)、流动性(Liquidity)、资产质量(Asset Quality)、收益状况(Earnings)、管理水平(Management)。

(三)"6C"原则在公立医院信用评价中的运用

根据公立医院的特点,我们认为目前最具代表性的"6C"原则比较适用于公立医院。下面具体分析一下"6C"原则在公立医院信用评价中的运用。

1. 品德

主要是指公立医院的偿债意愿。我们认为,品德原则要求,首先,应考察公立医院过去的偿债记录,商业银行和其他银行一般都有关于客户这方面的档案,在放款审查时,银行随时都可以查询,而政府部门和其他相关人员可参考这一信息;其次,如为贷款或赊购,应了解介绍人的情况,即谁介绍公立医院来贷款或赊购的,介绍人与公立医院是一种什么样的关系,介绍人的资信如何,从而从侧面反映公立医院自身的资信状况;最后,通过同公立医院面谈来作出判断,从公立医院对自身情况的介绍,公立医院代表谈话的态度和语气,确定公立医院是否诚实和中肯,判断管理层的个人品德是否优良,处事是否可靠,从而对公立医院的品德做出综合评价。

2. 能力

主要指公立医院广泛利用其才能和对资金妥善使用并获取利润的能力。判断公立医院的能力如何，主要依据其管理者的年龄、商业经验、经营才能、受教育程度、应变能力、预测能力和思想意识以及公立医院预期现金流量等。具体方法上，可以通过审查公立医院的财务报表，看其资金的流入、流出是否正常，以及经营业绩怎样，来重点考察该公立医院的经营能力。

3. 资本

主要是指公立医院资财的价值、性质和数量，即公立医院财务报表上的总资产和总负债情况、资本的结构、资产减去负债后的净值，也即公立医院的财富状况，是显示该公立医院财力的一个重要标志，并在某种程度上反映了该公立医院的业绩。评价公立医院的资本状况时，特别要注意其资财价值的稳定性和变现能力。

4. 担保品

即公立医院提供的用作还款保证的抵押品。这种抵押品必须价值稳定，在保险公司投过保，并且市场广泛，易于出售。在公立医院无法归还所借款项时，政府、银行或供应商能很快将其出售，收回资金，从而减轻风险及损失程度。担保是证明公立医院信用状况的又一因素。

5. 经营状况

包括公立医院自身的经营情况和其外部经营环境。其中，前者包括公立医院的经营特点、经营方法、技术状况和劳资关系等，这些均为公立医院自身所决定的内容。后者则非公立医院自己所能控制，其范围大至政局变动、社会环境、商业周期、季节变化、一般经济状况、国民收入水平等，小至行业发展趋势、同业竞争程度、医疗质量风险等。评价机构受托了解这些情况的目的在于判断公立医院在经济衰退及其他事件的脆弱性，或者说在最糟糕情况下的还款能力，从而可以事先采用某些必要的措施作应变准备，保证政府、银行、供应商资金的安全。

6. 事业的连续性

是指公立医院能否在竞争日益激烈的环境中生存和发展。如果公立医院在竞争中不能开发出新技术吸引更多的患者就诊，渐渐失去市场，乃至宣告破产，则政府投入的有限的卫生资源将会浪费，银行、供应商的资金收回就十分危险，医疗人才就业环境将受严重影响。因此对公立医院事业持续发展的预见也就成为公立医院信用评价中日益重要的一项内容。

以上 6 条中，"品德"和"能力"被称为关于人的要素，"资本"及"担保品"是财务要素，"经营状况"及"事业的连续性"则是关于经济的要素。如果将人的要素称为管理要素，那么信用评价实际上是对管理、财务及经济三个要素的评价。综合起来，对公立医院的信用分析主要有两个方面：一是公立医院一般情况的调查和分析;二是公立医院财务状况的调查和分析。公立医院一般情况的调查和分析内容主要包括公立医院主要负责人的情况、公立医院的概貌和营业情况以及公立医院的行业特点情况,公立医院财务状况的调查和分析主要是对公立医院所提供的近三个年度的财务报表资料进行分析,其中财务比率的分析和评价是主要的。

(四)信用等级

通过以上公立医院"6C"原则分析,可以初步从定性上了解到被评价的公立医院的信用如何,但还不能确切地说出其信用等级高低,因此还必须设计出数字模型,从定量上确定公立医院的信用等级。目前常用的信用等级一般分为 AAA 级、AA 级、A 级、BBB 级、BB 级、B 级和 C 级。

二、公立医院信用的定量评价方法

(一)企业信用评价做法

国际上,对企业的信用评价,通常将对企业信用风险的测度转化为对企业财务状况的衡量问题,因为信用风险的形成——企业是否能如期还本付息,主要取决于企业财务状况。具体做法是根据历史上每个类别(如信用等级 AAA、AA、A、BBB 等)的若干样本,从已知的数据中发现规律,从而总结出分类的规则,根据影响企业财务状况的多维指标综合起来建立判别模型,用于对新的样本的判别。目前采用的方法有统计方法、专家系统、神经网络技术等。

(二)基于统计判别方法的预测模型

国内外在信用评价中,广泛采用了基于统计判别方法的预测模型,常用的模型有:回归分析法、多元判别分析法、Logit 法、Probit 法等,这些模型已经得到了广泛的应用,下面就分别介绍这几种模型。

1. 多元判别分析(MDA)

判别分析法是根据已知的违约和非违约的企业进行分类构成若干个总体,由这若干个总体的特征找出一个判别函数,用于判别任意已观察的向量应判属于哪一个总体,以及检验两个或多个母体,在所测量的指标变量上,是否有显著差异,如有则指出为哪些指标。

1968 年奥特曼(Altman)率先将判别分析法应用于财务分析、公司破产及信用风险的分析,建立了如下著名的线性判别分析模型:

$$Z=0.012X_1+0.014X_2+0.033X_3+0.006X_4+0.999X_5$$

其中,X_1 为流动资金/总资产,X_2 为留存收益/总资产,X_3 为息税的收益/总资产,X_4 为股权市值/总负债账面值,X_5 为销售收入/总资产。临界值为 2.675,如

果 Z 小于临界值,借款人被划入违约组,信用级别较低;反之被划入正常组,信用级别较高。当分值在 1.81 和 2.99 之间时,Altman 发现判断失误较大,该重复区域为灰色区域。

以 Z 模型为代表的线性判别分析模型虽然很适用于信用评级,但这种方法存在一定问题:(1)限制条件过于严格,如要求样本数据服从多元正态分布,协方差矩阵相同等;(2)模型主要考虑的是财务因素,没有考虑行业特征、企业规模、管理水平等非财务因素的影响;(3)模型以历史数据为基础,对未来发展的预测不够。

多元判别分析(MDA)是除美国外的其他国家使用最多的统计方法。多元线性判别分析法,可以具体分为一般判别分析(不考虑变量筛选)和定量资料的逐步判别分析(考虑变量筛选)。我国在 1993 年 7 月 1 日起正式实施与国际会计准则基本适应的、统一的《企业会计准则》,由此奠定了企业信用评价研究的基础和前提。

采用多元判别分析方法建立企业信用评价模型,并将判别结果与其他线性模型相比较,可以看出用多元判别分析方法建立的企业信用评价模型在判别的准确性上有较大提高。但应用多元判别分析(MDA)有 3 个主要假设:变量数据是正态分布的;各组的协方差是相同的;每组的均值向量、协方差矩阵、先验概率和误判代价是已知的。

对经济、财务变量的正态假设已成为通常惯例。由于线性判别函数(LDA)在实际使用中是最方便的,如在距离判别和贝叶斯判别中,在正态总体等协方差时,均导出一个线性判别函数,所以一般只研究线性判别函数。在满足上述 3 个假设的条件下,该判别函数使误判概率达最小。

下面介绍两个应用判别分析法建立的模型。

(1)Chesser 判别模型。Delton Chesser 采用 6 个变量进行了 Logit 分析,得到的公式是:

$$y=-2.0434-5.247X_1+0.0053X_2-6.65073X_3+4.4009X_4-0.0791X_5-0.1020X_6 \tag{3-1}$$

其中:$X_1 =$(现金＋市场化证券)/总资产

$X_2 =$ 销售净额/(现金＋市场化证券)

$X_3 =$ 资产报酬率

$X_4 =$ 资产负债率

$X_5 =$ 固定资产/股东权益

$X_6 =$ 营运资本/净销售收入

变量 y 是一个独立变量的线性组合,采用如下公式确定不一致的概率 P:

$$\rho=\frac{1}{e^{-y}} \quad e=2.71828 \tag{3-2}$$

y 值可以看作客户不一致倾向的指数,y 越大,不一致的概率越高,他确定的分类原则是:

如果 p≥0.50,归于不一致组,即信用差的一组;

如果 p<0.50,归于一致组,即信用佳的一组。

(2)ZETA 分析模型。zeta 分析模型是 Altman、Haldeman 和 Narayanan 在研究公司破产时提出的一个模型,采用 7 个指标作为揭示企业失败或成功的变量。这 7 个指标是资产报酬率、收入的稳定性(用 10 年资产报酬率的标准差的倒数来度量)、利息保障倍数、赢利积累(用留存收益/总资产来度量)、流动比率、资本化率(用 5 年的股票平均市场值/总长期资本来度量)和规模(用公司总资产来度量),它们分别表示企业目前的赢利性、收益的保障、长期赢利性、流动性和规模等特征。Altman 在 1968 年通过对若干组企业的研究和分析,采用 5 个指标进行回归,得到如下回归方程:

$$Z = 1.2X_1 + 1.4X_2 + 3.3X_3 + 0.6X_4 + 1.0X_5 \tag{3-3}$$

其中:X_1=营运资本/总资产

X_2=留存收益/总资产

X_3=资产报酬率

X_4=权益市场值/总债务的账面值

X_5=销售收入/总资产

如果 $Z \leqslant 2.267$,归于破产组;

如果 $Z > 2.675$,归于非破产组。

同时 Altman 发现 Z 值在 1.81 和 2.99 之间会产生错误的分类,因此,他认为这一区间是忽略区域。

2. Logit 分析模型

logit 分析与判别分析的本质差异在于不要求满足正态分布或等方差,其模型采用 logistic 函数:

$$Y = \frac{1}{1+e^\eta}, \ Y \in (0,1), \ \eta = c_0 + \sum_{i=1}^{p} c_i x_i \tag{3-4}$$

其中 $x_i(0 \leqslant i \leqslant p)$ 表示第 i 个指标,是第 i 个指标的系数,Y 是因变量。由于 $Y \in (0,1)$,所以 Y 又常被理解为属于某一类的概率,如企业财务状况好坏的概率。

由于一般判别分析方法的局限,Logit 分析在预测中得到了相当广泛的应用,1981 年以后的研究绝大多数都用 Logit 分析。在一些国家建立了许多相应的模型。这些研究包括:Zavgren(1985)、Lau(1987)、Gloubos 和 Grammatikos(1988)、Gilbert 等人(1990)、Kasey 和 McGuiness(1990)、Kasey(1990)、Luoma 和 Laitinen(1991)、Platt 和 Platt(1990),以及 Tennyson(1990)。

3. 近邻法

近邻法是一种非参数方法,当已知总体表现为显著非正态分布时,特别是当属于同一类的样本在变量空间形成聚类时,近邻法十分有效。与参数类方法相比,近邻法用于对总体分布施加很少约束的情况,是一种十分灵活的方法。

近邻法不仅放松了正态性假定,也避免了传统技术对模型函数形式设定的困难。任何一个样本到底划归哪一类由其 k 个近邻划归类型所确定。任意两个样本之间的距离可定义为:是合并协方差的逆。这样,一个样本划归为它的 k 个近邻的多数(即当一个样本的 k 个近邻的大多数划归 1 类,则该样本也应划属 1 类)。

4. 分类树

1980 年末期,有学者提出一种利用机器学习技术发展起来的符号方法——分类树。该方法不像传统方法那样通过判别函数形成决策规则来判别样本所属的类型,而是创立一个对原始样本能进行最佳分类判别的分类树。此前,曾有学者采用一种叫作递归分割的类似技术生成判别树。两种方法都采用了一种非返回跟踪的分割方法将样本集递归分割成不相交的子集。它们的差别只是在分割准则上。

5. 人工神经网络(ANN)模型

上述 4 种方法在国外已大量应用,实证结果发现:企业财务状况的评价可以看作是一类基于一系列独立变量基础上的分类问题;企业财务状况的好坏与财务比率的关系是非线性的;预测变量(财务比率)可能是高度相关的;大量实证结果表明,许多指标不成正态分布。

因此,传统的分类方法不能很好地解决这些问题。作为研究复杂性的有力工具,神经网络技术近年来在模式识别与分类、识别滤波、自动控制、预测等方面已展示了其非凡的优越性,特别是能处理任意类型的数据,这是许多传统方法所无法比拟的。通过不断学习,能够从未知模式的大量复杂数据中发现其规律。神经网络方法克服了传统分析过程的复杂性及选择适当模型函数形式的困难,它是一种自然的非线性建模过程,无须分清存在何种非线性关系,给建模与分析带来极大的方便。该方法用于企业财务状况研究时,一方面利用其映射能力,另一方面主要利用其泛化能力,即在经过一定数量的带噪声的样本的训练之后,网络可以抽取样本所隐含的特征关系,并对新情况下的数据进行内插和外推以推断其属性。它在分类问题中的出现,最早是用于对银行破产的预估。

所谓的人工神经网络,就是基于模仿生物大脑的结构和功能而构成的一种信息处理系统或计算机,简称神经网络,简写为 ANN(Artificial Neural Network)。人工神经网络的基本构架是模仿生物的神经细胞,分为输入层、隐藏层和输出层三层。每一层包括若干代表处理单元的点。输入层的节点负责接收外在信息不同于人脑的输入,人工神经网络所接收的输入信息是各种变量的数量化信息,一个输入变量对应一个输入节点。隐藏层的节点负责处理输入层传来的信息,并转化为中间结果传递给输出层。而输出层的节点就以隐藏层传来的信息与门槛值比较后,得到系统的最后结果,并将结果输出。

人工神经网络用于解决信用分类问题的思路主要分为 6 个步骤：

（1）确定分类结果的关键指标及分成几类。

（2）提供训练样本和测试样本。如将信用等级划分为 6 类，就需要提供对应于这 6 类结果的关键指标的样本值。

（3）确定 MLP 神经网络的拓扑结构，确定学习算法，学习参数初始化。

（4）输入训练样本，学习算法并不断调整权重，直至输出的总误差小于或等于某值。

（5）利用测试样本评判网络精度，并对之进行优化。

（6）网络权重稳定后，输入待分类的数据，输出分类的结果。

与传统的统计方法相比，人工神经网络具有以下特点：

（1）具有自我组织与学习的能力。

（2）可以描述输入资料中变量间的非线性关系。

（3）可以依据样本和环境的变化进行动态的调整。

由于企业各项财务指标与信用风险之间往往存在着非线性关系，因此人工神经网络比较适用于企业的信用评价。

神经网络模型是分布自由的，而且对实际问题是适用的，特别是当变量是从未知分布取出和协方差结构不相等（在企业失败样本中的常态）时，神经网络能够提供良好的分类准确性。Altman 等人（1994）利用神经网络对意大利公司进行了失败预测，与多元判别分析模型相比，给出了令人鼓舞的结果。此外，神经网络的非线性形态较通用，也较灵活。但它也有一些问题，譬如：模型的拓扑定义与其他方法相比，计算量较大，表述判别能力较难。虽然神经网络作为一种分类工具似乎比其他方法更具吸引力，但在财务领域解决实际问题的应用到目前为止还不多。

6. 企业信用等级评价指标体系综合评分法

企业信用等级评价指标体系综合评分法是根据影响企业信用等级的各个重要因素建立递阶结构指标体系，赋予各个指标相应的权重，确定各指标的评分标准及评分计算方法，然后建立综合评分表、确定不同信用等级的得分段，最后利用综合评分表计算加总被评企业各个相应指标的得分值，据以得出被评企业的信用等级来确定被评企业的信用等级。

在综合评价法下，除评价指标的选取外，指标权重的确定也十分重要。指标权重确定的方法主要有两类：一类是用各种数学方法为主确定指标权重，如 AHP 法（层次分析法）、主成分分析法等。另一种是根据研究人员的经验和主观判断为主来确定权重，如 Delphi 法（德尔菲法）、经验权数法等。前一类方法注重客观性，但由于原始数据的搜集、整理、分析上难度较大以及数据提供者的主观性等，存在一定的不足之处。后一类方法集中了研究人员的经验及专家的知识积累，但存在一定的主观性。AHP 法（层次分析法）是美国著名运筹学家、匹兹堡大学教授

T. L. Suaty 于 20 世纪 70 年代中期提出的,是一种确定递阶层次结构中各因素之间相对权重的数学方法,AHP 法的基本思路是根据问题的性质和要求达到的目标,将问题按层次分析成各个组成因素,再按支配关系分组成有序的递阶层次结构;对同一层次内的因素,通过两两比较的方式确定诸因素之间的相对重要性(权重)。Delphi 法(德尔菲法)是美国兰得公司于 20 世纪 40 年代末开发的一种技术方法,这种方法的本质是利用专家的组织、经验、智慧等对客观存在但难以准确确定的带有很大模糊性的信息进行相互交换,并由调查统计人员进行归纳统一,最后取得一致意见,从而使模糊信息明朗化。其具体做法是找一组专家搜集他们所掌握的材料、情况和想法,由小组的组织者(调查人员)草拟调查提纲,提供调查背景资料轮番征询各个专家意见,经过多次反复调查而归纳出最后基本一致的意见。这种方法的优点主要是简便易行,具有一定的科学性和实用性,可以避免会议讨论时产生的害怕权威随声附和,或固执己见,或因顾虑情面不愿与他人意见冲突等弊病;同时也可使大家发表的意见较快收敛,参加者也易接受结论,具有一定程度综合意见的客观性。

三、公立医院信用评价方法的比较与选择

(一)公立医院信用评价方法比较

从实际情况看,影响公立医院信用状况的因素很多,有的属于数量方面,通常可用经济指标来表示;有的属于质量方面,通常要用文字来描述,分析它们的好坏,指出它们的功过,估量它们的分值,评定它们的等级。这种定性分析方法在信用评价中发挥着不可或缺的作用。不过,信用评价的因素中,大多可以用数量指标来表示,通过同类指标的相互对比,可以计算出这项指标的数量差异,以便于分析差异、找出原因,最终有利于评价对象改善信用状况。我们认为,从系统分析的观点来看,定性是定量的基础,定量是定性的深化,两者是相辅相成的,我们应该采用定性分析方法与定量分析方法相结合的方法对公立医院进行信用评价。

(二)公立医院信用评价模型比较

从具体采用的评价模型来看:

(1)以多元统计为基础的方法对公立医院所属的国家、所处的历史时期较为敏感。在不同的情况下,这些模型的表现形式是不同的,模型中的关键指标在我国会发生变化,所以并不能直接应用于我国公立医院的信用分析。

(2)Chesser 信用评分模型和 Zata 分析模型,其引入的指标变量都太少,但事实上影响公立医院信用等级的因素有很多,而且有诸多的不确定性。

(3)统计方法及专家系统等其他方法,其引入的指标都是财务指标,容易出现

短视(Myopic)的弊端,或者是仅以历史为定位,而不是以发展的视角。而且,由于我国会计制度、审计制度、信息不对称与透明等原因,利益相关者对评价对象财务数据可靠性并不完全认同,因此,对评价对象的非财务因素分析显得尤为重要。对于公立医院来说,影响其信用状况的除财务指标外,也有很多的非财务因素,例如公立医院拥有的高素质人才、公立医院战略思路等等。

(4)多元判别分析法及 Logit 法等其他方法,它们对评价对象信用状况的评定一般只区分好与不好两种状态,却不能确定好与不好的程度,不能把信用好的和信用不好的评价对象分类为更多的信用等级,这样就不利于信用分析人员直观地分析和比较属于同一状态的公立医院。

(5)多元判别分析法及 Logit 法等其他方法,其计算分析过程存在一定的复杂性及选择适当模型函数形式的困难性,而且须设置一定的假设前提,给建模与分析带来极大的不便,很难对公立医院做出正确的信用评价。

(6)人工神经网络方法准确性比较高、适应性较强,又具有健壮性。但是,神经网络方法对样本的依赖性过强,要求在选择样本时既要全面又要典型。神经网络方法的解释功能较差,仅能提供判断结果,但不能具体解释原因。神经网络方法在确定输入特征变量时,需要依赖于其他同级分析方法来确定关键指标;样本分类或信用等级数量的最终确定,也需依赖于其他方法。

(7)神经网络模型在理论上有着其他方法无可比拟的优点,但它的计算量很大,其表述判别也较难,在决策方法中表现得像一个"黑匣子",在实际工作中对公立医院的信用评价可操作性不强。

信用等级评价指标体系中的综合评分法是一个多层次指标体系,它能够尽可能地把影响公立医院信用的重要因素全部包括进去,因而更有利于全面反映被评公立医院的信用状况;该评分法既可以把财务指标考虑进去,也可以把非财务指标考虑进去,因而它能更加科学、客观地反映被评公立医院的信用状况;而且还可以直接评出被评各个公立医院的信用等级,直观地反映了每一个被评公立医院之间的信用状况和信用差别;用企业信用等级评价指标体系综合评分法可以更为直观和全面地反映信用评价"6C"原则。

目前,我国对一般企业信用等级评价普遍采用的是企业信用等级评价指标体系综合评分法。而由于我国对于信用评价方面尚处于起步阶段,各种信用评价的方法也在不断地探索中,对公立医院信用评价的必要性认识尚不足,民众的信用意识有待于加强,高效、安全的医疗信用信息网络尚未建立,我国公立医院的信用评价还有待于经历一个由易到难、有浅到深的发展过程。鉴于这一现状,我们主张,当前对公立医院信用评价应采用定性与定量相结合的综合评分法。

综合评分法就是对多种因素所影响的事物或现象做出总的评价,即对评判对象的全体,根据所给的条件,给每一个对象赋予一个实数,通过总分法或加权平均等其他计算方法得到综合评分,再据此进行优序评价。从信用评级本身的属性来看,信用评级属于一种不确定性的模糊问题;因此,综合评分法的发展趋势是与模糊理论相结合来对评价对象进行信用评级,从而使评级结果更科学、更准确。

第四节　公立医院信用等级的划分

为了便于对公立医院信用评价结果进行比较并制定出对其合理的信用政策,有必要对公立医院不同的信用程度划分不同的信用等级。国际上著名的评级公司如标准普尔、穆迪、惠誉,他们的信用等级划分分别如下:标准普尔将长期债务信用等级划分为 12 级,即 AAA、AA、A、BBB、BB、B、CCC、CC、C、R、SD and D、N. R;将短期债务信用等级划分为 8 级,即 A-1、A-2、A-3、B、C、R、SD and D、N. R。穆迪将长期债务信用等级划分为 9 级,即 Aaa、Aa、A、Baa、Ba、B、Caa、Ca 和 C;将短期债务信用等级划分为 4 级,即 Prime-1、Prime-2、Prime-3、Not Prime。惠誉将长期债务信用等级划分为 12 级,即 AAA、AA、A、BBB、BB、B、CCC、CC、C、DDD、DD、D;将短期债务信用等级划分为 6 级,即 F-1、F-2、F-3、B、C、D。但三家公司的债务信用等级划分有一个共同点,即都是按信用状况由好到差、由高到低的信用程度等间距划分的。

为便于考核评价,我们将评价总分定为 100 分,同时按常规习惯将分值等分为 10 级,参照上述国际惯例,以信用状况由好到差排列的顺序,将评价级别分为 AAA、AA、A、BBB、BB、B、CCC、CC、C、D 级共 10 级,具体如下:

AAA 级:评价得分在 90 分以上,表明信用状况极好。

AA 级:评价得分在 80 分以上,表明信用状况很好。

A 级:评价得分在 70 分以上,表明信用状况良好。

BBB 级:评价得分在 60 分以上,表明信用状况较好。

BB 级:评价得分在 50 分以上,表明信用状况一般。

B 级:评价得分在 40 分以上,表明信用状况欠佳。

CCC 级:评价得分在 30 分以上,表明信用状况较差。

CC 级:评价得分在 20 分以上,表明信用状况很差。

C 级:评价得分在 10 分以上,表明信用状况极差。

D 级:评价得分在 10 分以下,表明毫无信用可言。

第五节　公立医院信用等级评价结果的应用

一、公立医院信用等级评价结果在筹资决策中的应用

(一)公立医院主要筹资渠道介绍与比较

在当前的医改形势下,为进一步缓解老百姓"看病贵、看病难"的问题,公立医院在软件提升与硬件改造方面均加大了投入力度,公立医院需要积极地筹措资金用于发展建设。目前,除自有资金外,公立医院发展建设资金筹资渠道主要有:财政补助、银行贷款、国外贷款、融资租赁、商业信用、职工集资、投资合作、慈善捐款等几种形式。

1. 财政补助

是事业单位直接从财政部门取得的和通过主管部门从财政部门取得的各类事业经费,包括经常性补助和专项补助。财政补助属国家预算资金的一部分,申请资金有保障、申请方式较便捷、申请成本较低廉。但财政补助资金毕竟有限,医疗卫生支出占中央财政支出比重在逐年增加,而我国医疗卫生投入占国民生产总值的比值仍处落后地位。《医药卫生体制改革近期重点实施方案(2009—2011 年)》《国民经济和社会发展第十二个五年规划纲要》均明确提出要增加对医院的财政投入,但财政投入着重点主要还是在基层医院,地市级公立医院资金缺口相对较大。

2. 银行贷款

是银行根据国家政策以一定的利率将资金贷放给资金需要者,并约定期限归还的一种经济行为。银行贷款方式比较普遍,政策流程普及、合作双方熟悉、院方申请程序相对简单。但是,银行贷款方式也受到一系列内外环境的限制,主要有:(1)存在一定的金融风险。受国内外金融形势的影响,国家宏观调控政策的限制,银行授信额度与利率会随着大环境的变化而变化,一度影响到医院的持续发展。(2)贷款方式受限。我国《担保法》第三十七条第三款明确规定:学校、幼儿园、医院等以公益性为目的的事业单位、社会团体的教育设施、医疗卫生设施和其他社会公益设施不得设定抵押。为此医院只能寻求信用担保的方式,这为医院筹资制造了一定的障碍。

3. 国外贷款

国外贷款主要是向世界银行、亚洲开发银行、国际农业发展基金会等国际金融组织贷款。这些国际金融组织资金雄厚、管理规范,本着协助会员国的复兴与开发、促进国际贸易的长期平衡发展的宗旨,甚至能提供利率较低、手续费较少的银

行贷款。但国外贷款的弊端是：(1)贷款比例有限。国外贷款比例往往限制在总投资的 20%—50%，主要仍需依靠国内配套资金。(2)贷款期限不灵活。国外贷款期限一般在 20—30 年左右，不适合我国医院多变的贷款需求。(3)申请手续烦琐。国外贷款要求严格、程序烦琐，一般需要一年以上甚至更长的时间才能获得贷款，资金作用发挥不够及时。

4. 融资租赁

融资租赁又称设备租赁或现代租赁，是实质上转移与资产所有权有关的全部或绝大部分风险和报酬的租赁。融资租赁信用审查手续简便，不需要抵押与担保，设备供应商掌握的医用设备产品和产商信息还可以协助医院科学决策。但利用融资租赁存在的弊端是：(1)融资成本较高。融资合同一般规定按国家银行利率计息，另外一次性加收租赁设备价款 5% 的管理费，且签合同后须首付 10% 的保证金。(2)资金用途局限。融资租赁一般仅局限于设备购置的资金需求。(3)资金数量有限。因为融资租赁往往局限于设备资金，大额的基本建设资金、人员工资还是依靠其他渠道解决。

5. 商业信用

商业信用是企业在正常的经营活动和商品交易中由于延期付款或预收账款所形成的企业常见的信贷关系。商业信用的形式主要有：赊购商品、预收货款和商业汇票，在医疗行业里体现为延期付款、预收预交金和商业汇票。利用商业信用，最大的优点在于方便和及时，尤其是延期支付药品款、设备款上，医院自主权较大，一定限度内没有资金占用成本。但商业信用也存在信用规模、方向、期限、授信对象方面的局限性，集中体现在：(1)无限制的延长支付期，将一定程度上影响医院的商誉。(2)预收预交金应以病人为中心，根据病情需要、患者实际情况调整，不应一味强求。(3)商业汇票局限在一定范围内流通，使用者接受意愿不强。

6. 职工集资与投资合作

1993 年 9 月 3 日国务院《关于清理有偿集资活动，坚决制止乱集资问题的通知》中明确规定："禁止国家机关、事业单位向内部职工或者向社会公众进行有偿集资活动。"因此，这两种融资渠道是不可取的。

7. 慈善捐款

慈善捐赠是个人出于人道主义动机，捐赠或资助慈善事业的社会活动。这种筹资方式成本极低、获得手续简便。但目前企业或个人公益性捐赠积极性不高，资金额度有限。主要原因在于：(1)政策性阻碍。我国《企业所得税法》规定企业发生的公益性捐赠支出，在年度利润总额 12% 以内的部分，准予在计算应纳税所得额时扣除，也就是说，超过 12% 部分仍需缴纳所得税，这在一定程度上限制了企业捐赠的规模。(2)主动性不够。因慈善捐赠资金占医院所需资金比例极低，绝大多数医院未能主动寻求资助。

通过比较,我们认为,公立医院筹资渠道最主要的方式是银行贷款。

(二)公立医院信用等级评价结果在商业银行贷款以及贷款期限决策中的应用

1. 公立医院信用等级评价结果在商业银行贷款决策中的应用

尽管影响商业银行是否对某公立医院发放贷款的因素很多,但公立医院信用评价结果是商业银行决定是否对其发放贷款的根本依据,同时公立医院信用评价结果也是商业银行对多个申请贷款的公立医院之间进行择优发放贷款的重要依据。我们认为,公立医院信用评价结果在商业银行信贷决策中有以下两个方面的应用:

(1)发放贷款的基本条件。由于公立医院经营存在一定的风险,商业银行为了自身的安全性,必然要求公立医院信用等级达到一定等级以上才能对其发放信贷。一般认为,只有当被评公立医院信用等级达到 BB 级以上(含 BB 级)才能对其进行信贷,对于 BB 级以下的公立医院原则上不得给予信贷。

(2)择优信贷决策中的应用。即在商业银行信贷资金总量不变的情况下,把所有申请信贷的 BB 级(含 BB 级)以上公立医院信用等级从高到低排列,然后从高到低对所有申请信贷的公立医院进行择优发放信贷资金,从而通过信用等级的评价来降低商业银行的信贷风险。

2. 公立医院信用等级评价结果在贷款期限决策中的应用

通常,贷款期限越长,不确定因素越多,公立医院不能按期归还信贷的概率就越高,贷款的风险就越大。商业银行为了自身的安全性,必须把风险控制到能够承担的范围内,根据科学的依据来预测某公立医院未来哪一年的违约可能性超过了商业银行愿意承担的风险大小值。一般而言,信用等级越高的公立医院其贷款期限越长,信用等级越低的公立医院其贷款期限越短,信用等级低于一定程度时将不能获得贷款资格。

二、公立医院信用等级评价结果在公立医院改革中的应用

(一)公立医院改革现状及改革重点

为逐步实现 2020 年人人享有基本医疗卫生服务的既定目标,2009 年中共中央、国务院发布《关于深化医药卫生体制改革的意见》,提出推进公立医院改革试点的要求。在此基础上,2012 年 3 月国务院印发的《"十二五"期间深化医药卫生体制改革规划暨实施方案》再次提出:全面推进县级公立医院改革,拓展深化城市公立医院改革的要求。截至 2012 年底,全国已有 19 个省(区、市)600 多家县(市)级医院启动了综合改革试点,以县级公立医院为突破口的新医改自实施以来,已取得了明显进展和初步成效。同时,作为城市公立医院最坚实的代表,地市级公立医

综合改革也开始了破冰之旅。

当前的医疗卫生体制改革已步入深水区,中国新一轮医改开始瞄向城市公立医院,公立医院综合改革着重点主要在于四个方面:

1. **注重医院服务管理创新**

一方面,公立医院应开展服务流程创新,着重抓好以下几项工作:

(1)深化预约诊疗服务,探索多种预约方式、增加预约周期、扩大预约号源。

(2)优化挂号流程,探索推行"先诊疗,后结算"模式以及分散挂号等措施。

(3)推进"志工"活动,扩大志工队伍与服务内容。

(4)开展优质护理服务,增加护士为患者直接服务的时间。

(5)加强医德医风建设,深化商业贿赂治理工作。

(6)加强医疗安全,完善第三方调处机制,落实责任追究制。

(7)完善监督测评,开展便民服务效果测评。

(8)实现健康信息共享,加强区域卫生健康一卡通项目建设。

另一方面,公立医院应引进先进医疗技术、加强院内资源整合,努力缩短平均住院日,缓解患者"住院难"问题。

2. **完善医院内部运营管理**

(1)公立医院应建立并完善总会计师制度。当前我国的地市级公立医院资产几乎均超过亿元,综合医院年院均总收入已达到 2.8 亿,要管理好如此庞大的资产总量与资金流量,有必要建立并完善总会计师制度,加强资产管理、提高资金效率、注重成本控制、实施精细化管理、创新核算方式、引进 DRGs(Diagnosis Related Groups)付费模式。

(2)公立医院应努力实现"一升三降"目标,即通过调整药品目录、重划大处方标准、加强教育与管理、严厉惩处商业贿赂、严肃招投标程序、加大督查力度、实施费用目标管理等方式,努力提高基药使用比例,降低药品比例与均次费用,防止出现从"以药养医"演变为"以检养医""以治养医"或"以材养医"的现象。

3. **体现本区域内相对公平**

(1)公立医院综合改革下,政府鼓励政策应一视同仁,尤其是通过财政"以奖代补"手段促进均次费用控制方面,不能根据医院底子厚薄来人为调节补偿标准。

(2)公立医院价格补偿机制应体现相对公平,适当向体现医务人员劳动的中医、急诊、传染病、精神病、妇儿等专业倾斜。

(3)逐步实现市、县级公立医院综合改革政策的统一,克服两者之间空间距离较近、服务半径交叉的难题,适当修正已试行的县级公立医院价格补偿标准,逐步实现区域内的政策趋同性。

4. **探索松散型集团化模式**

当前,我国医疗卫生资源相对稀缺,每千人医师、护理人数仅为 1.4 人,卫生总费用占 GDP 的比例仅为 4.3％,远低于发达国家水平,但另一方面却表现为医疗卫生资源利用效率不高,公立医院相互之间行政区划界限过于清晰,资产重复配置现象屡有发生。为此,有必要健全医师多点执业医疗风险保障机制和激励机制,鼓励高端人才支援下级医院。同时,探索建立上下对接、双向转诊、资源共享的松散型集团化模式,借鉴区域医疗联合体既成经验,以地市级公立医院为核心,建立患者逐级就诊通道,充分调动各级医院资源、方便患者看病就医,促成"正三角"医疗服务体系的建立。

(二)新医改下公立医院信用等级评价结果在其内部管理中的应用

在当前的医改形势下,公立医院信用等级评价结果越来越成为公立医院内部经营管理决策的重要依据;同时,公立医院内部管理者在了解到自身的信用状况后,可及时调整内部经营思路与方向,进一步提升自身信用等级。

通过对公立医院信用等级评价,公立医院可借此判断自身的信用状况,估计自身利用信贷资金与赊购物资的能力,从而在投资建设规模与赊购程度上作科学合理的判断,防止因盲目估计造成过度投资与赊购,最终产生巨大资金缺口而导致整个公立医院的运行不畅,影响公立医院整体改革进程与成效。

通过不同时期公立医院的信用评价等级比较,公立医院可借此判断自身信用状况的变化趋势。如信用级别呈下降趋势,可警示该公立医院须迅速改善内部管理,提高自身的信誉度,提高核心竞争力;如信用级别呈上升趋势,表示该公立医院内部管理卓有成效、竞争实力明显增强,可进一步深入现有改革模式与进程。

三、公立医院信用等级评价结果在其他相关部门决策中的应用

借鉴商业银行运用公立医院信用评价结果进行发放贷款以及贷款期限决策的原理,政府部门在对公立医院实施财政贴息贷款决策与期限决策时也可应用本书设计的评价体系作为决策的重要依据。

借鉴商业银行运用公立医院信用评价结果进行发放贷款以及贷款期限决策的原理,医疗设备、材料和药品供应商在做出赊销决策与赊销期限决策时也可应用本书设计的评价体系作为决策的重要依据。

借鉴商业银行运用公立医院信用评价结果进行发放贷款以及贷款期限决策的原理,医务人才在做出就业单位抉择时也可应用本书设计的评价体系作为选择的重要依据。

第四章
我国公立医院的信用评价指标体系

第一节　公立医院信用评价指标体系的构建

一、各级指标的选取

首先,本书的理论研究主要通过大量中外文献比较、分析和综合,归纳出公立医院信用等级评价及其应用研究的基本思路。

其次,通过与商业银行信贷工作者、业务关联单位座谈咨询,到各级公立医院参观听取公立医院财务人员等相关意见,对商业银行信贷部门、业务关联单位和公立医院财务人员进行问卷调查,初步汇总出公立医院信用评价指标选取调查表。

然后,选择高校相关理论教授、卫生行政部门管理层、医院实践管理中高层等专家作为咨询对象,设计涵盖专家信息、指标分类、指标重要性及补充意见等内容的意见征询表,经过 3 次咨询与反馈,专家意见基本趋于一致。

公立医院信用评价备选指标调查　专家咨询(第一轮)

表 4-1　公立医院信用评价备选指标调查表 1

序号	备选指标	选取否	相对重要程度	备 注
1	组织机构和制度建设			
2	总资产周转率			
3	总资产增长率			
4	总资产报酬率			
5	资产周转率			

续表

序号	备选指标	选取否	相对重要程度	备 注
6	资产负债率			
7	资产报酬率			
8	预算收入执行率			
9	预算支出执行率			
10	资本收益率			
11	资本保值增值率			
12	重大事项分析			
13	治愈好转率			
14	职工人均创收			
15	战略实施情况			
16	职工素质			
17	用药安全			
18	营业资产收益率			
19	营业净利润率			
20	应收账款周转率			
21	应付账款清付率			
22	医院规模(万元)			
23	医院感染管理			
24	医疗收费			
25	医疗市场环境			
26	医疗安全风险			
27	医疗安全			
28	药品差价率			
29	药品比例			
30	行业的稳定性和前景分析			
31	信息管理			
32	销售增长率			
33	销售利润率			
34	无形资产评价			

续表

序号	备选指标	选取否	相对重要程度	备　注
35	卫生技术人员学位			
36	卫生技术人员配备比例			
37	危重病人抢救成功率			
38	特类及四类手术比例			
39	市场占有率			
40	市场拓展和销售渠道			
41	市场竞争地位			
42	市场地位			
43	三级查房			
44	人均个人消费			
45	人才引进与增加			
46	全员劳动生产率			
47	全成本核算			
48	内部管理及改革制度			
49	每职工人均创收			
50	每门诊人次费用			
51	均次费用			
52	每出院人次费用			
53	流动资产周转率			
54	流动比率			
55	领导的组织能力			
56	领导的信誉观念			
57	领导的效益观念			
58	领导的人才观念			
59	领导的竞争观念			
60	领导的创新观念			
61	临床教学实施			
62	利息偿付率			
63	利润增长率			

序号	备选指标	选取否	相对重要程度	备注
64	劳动力素质			
65	科研项目成本效益风险			
66	科研创新发展			
67	净资产增长率			
68	净资产收益率			
69	净利润增长率			
70	经营设施的先进性			
71	管理决策层素质			
72	经营决策者个人信用			
73	经济增长率			
74	结余率			
75	检验项目准确率			
76	技术准入许可			
77	技术运用与推广			
78	技术创新能力			
79	计提的修购费占固定资产比			
80	护理质量			
81	核定床位数			
82	管理结构的合理性			
83	固定资产投资风险			
84	担保比率			
85	贷款逾期率			
86	贷款本息按期偿还率			
87	抗菌药物占比			
88	大宗物资招标以及后续管理			
89	存货周转率			
90	病床使用率			
91	成本费用利润率			
92	财务审批制度			

续表

序号	备选指标	选取否	相对重要程度	备　注
93	部门职能(协调性)			
94	病人满意度			
95	病历书写质量考核			
96	病床周转次数			
97	办事程序(清晰程度)			
98	百元医疗收入消耗卫生材料			
99	百元固定资产业务收入			
100	平均住院日			
				可添加认为应加入的指标

公立医院信用评价备选指标调查　专家咨询(第二轮)

公立医院信用评价指标体系意见征询表

尊敬的专家:

　　您好!

　　在您的大力支持下,第一轮的专家调查已顺利完成。在此,为您付出的辛勤劳动表示衷心的感谢!

　　公立医院的信用评价拟从发展潜力、风险评价、社会效益、内部经营以及财务状况与经营成果5个方面进行评价。请您根据我们提供的指标进行删减和添加,并欢迎您对此项研究提出宝贵的意见和建议。您的支持将对我们的研究具有重要的参考价值!请您将填写完整的调查表邮寄回调查表主持单位,万分感谢!

　　通信地址:××省××市××路×××号,××省××市××医院××科,×××(收);邮编:××××××;联系电话:××××—××××,×××××××××;电子邮件:×××××××@×××.com

一、专家基本信息

1. 姓名:

2. 专业:(1)临床医学;(2)预防医学;(3)卫生管理;(4)其他。

3. 学历:(1)研究生;(2)大学本科;(3)大专;(4)中专。

4. 职称:(1)正高;(2)副高;(3)中级;(4)初级。

5. 工作年限:(1)20年以上;(2)16—20年;(3)10—15年;(4)10年以下。

6. 您对公立医院信用评价工作:(1)熟悉;(2)比较熟悉;(3)有所了解;(4)不

太熟悉;(5)不熟悉。

7. 工作单位:

8. 联系电话:

9. 电子邮件:

二、公立医院信用评价指标体系

重要性:重要 5 分;较重要 4 分;一般 3 分;较不重要 2 分;不重要 1 分。

表 4-2　公立医院信用评价备选指标调查表 1

	指　标	重要性
发展潜力	医疗市场环境	
	市场竞争地位	
	核定床位数	
	病床使用率	
	科研创新发展	
	高级职称人员比例	
	★需要删除的指标	
	★需要添加的指标	
风险评价	科研项目成本效益风险	
	固定资产投资风险	
	院内感染率	
	★需要删除的指标	
	★需要添加的指标	
社会效益	治愈好转率	
	危重病人抢救成功率	
	药品比例	
	均次费用	
	病人满意度	
	医疗收费	
	★需要删除的指标	
	★需要添加的指标	

续表

指　标	重要性
内部经营	管理决策层素质	
	员工满意度	
	内部管理及改革制度	
	战略实施情况	
	贷款本息按期偿还率	
	★需要删除的指标	
	★需要添加的指标	
财务状况与经营成果	职工人均创收	
	资产负债率	
	流动比率	
	速动比率	
	★需要删除的指标	
	★需要添加的指标	

三、您对本次调查/研究有什么建议？

公立医院信用评价备选指标调查　专家咨询(第三轮)

尊敬的专家：

您好！

在您的大力支持下，第二轮的专家调查已顺利完成。在此，为您付出的辛勤劳动表示衷心的感谢！

公立医院的信用评价拟从发展潜力、风险评价、社会效益、内部经营、财务状况与经营成果5个方面进行评价，参与评价的专家普遍认可本研究的前两次成果。经过统计、分析，综合各位专家的意见与建议，我们对一些指标进行了增减，本次主要修改内容如下：根据第二轮专家意见征询，删除了"高级职称人员比例""院内感染率"指标，增设"特类及四类手术比例""医疗安全风险""结余率"指标，"员工满意度"指标改为"职工素质"指标。

本次为第三次专家意见征询表，欢迎您对此项研究再一次提出宝贵的意见和建议。您的支持将对我们的研究具有重要的参考价值！请您将填写完整的调查表邮寄回调查表主持单位，万分感谢！

通信地址：××省××市××路×××号，××省××市××医院××科，×××(收)；邮编：×××××；联系电话：××××—×××××

××××××××;电子邮件:××××××@×××.com

一、专家基本信息

1. 姓名:

2. 专业:(1)临床医学;(2)预防医学;(3)卫生管理;(4)其他。

3. 学历:(1)研究生;(2)大学本科;(3)大专;(4)中专。

4. 职称:(1)正高;(2)副高;(3)中级;(4)初级。

5. 工作年限:(1)20年以上;(2)16—20年;(3)10—15年;(4)10年以下。

6. 您对公立医院信用评价工作:(1)熟悉;(2)比较熟悉;(3)有所了解;(4)不太熟悉;(5)不熟悉。

7. 工作单位:

8. 联系电话:

9. 电子邮件:

二、公立医院信用评价指标体系

重要性:重要5分;较重要4分;一般3分;较不重要2分;不重要1分。

可操作性:容易操作5分;较易操作4分;一般3分;较难操作2分;难操作1分。

表 4-3　公立医院信用评价备选指标调查表 3

一级指标	二级指标	重要程度	可操作性
发展潜力	医疗市场环境		
	市场竞争地位		
	核定床位数		
	病床使用率		
	科研创新发展		
	特类及四类手术比例		
	★需要删除的指标		
	★需要添加的指标		
风险评价	科研项目成本效益风险		
	固定资产投资风险		
	医疗安全风险		
	★需要删除的指标		
	★需要添加的指标		

续表

一级指标	二级指标	重要程度	可操作性
社会效益	治愈好转率		
	危重病人抢救成功率		
	药品比例		
	均次费用		
	病人满意度		
	医疗收费		
	★需要删除的指标		
	★需要添加的指标		
内部经营	管理决策层素质		
	职工素质		
	内部管理及改革制度		
	战略实施情况		
	贷款本息按期偿还率		
	★需要删除的指标		
	★需要添加的指标		
财务状况与经营成果	职工人均创收		
	结余率		
	资产负债率		
	流动比率		
	速动比率		
	★需要删除的指标		
	★需要添加的指标		

最后，在对公立医院与传统企业之间的异同点进行比较分析的基础上，对公立医院的现状、目前如何对公立医院的信用等级进行评价以及评价结果与运用的关系进行了分析，紧密围绕影响公立医院信用等级的因素进行系统分析，构建出公立医院信用等级评价指标体系。本书建立的公立医院信用评价指标体系包含 5 个一级指标，每个一级指标下又有若干二级指标，共计 25 个二级指标。

由于公立医院更注重长远的发展前途与潜质，我们在指标选取上加入了市场竞争地位、战略实施情况、科研创新发展等指标反映公立医院的市场占有量、公立医院内部经营效率、科技含量等状况；由于公立医院更注重人类康健的深远探索，我们在指标选取上加入了科研项目成本效益风险这一指标,反映公立医院科研技术的研究与应用风险;由于公立医院更注重有限资源的合理利用,我们在指标选取上加入了固定资产投资风险这一指标,反映公立医院大型设备是否闲置;由于公立医院更注重医疗质量的改进,我们在指标选取上加入了医疗安全风险这一指标,反映该公立医院对医疗质量的控制能力;由于公立医院更注重社会效益,我们在指标选取上加入了治愈好转率、危重病人抢救成功率、药品比例、均次费用、执行医疗收费标准等指标,反映该公立医院为百姓着想、体现社会主义优越性的决心;由于公立医院也需注重内部的经营管理,我们在指标选取上加入了管理决策层素质、职工素质、内部管理及改革制度、战略实施情况等指标,反映该公立医院内部经营成果的好坏;由于公立医院的会计要素、会计等式、内容及方法等方面均不同于一般企业单位,我们在指标选取上加入了职工人均创收、结余率等公立医院特有的指标,以更贴切地反映该公立医院的财务状况,具体指标见表 4-4。

表 4-4　公立医院信用评价指标体系

A 公立医院信用评价指标体系	B_1 发展潜力	C_1 医疗市场环境
		C_2 市场竞争地位
		C_3 核定床位数
		C_4 病床使用率
		C_5 科研创新发展
		C_6 特类及四类手术比例
	B_2 风险评价	C_7 科研项目成本效益风险
		C_8 固定资产投资风险
		C_9 医疗安全风险
	B_3 社会效益	C_{10} 治愈好转率
		C_{11} 危重病人抢救成功率
		C_{12} 药品比例
		C_{13} 均次费用
		C_{14} 病人满意度
		C_{15} 医疗收费

续表

A 公立医院信用 评价指标体系	B$_4$ 内部经营	C$_{16}$管理决策层素质
		C$_{17}$职工素质
		C$_{18}$内部管理及改革制度
		C$_{19}$战略实施情况
		C$_{20}$贷款本息按期偿还率
	B$_5$ 财务状况与 经营成果	C$_{21}$职工人均创收
		C$_{22}$结余率
		C$_{23}$资产负债率
		C$_{24}$流动比率
		C$_{25}$速动比率

二、各级指标的内涵

1. 发展潜力评价指标

（1）医疗市场环境。医疗市场环境是指影响公立医院诊疗活动及目标实现的各种市场因素和动向，具体包括宏观卫生政策、医疗市场需求状况、竞争者的威胁、供应商的讨价还价能力、职业环境等。这是一个评价公立医院总体医疗市场环境的综合性指标。

（2）市场竞争地位。市场竞争地位是衡量一家公立医院在该地区同行业竞争中所处的地位。根据现代市场营销理论，可以将公立医院在医疗市场上的竞争地位划分为四种类型：市场主导者、市场挑战者、市场跟随者和市场补缺者。

市场主导者是指在当地医疗系统中市场占有率最高的医疗机构，一般为当地规模最大的综合性公立医院，处于当地卫生医疗系统金字塔的塔尖位置。市场挑战者和市场跟随者是指那些在当地医疗市场上处于次要地位（第二、第三甚至更低地位）的公立医院，一般为当地的专科公立医院，处于当地卫生医疗系统金字塔的中间位置。市场补缺者是指精心服务于市场的某些细小部分，而不与主要的公立医院竞争，只是通过专业化经营来占据有利的市场位置的医疗机构，一般为当地的乡镇卫生院、一些民营医院等，处于当地卫生医疗系统金字塔的底层位置。

（3）核定床位数。核定床位数指卫生主管部门核定的编制床位数，是公立医院经营规模的体现。

（4）病床使用率。病床使用率反映的是一家公立医院床位资源的利用情况，病床使用率高说明该公立医院业务量饱和、病源广、有长远的发展势头。

病床使用率是反映每天使用床位与实有床位的比率，即实际占用的总床日数与实际开放的总床日数之比。具体计算公式如下：

$$病床使用率 = 实际占用总床日数/实际开放总床日数 \times 100\% \qquad (4\text{-}1)$$

实际占用总床日数指医院各科每日夜晚12点钟实际占用病床数（即每日夜晚12点钟的住院人数）之总和。包括实际占用的临时床位，病人入院后于当晚12点钟以前死亡或因故出院所占用的床位。

实际开放总床日数指医院各科每日夜晚12点钟实际开放病床数的总和，不论该床是否被病人占用，都应计算在内。包括因故（如消毒、小修理等）暂时停用的病床，不包括因病房扩建、大修理或粉刷而停用的病床及临时增设的病床。

实际占用总床日数应该从每天实际占床人数中累加得到，依据于各科室每日的动态报表中；出院者占用总床日数是出院人数住院天数的总和，依据于出院病人病案中住院天数，实际占用的总床日数用来计算病床使用率和平均病床工作日，而出院者占用总床日数只用来计算出院者平均住院日，两项指标是有区别的。实际占用的总床日数是从床的角度反映工作量动态，出院者占用总床日数是从人的角度反映工作量动态。

（5）科研创新发展。科研创新发展包括重点学科建设、科研立项总数、科研获奖总数、论文论著总数、医学继教完成率、新技术新项目开展六个方面，各占该项目总分值的1/6。其中：

重点学科建设重点考核国家、省、市重点学科年审优秀率，大于等于目标值即得分；科研立项总数分为国家级、省部级、市厅级立项，按照3：2：1的标准分配分值标准，大于等于目标值即得分；科研获奖总数分为国家级、省部级、市厅级一、二、三等奖，按照三级九等3：2：1的标准分配分值标准，大于等于目标值即得分；论文论著总数，其中论文分为SCI、中华、一级、二级，按照4：3：2：1的标准分配50％分值标准，专业论著按照主编、合编2：1的标准分配50％分值标准，大于等于目标值即得分；医学继教完成率即年度市级参加继教人数占应参加继教人数的百分比，大于等于目标值即得分；新技术新项目开展按例数考核，大于等于目标值即得分。

（6）特类及四类手术比例

手术类别比例反映的是公立医院各级手术占手术总台次的比例，最能反映公立医院手术档次的是特类及四类手术比例。该指标体现的是一家公立医院的技术水准。其计算公式为：

$$特类及四类手术比例 = 特类及四类手术总数/手术总数 \times 100\% \qquad (4\text{-}2)$$

2. 风险评价指标

风险评价指标反映的是一家公立医院承受来自院内外各项风险的能力。一家有着强大实力的公立医院具有较大的风险承受能力，相反一家规模较小的公立医院，一次决策失误或一例医疗事故就可能威胁到该公立医院的生死存亡。风险评价指标具体包括科研项目成本效益风险、固定资产投资风险、医疗安全风险三个二级指标。

（1）科研项目成本效益风险。科学技术是第一生产力，是推动经济发展的重要力量。医疗科研成果的研制是顺应全民物质生活水平和精神生活水平的需求。医疗技术、服务质量、医疗环境等的竞争，很大程度上是科研创新力的较量，因此公立医院可持续发展的核心是公立医院的科技进步水平，它在很大程度上决定着公立医院未来的发展潜力与方向。目前衡量一项科研经济效益的好坏，关键是使用性，是否值得推广运用，这些都必须通过数字来判定。因此，科研成果经济效益的好坏，主要由医疗科研成果投入产出率来体现。

我们认为，医疗科研成果投入产出率指某项医疗科研项目一定量的经费投入在一定时期内所产生的利润的多少，它是衡量科研项目有无经济价值的一项重要指标。计算公式如下：

医疗科研成果投入产出率＝一定时期内所产生的利润／为研制该成果所发生的投入之和×100％

(4-3)

投入可分为三大块：研制成本、期间费用和成果奖。①研制成本是指在课题研究成果中所发生的各项耗费，包括科研成本、技术成本、试制成本等。其中科研成本主要有为评定该项成果所花费的评审费，为收集资料所花费的检索费、信息服务费、资料费，请他人合作所花费的检验费、技术协作费，将成果整理成文的统计学处理费，与相关部门进行技术交流所发生的学术成本以及其他相关科研成本。技术指导费指的是在研究进程中遇到某些技术问题，聘请相关专家进行技术指导所产生的费用。试制成本是指在试制某项科研成果过程中所产生的各种材料的消耗，有药品费、材料费、试剂费。其中药品费包含西药、中药、成药。材料费包括卫生材料、其他材料、低值易耗品。研制过程中所消耗的器皿、棉球等主要在这里列支。学术成本是与他人进行学术交流，学习别人长处期间发生的费用，有请专家、教授讲学的讲课费，有外出交流的学术会议费，还有进修、培训费等。②期间费用，包括管理费用、财务费用、营业费用三项。其中管理费用是科研过程中的管理费用，主要有人员经费、公务费、业务费、购置和修缮费、餐费以及其他费用六块。人员经费中有包含工资、补贴、奖金在内的工资总额和福利费、社会保障费，主要是相关工作人员为此项目花费的劳务成本，福利费、社会保障费按实列支。如工作人员为此项科研项目服务较少，可采用平均分摊、按日计算的方法。公务费是相关工作人员为该项成果所发生的事务性消耗，具体包括办公费、邮电费、差旅费及其他费用等。业务费是在科研过程中科研本身以及相关工作人员为推动成果进度发生的消耗，具体包括水电费、印刷费、市内交通费、培训费等。购置、修缮费是为课题研究配备一定的设备、房屋条件相应的折旧与修缮费。成果推广时的招待、工作餐、加班时的夜餐也是课题研究中的一项投入。③成果奖是某项科研成果经鉴定、评定级别后得到的相关部门的嘉奖,包括各级科委的科技进步奖、各级政府卫生部门的科技进步奖、公立医院内部的科技进步奖等。

产出主要是科研成果运用后,在一定时期内产生的利润。它等于该项科研成果推广、运用所带来的收入减去在运用过程中所发生的耗费。①应用收入指某项科研成果推广、运用所带来的收入,包括试制产品收入、学术活动收入以及其他收入。其中试制产品收入主要指一段时期内某项科研成果运用于临床所带来的收入,可按病种每例收费标准与一定时期内的例数得出收入总额。学术活动收入主要指该项成果经鉴定得到认可后,进行全面推广,向他人介绍经验所获取的所得。②应用支出主要指在临床医疗运用过程中的支出,可分为固定成本和变动成本。其中,固定成本主要有相关医务人员的岗位工资、养老保险金、公积金、福利费、临时工工资、相关房屋场所和仪器设备的折旧等。变动成本包括邮电费、差旅费、水电费、洗涤费、文印费、培训费、交通费、设备修理、机电修理、其他修理、医疗坏账、药品支出、卫生材料费、供应材料费、氧气费、维修材料费、其他材料费及低值易耗品等。某该科研成果推广运用带来的收入减去在运用过程中所产生的耗费就得出了应用利润,也就是产出。

下面,以一个例子来计量某项科研成果的投入产出情况。

例 4-1

2008 年,×××等科研人员经过一年的研究,研制出一项成果,研究过程中查阅资料花费 700 元;统计学处理费 500 元;信息检索 73 次,每次 5 元。技术协作 83 次,每次 200 元。请国际领先技术人员技术指导 10000 元。试制用西药 18000 元,试剂 20000 元,试管等器皿 2000 元。其他卫生材料 1000 元,低耗品 300 元,学术交流会费 1400 元。院领导 2 人为此项目投入工作时间 5 天,科教信息科长为此项目投入工作时间 15 天,其他相关人员投入工作时间 30 天,其中,院长工资总额每月 3000 元,科长每月 2000 元,其他工作人员 2 人每月 1500 元,邮寄费 80 元,电话费 25 元,水电费 300 元。投入设备一台 10 万元,分 5 年折旧。该项目经评定为省内领先科研项目,省科委奖励 1000 元,市科委奖励 2000 元,医院内部奖励 3000元。2009 年 1 月开始临床运用,至 2012 年底被新的成果所替代。期间临床运用共计 35320 例,经物价部门核定,每例收费 20 元。学术交流收入 5000 元。临床运用过程所用医务人员 2 名,工资 1700 元/人,效益工资 800 元/人,养老金 208 元/(人、月),公积金 50 元/(人、月),福利费 300 元/(人、月)。原已用一年的设备现继续使用。水电费 130 元/月,机电修理费 4 年共 700 元,药品支出 3000 元/月,卫生材料 240 元/月。具体则见科研成果成本效益评估单(见表 4-5)。

表 4-5 科研成果成本效益评估单

成果名称			×××××××		项目负责人	×××
成果运用时期	4 年	成果水平 (5)	1. 国际领先;2. 国际先进;3. 国内领先;4. 国内先进;5. 省内领先;6. 省内先进			

投 入		产 出	
项 目	金额	项 目	金额
一、财政补助	0	一、收入	711400
二、上级补助	0	1. 试制产品收入(20 元/例 × 35320 例)	706400
三、拨入专款	0	2. 学术活动收入	5000
省科委		3. 其他收入	
省卫生厅		二、支出	420060
市科委		1. 固定成本	257600
市 局		①岗位工资	67200
院 级		②养老保险金	76800
其 他		③公积金	4800
四、科技进步奖	6000	④福利费	28800
省科委	1000	⑤临时工工资	
省卫生厅		⑥房屋折旧	
市科委	2000	⑦设备折旧	80000
市 局		2. 变动成本	162460
院 级	3000	(1)办公费	
其 他		(2)邮电费	
五、科研成本	18165	(3)差旅费	
评审费		(4)水电费	6240
信息检索费	365	(5)洗涤费	
测试费		(6)文印费	
查阅资料费	700	(7)培训费	
统计学处理费	500	(8)业务费	
信息服务费		(9)交通费	
检验费			

项　目	金额	项　目	金额
技术协作费	16600	(10)其他修理	
其　他		(11)医疗欠款	
六、技术成本	10000	(12)药品支出	144000
技术指导费	10000	(13)卫生材料	11520
七、试制成本	41300	(14)供应材料	
1. 药品费	18000	(15)氧气	
①西药	18000	(16)维修材料	
②中药		(17)其他材料	
③中成药		(18)蒸馏水	
2. 材料费	3300	(19)低耗品	
①卫生材料	3000	(20)设备修理	
②其他材料		(21)机电修理	700
③低值易耗品	300	三、利润	291340
3. 试剂费	20000		
八、学术成本	1400		
1. 讲课费			
2. 学术会议	1400		
3. 进修、培训费			
九、管理费用	25405		
1. 人员经费	5000		
①工资总额	5000		
院长的工资总额	1000		
职能科室负责人的工资总额	1000		
其他相关人员的工资总额	3000		
②福利、社会保障费：			
(18元/天×___天×___人)			
2. 公务费	105		
①办公费			
②邮电费	105		

续表

项 目	金额	项 目	金额
a. 邮寄费	80		
b. 电话费	25		
③差旅费			
④宣传费			
⑤其他			
3. 业务费	300		
①水电费	300		
a. 水费			
b. 电费			
②印刷费			
③交通费			
④培训费			
⑤其他			
4. 购置、修缮费	20000		
①折旧费	20000		
②修缮费			
5. 餐费	0		
①招待费			
②工作餐			
③夜餐			
6. 其他费用			
十、财务费用			
合 计	102270		
投入产出率		284.87%	

由评估单可见,该项医疗科研成果投入产出率为 284.87%。所以,它是具有一定的临床运用经济价值的。

值得指出的是,通过投入产出率的计算,可以进一步明确了解某项科研成果的实用经济价值,以促使公立医院重视对科研成果的临床运用程度以及该成果有无临床经济价值的鉴别,使公立医院进一步明确成果研究的可行性,做到有的放矢,将有限的卫生资源利用到最急需的项目上去。

(2)固定资产投资风险。

①对于大型设备进行投资决策评价,最简单、明了的方法是使用投资利润率。

$$投资利润率 = 年利润额 / 投资总额 \times 100\% \tag{4-4}$$

具体见大型设备投入产出核算表4-6。

表4-6 大型设备投入产出核算表

设备名称:		启用日期:		所在科室:	
投入:投入时发生的相关费用,包括采购申报使用时的相关费用			产出:年利润率=单机年收入总额-年经营费用		
项 目	金额		项 目		金额
一、购入价值			一、单机年收入总额(元/例×例)		
二、相关人员经费(按天计算)			二、支出		
1. 工资			1. 固定成本		
2. 补助工资			①岗位工资(指操作人员)		
3. 其他工资			②职工福利费		
4. 职工福利费			③养老保险金		
5. 养老保险金			④公积金医疗保障金		
6. 医疗保障金			⑤住房公积金		
7. 住房公积金			⑥临时工工资		
三、公务费(为采购而产生)			⑦房屋折旧		
1. 办公费			⑧设备折旧		
2. 邮电费			2. 变动成本		
3. 差旅费			①办公费:包括复印费		
4. 其他			②邮电费		
四、业务费			③差旅费		
1. 水电费			④水电费		
2. 培训费(主要指操作人员的培训费)			⑤培训费		
3. 前期相关费用(主要指试运行期间)			⑥交通费		
4. 其他			⑦其他业务费		

续表

项　目	金额	项　目	金额
五、材料费		⑧洗涤费	
1. 卫生材料费		⑨其他修理费	
2. 其他材料费		a. 房屋	
3. 低值易耗品		b. 设备	
六、房产		c. 其他	
七、业务招待费		⑩医疗欠款	
八、资本化利息		⑪药品支出（包括试剂）	
九、相关税费		⑫卫生材料	
		⑬供应材料	
		⑭氧气	
		⑮维修材料	
		⑯其他材料	
		⑰蒸馏水	
		⑱低耗品	
		三、结余	
		四、管理费用＝结余×25％	
		五、临床科室分成＝（收入－支出－结余－管理费用）×60％	
		六、当期发放的效益工资	
投资总额		年利润率＝一－二－三－四－五－六	

这种方法需要建立一个财务会计账套,对每日所发生的会计业务及时做成分录入账,甚至可以随时计算出全院某月、某季、某年或设备终身的投入产出情况,进行横向比较,但如果要对每台设备建立一个会计账套,工作量将会很大。至于一台设备自身的纵向比较只需计算各期的利润,因为每期的投入基数是相同的。

②或者采取静态投资回收期来衡量,回收期越短越好。

例 4-2　　某价值 100 万的固定资产投资项目现金流量表

表 4-7　固定资产投资项目现金流量表

项目计算期	购买期投入	经营期			
		第一年	第二年	第三年	第四年
收回的利润	−100	31	31	31	20

注：不包括购买期的投资回收期＝3＋(100−31×3)/20＝3.35(年)；
包括购买期的投资回收期＝1＋3＋(100−31×3)/20＝4.35(年)

③以上两个方法比较直观、传统，但没有考虑资金时间价值因素，如果考虑资金时间价值，可以采用净现值法。

净现值＝原始投资额＋投产后各年的净现金流量×年金现值系数

即，$NPV = NCF + \sum NCF.(P/F, ic, t)$ 　　　　　　　　　　(4-5)

④另外还有一些辅助指标，以下 4 种方法可任选其一。

日均业务量＝评价期某设备检查(治疗)人次数/评价期某设备工作天数

检查阳性率＝评价期某设备检查阳性人次/评价期某设备检查总人数×100%

收入利润率＝评价期该设备盈利额/评价期该设备业务收入×100%

百元固定资产业务收入＝当月医疗收入/(固定资产总额/100)　　(4-6)

(3)医疗安全风险。目前医疗大环境日益恶化，医疗纠纷时有发生，给公立医院带来了一系列的损失，一次较大的医疗赔偿可能就会拖垮一家规模本并不大的公立医院。有关这方面的成本计量也就提升到议事日程上来了。我们认为，医疗缺陷有 10 个成本，分别为：赔偿费、抚恤金、鉴定费、人员经费、公务费、购置和修缮费、业务费、餐费、其他费用、商誉损耗。下面，将对这 10 个成本逐一加以分析。

①赔偿费，这是最显见的一项医疗缺陷成本。主要是因医务人员确实在医疗过程中存在缺陷，导致患者在身心方面受到伤害，由院方代向患者进行赔偿的金额，包括赔偿金和医药费免除额两个项目。赔偿金指院方直接代向患者进行赔偿的金额。医药费免除额指院方对患者在该院进行此次医疗过程中所发生的医疗费给予的免除。

②抚恤金，指的是医务人员在医疗过程中确实没有任何缺陷，但患者或其家属无理取闹、指责院方，出于患方贫困或其他个别原因，由院方给予患方以一笔抚恤金额，有时也附带免除部分医药费。

③鉴定费，是指医疗纠纷在鉴定过程中发生的各项费用。院方是否有医疗缺

陷均有可能发生此项费用。它包含 4 项费用：鉴定金、药品费、材料费、其他。其中鉴定金是鉴定某项医疗过程是否存在缺陷以及缺陷程度必须请有关部门会同有关专家进行鉴定，进行鉴定过程中所聘请的各部门、有关专家的费用。药品费是在鉴定过程中所必须使用的鉴定药品，包括西药、中药、中成药以及有关试剂。材料费是在鉴定过程中所必须使用的各种鉴定材料，包括各种卫生材料、低值易耗品、其他材料费。其他是在鉴定过程中所发生的除上述各项费用外的其他各项费用。

④人员经费，指因发生此项医疗纠纷所带来的人力成本损耗，它包括各级相关人员的工资总额、福利费、社会保障费、他科劳务支出。其中各级相关人员的工资总额可以根据职务职称划分，据当月实际工资总额计算平均每天的工资总额，再统计出人数与天数，即可算得各级各类相关人员为此项纠纷耗费的工资总额。同样，福利费、社会保障费也按上述方法计量。某项医疗缺陷可能已不能为公立医院产生效益，但相关辅助科室仍为此项医疗活动付出了劳动，以及其他临床科室（或诊疗组）为弥补缺陷对患者进行进一步治疗所付出的劳动，也应由此项医疗缺陷来承担相关的成本。

⑤公务费，相关职能科室为处理某项医疗缺陷，也会发生各项费用。包括法律诉讼费、相关会议费、办公费、邮电费、差旅费、宣传费、其他。其中法律诉讼费是当某项医疗纠纷求助于法律手段时的费用。相关会议费是指院内各级部门为进一步妥善处理某项医疗纠纷召开专门的会议，或与患者或其家属进行谈判，此类会议所产生的相关费用。办公费包含复印病历等与办公有关的费用。邮电费是与患者及其家属以及各上级及相关部门联系所产生的邮寄费与电话费。差旅费是为处理此项纠纷，有关工作人员到外地所产生的路费、餐费、住宿费。宣传费是对于患者及其家属无理取闹的，为澄清事实，说明真相，院方也必须作些说明。其他是上述几项费用以外的公务费均在此项列支。

⑥购置和修缮费，主要有财物损坏费用、修缮费、折旧费 3 项支出。其中在医疗纠纷过程中，常有患者家属采用暴力手段发泄内心的不满意，由此会带来一些财物的损坏，损坏财物金额在此项列支。修缮费是为处理被损坏的财物的费用。折旧费是为处理医疗纠纷，必须有一定的设备、仪器，一定的房屋场所。有的公立医院还配备一套班子专门处理医患关系，那么相关固定资产的折旧费也必须承担。

⑦业务费，包括为处理某项医疗纠纷，相关部门所耗用水费、电费、市内交通费以及其他业务费。

⑧餐费，有招待费、有工作人员的工作餐以及晚上加班的夜餐费。

⑨其他费用，主要有相关人员为处理某项纠纷而产生的误工费，这项费用有大有小。

⑩商誉损耗，包括因此而影响病源流向、年终综合考评结果、行风评议结果等。但这属于一项无形资产的损耗，是一项很巨大的损失，但又是一项无形的、较难计

量的成本。

综上所述,我们以一个例子来计量医疗缺陷成本。

例 4-3

某儿科患者×××,于 2012 年 12 月 3 日—2013 年 2 月 4 日先后与院方产生 5 次纠纷。医务部职能科室负责人 2 人,共调解了 4 天,医患关系促进部职能科室负责人 2 人,共调解了 1.5 天。医促部工作人员 4 人,参与调解 1.5 天。5 位专家会诊半天。科内 6 人讨论 1 天。与患者家属电话联系 6 次,复印病历 50 张。本月医务部折旧费 2580 元,水费 60 元,电费 600 元,医促部折旧费 990 元。为此 2 个月期间类似病情的儿童减少,约 30 名转院诊治。每位患者利润约 320 元,因院方本身无任何医疗缺陷,院方为澄清事实,进行说明,花费 1000 元,所以综合考评等均无影响。

因此,医疗缺陷成本核算单如下。具体见医疗缺陷成本核算单(表 4-8)。

表 4-8　医疗缺陷成本核算单

病人姓名:×××　　　　　　　　科室:儿外科
诊疗组:×××诊疗组　　　　　　纠纷日期:2012 年 12 月 3 日—2013 年 2 月 4 日

项　目	备　注	金额(元)
合计:		21157.5
一、赔偿费	无缺陷	0
1. 赔偿金		0
2. 医药费免除额		0
二、抚恤金	无缺陷	
三、鉴定费	无缺陷	0
1. 鉴定金		
2. 药品费		
3. 材料费		0
①卫生材料费		
②其他材料费		
③低值易耗品		
4. 其他		
四、人员经费		9894
1. 工资总额		8382

续表

项 目	备 注	金额（元）
①院长的工资总额	××元/天×___天×___人×3=___	0
②职能科室负责人的工资总额	××元/天×5.5天×___人×3=	3168
③专家会诊的工资总额	××元/天×0.5天×_5_人×3=	2076
④科内相关人员的工资总额	××元/天×___天×___人×3=	1932
⑤保安等工作人员的工资总额	××元/天×___天×___人×3=	0
⑥其他相关人员的工资总额	××元/天×1.5天×_4_人×3=	1206
2. 福利、社会保障费	××元/天×___天×_4_人×3=___	1512
3. 管理人员误工费		
4. 他科劳务支出		
五、公务费		1035
1. 法律诉讼费		
2. 相关会议费		
3. 办公费（包括复印费等）		15
4. 邮电费		20
①邮寄费		
②电话费		20
5. 差旅费		
6. 宣传费	（为说明事实的花费）	1000
7. 其他		
六、购置、修缮费		459.5
1. 财物损坏		
2. 修缮费		
3. 折旧费	医务部:86元/天×_4_天=344元	344
	医促部:77元/天×1.5天=115.5元	115.5
七、业务费		169
1. 水电费		169
水费	医务部:2元/天×4天=8元	8
	医促部:2元/天×1.5天=3元	3
电费	医务部:32元/天×4天=128元	128

项　目	备　注	金额(元)
	医促部:20元/天×1.5天＝30元	30
2.交通费		
3.其他		
八.餐费		0
1.招待费		
2.工作餐		
3.夜餐		
九、其他费用		0
1.卫生费用		
2.其他费用		
十、商誉损耗	320元/人×30人＝9600元	9600

3. 社会效益评价指标

(1)治愈好转率。治愈好转率反映的是所有出院病人当中治愈好转出院的病人所占的比例。该指标体现的是一家公立医院总体的业务水平与能力。治愈好转率越高表明该公立医院的医疗疗效越高。其计算公式为：

$$治愈好转率＝治愈好转出院的病人数/出院病人总数×100\% \qquad (4-7)$$

(2)危重病人抢救成功率。危重病人抢救成功率反映的是所有抢救病人人次当中成功挽回生命的人次所占的比例。该指标体现的是一家公立医院总体的业务水平与能力。抢救成功率越高,表明该公立医院的综合实力越强。其计算公式为：

$$危重病人抢救成功率＝年度抢救成功危重人数/年发危重病人数×100\%$$

$$(4-8)$$

(3)药品比例。药品比例是指某一时间段该公立医院药品收入占医疗收入的比例。该指标是衡量一个公立医院社会效益的重要指标之一,它体现了公立医院"以病人为中心"、充分减轻病人负担的社会职能,该指标越低说明社会效益越好。其计算公式为：

$$药品比例＝药品收入总额/医疗收入总额＝(门诊药品收入＋住院药品收入)/医疗收入×100\%$$

$$(4-9)$$

值得指出的是,在卫生部总体倡导减轻病人负担的要求下,各地卫生机构均在积极响应。由于各级公立医院专业特色不同、地区差价较大,如按统一的考核标准,并不能体现控制的要求。因此可以以当地卫生行政部门给各级公立医院下达的标准为依据,实行个性化的评估。

（4）均次费用。均次费用是指某一时间段该公立医院平均每人次患者所花费的费用。包括每门（急）诊人次费用和每住院人次费用，两个指标各占本项50%的分值。其中：

每门（急）诊人次费用（不包含体检收入）＝门（急）诊收入（不包含体检收入）/门急诊人次；　　　　　　　　　　　　　　　　　　　　　　　　　（4-10）

每住院人次费用＝每床日收费水平×平均住院天数＝（住院收入/实际占用总床日数）×平均住院天数。（每床日收费及平均住院天数计算均保留小数点后两位以上）　　　　　　　　　　　　　　　　　　　　　　　　　　　　（4-11）

其中：平均住院天数＝出院者占用总床日数/出院人数。　　　　　　（4-12）

均次费用指标同样也是衡量一个公立医院社会效益的重要指标之一，它体现了公立医院"以病人为中心"，充分减轻病人负担的社会职能，该指标越低说明社会效益越好。

值得指出的是，在卫生部总体倡导减轻病人负担的要求下，各地卫生机构均在积极响应。由于各级公立医院专业特色不同、地区差价较大，如按统一的考核标准，并不能体现控制的要求。因此可以当地卫生行政部门给各级公立医院下达的标准为依据，实行个性化的评估。

（5）病人满意度。病人满意度是指人们由于健康、疾病、生命质量等方面的要求而对医疗保健服务产生某种预期期望，然后对所经历的医疗保健服务进行比较后形成的情感状态的反映。病人满意度是评判公立医院工作的最高标准，表明了一家公立医院在老百姓心目中的地位，由被服务对象即客户来最终评判。公立医院功能的核心是为病人提供有价值的医疗服务，满足病人的需要并超越他们的期望应是公立医院不断追求的目标，是衡量一个公立医院是否将"病人为中心"的理念真正体现在公立医院管理思路中的重要标志。

评估方法：由评审组随机抽取200名出院病人，发放"患者满意度调查问卷表"，根据回信做出满意度评价。具体调查问卷表见表4-9。

表4-9　××市××医院患者满意度调查问卷表

尊敬的服务对象：

您好！让每一位服务对象满意是我们努力追求的目标，也是衡量医院服务工作的唯一标准。我们需要了解您满意什么，不满意什么，以及您对健康的需求。为此，请您根据就诊时的感受填写此表，对您遇到过的项目打"√"选择，（涉及隐私的内容我们为您保密），并提出您宝贵的意见和建议，帮助我们不断改进工作，提高满意度。

调查表附上一个贴好邮票的信封，麻烦您在附近邮筒投递。我们将每月统计汇总、回访、调查，并把您的满意作为对医务人员考核和评比的重要依据。

　　为感谢您的参与,我们设立每月一期的参与奖(按编号由电脑随机抽出 10 位),奖品邮寄或送达。对您提出的重要意见和建议,我们将派专人上门详细听取,对切实可行的意见给予一定奖励。

　　谢谢您的支持与合作。祝您健康!

××省××市××医院

××××年××月

以下各项请您填写

您的姓名:_____　　您就医的科室:_____　　诊疗组长:_____

一、个人资料

1. 性别

男□　　女□

2. 年龄

18 周岁以下□　　18—35 周岁□　　35—50 周岁□　　50 周岁以上□

3. 户籍

本地户籍□　　外来人口(常住、暂住)□

4. 学历

初中及以下□　　高中(含中专)□　　大专□　　本科□　　研究生及以上□

5. 职业

政府部门□　　事业单位□　　企业□　　个体从业人员□　　农民工□

学生□　　无业失业人员□　　离退休□　　其他□

6. 月薪

0—1000 元□　　1001—3000 元□　　3001—5000 元□　　5000 以上□

7. 医疗保障形式

自费□　　城镇职工基本医疗保险□　　城镇居民基本医疗保险□

公费医疗□　　农村合作医疗□　　商业保险□　　其他□

8. 您选择本医院是因为

亲友推荐□　　广告宣传□　　医保定点医院□　　信任其医疗技术□

满意这所医院的服务□　　其他□

二、门诊服务

1. 您对挂号收费工作人员的服务

满意□　　较满意□　　一般□　　较不满意□　　不满意□

2. 您对预检处护士的服务

满意□　　较满意□　　一般□　　较不满意□　　不满意□

3. 您对门诊医生的服务

满意□　　较满意□　　一般□　　较不满意□　　不满意□

4. 您对门诊护士的服务

满意□　　较满意□　　一般□　　较不满意□　　不满意□

5. 您对输液室护士的服务

满意□　　较满意□　　一般□　　较不满意□　　不满意□

6. 您对急诊处置室护士的服务

满意□　　较满意□　　一般□　　较不满意□　　不满意□

7. 您对妇保医生的服务

满意□　　较满意□　　一般□　　较不满意□　　不满意□

8. 您对儿保医生的服务

满意□　　较满意□　　一般□　　较不满意□　　不满意□

9. 您对生殖健康科医生的服务

满意□　　较满意□　　一般□　　较不满意□　　不满意□

10. 您对人流室医生的服务

满意□　　较满意□　　一般□　　较不满意□　　不满意□

三、医疗窗口服务

1. 您对化验室医生的服务

满意□　　较满意□　　一般□　　较不满意□　　不满意□

2. 您对B超室医生的服务

满意□　　较满意□　　一般□　　较不满意□　　不满意□

3. 您对放射科医生的服务

满意□　　较满意□　　一般□　　较不满意□　　不满意□

4. 您对西药房药剂员的服务

满意□　　较满意□　　一般□　　较不满意□　　不满意□

5. 您对中药科医务人员的服务

满意□　　较满意□　　一般□　　较不满意□　　不满意□

6. 您对病理科工作人员的服务

满意□　　较满意□　　一般□　　较不满意□　　不满意□

7. 您对遗传室工作人员的服务

满意□　　较满意□　　一般□　　较不满意□　　不满意□

8. 您对血库工作人员的服务

满意□　　较满意□　　一般□　　较不满意□　　不满意□

四、住院部服务

1. 您对住院病房医生服务态度、技术

满意□　　较满意□　　一般□　　较不满意□　　不满意□

2. 您对住院病房护士服务态度、技术

满意□　　　较满意□　　　一般□　　　较不满意□　　　不满意□

3. 您对分娩室医生服务态度、技术

满意□　　　较满意□　　　一般□　　　较不满意□　　　不满意□

4. 您对助产护士服务态度、技术

满意□　　　较满意□　　　一般□　　　较不满意□　　　不满意□

5. 您对高危产科护士服务态度、技术

满意□　　　较满意□　　　一般□　　　较不满意□　　　不满意□

6. 您对 MICU(Medical Intensive Care Unit)医生服务态度、技术

满意□　　　较满意□　　　一般□　　　较不满意□　　　不满意□

7. 您对 MICU 护士服务态度、技术

满意□　　　较满意□　　　一般□　　　较不满意□　　　不满意□

8. 您对麻醉医生服务态度、技术

满意□　　　较满意□　　　一般□　　　较不满意□　　　不满意□

9. 您对手术室护士服务态度、技术

满意□　　　较满意□　　　一般□　　　较不满意□　　　不满意□

五、综合服务

1. 您对检查护送工作人员的服务

满意□　　　较满意□　　　一般□　　　较不满意□　　　不满意□

2. 您对每天送热水瓶到床边及时性

满意□　　　较满意□　　　一般□　　　较不满意□　　　不满意□

3. 您对饮食质量

满意□　　　较满意□　　　一般□　　　较不满意□　　　不满意□

4. 您对送餐人员服务

满意□　　　较满意□　　　一般□　　　较不满意□　　　不满意□

5. 您对病房整洁、卫生、安全

满意□　　　较满意□　　　一般□　　　较不满意□　　　不满意□

6. 您对住院收费工作人员的服务

满意□　　　较满意□　　　一般□　　　较不满意□　　　不满意□

7. 您对保安工作人员的服务

满意□　　　较满意□　　　一般□　　　较不满意□　　　不满意□

六、请您继续选择和推荐

1. 您认为医疗收费

合理□　　　较合理□　　　不合理□　　　可以接受□　　　贵□

2. 您是否给医生、护士或其他工作人员送过钱物?

有□　　　没有□

3. 您最满意的医生：

您最满意的护士(工作人员)：

4. 您最不满意的医生：

您最不满意的护士(工作人员)：

(3、4 两项请注明姓名、胸牌工号)

七、您对医院的意见、建议及要求(可写在本表后)：

如方便请留下您的联系电话：　　　　　　　地址：

(6)医疗收费。医疗收费是衡量一家公立医院是否诚实经营、依法办院的重要标志,合理透明的医疗收费是老百姓明明白白消费的重要保障,是医务人员劳动的合理体现。

评估方法:通过现场考查、检查财务收费系统、向物价和主管部门了解等方法评估该公立医院收费项目是否明码标价、住院病人是否实行一日清单制并提供查询系统服务,以及是否有物价部门的通报批评或群众举报经主管部门核实后的投诉。

4. 内部经营管理评价指标

所谓管理,是指组织中维持集体协作行为延续发展的有意识的协调行为。管理概念建立在组织理论基础上,管理的必要性来自于组织生存和发展的需要。其中计划、组织、控制、激励和领导被称为管理的五个基本职能。一家公立医院经营管理的好坏,将直接影响到公立医院的长远发展与兴旺。

(1)管理决策层素质。领导是管理的重要职能,领导者水平的高低常常决定了组织的生死存亡。一个合格的领导应该具有以下能力:人员开发能力、人际交往能力、处理压力的能力、沟通能力、解决问题的能力、管理时间的能力。本指标从法人代表遵纪守法、诚实守信情况,法人代表或主要经营者专业经历,正副院长、总会计师等主要领导本科以上学历的比重,法人近年来的业绩等几个方面对其进行评价。

(2)职工素质。值得指出的是,一家公立医院的兴衰不仅与领导者有重要关系,医务人员的素质也至关重要。正确的领导决策要由职工去实施,职工的高素质是公立医院战略得以实施的保证。本指标从职工具有本科以上学历的比例和中级职称以上人员比例两个方面进行评价。

(3)内部管理及改革制度。内部管理制度主要评估的是一家公立医院内部治理结构分布是否合理,各项内部控制制度是否齐全、严谨,新的改革制度尤其是人事分配制度是否具有先进性以及是否有明显成果。具体从公立医院内部管理制度健全、严谨程度,干部任免制度、各级医务人员考核制度是否严格,卫生主管部门对公立医院内部管理绩效考核结果,分配方案实施效果是否显著以及职工认可程度等方面进行评价。

(4)战略实施情况。在公立医院管理中,公立医院战略是指医院面对激烈变化、严峻挑战的医疗活动环境,为求得长期生存和不断发展而进行的总体性谋划。公立医院战略管理是公立医院战略思想的集中体现,是公立医院医疗活动范围的科学规定;同时,公立医院战略又是制订各种计划的基础。具体地讲,战略是在符合和保证实现公立医院使命的条件下,在充分利用环境中存在的各种机会和创造新机会的基础上,确定公立医院与环境的关系,规定公立医院从事的医疗活动范围、成长方向和竞争对策,合理地调动公立医院结构和分配公立医院的全部资源,从而使公立医院获得某种竞争优势。

公立医院的使命是医院管理者确定的公立医院医疗活动的总方向、总目的、总特征与总的指导思想。反映医院管理者的价值观和医院力图为自己树立的形象,揭示本医院与同行业其他医院在目标上的差异,界定医院的主要开展专业和服务范围,以及医院试图满足的患者基本需求。公立医院使命一般包括医院目的、医院定位、医院理念、公众形象与利益群体。

公立医院战略由医疗活动范围、资源配置、竞争优势和协同作用 4 个要素组成。医疗活动范围是指公立医院从事医疗活动的专业领域,又称为公立医院的定域。资源配置是指公立医院过去和目前资源和技能配置的水平和模式。竞争优势是指公立医院通过其资源配置的模式与医疗活动范围的决策,在医疗市场上形成的与其竞争对手不同的竞争地位。协同作用是指公立医院从资源配置和医疗活动范围的决策中所能寻求到的各种共同努力的效果。

公立医院的战略可以划分为 3 个重要的层次:医院总体战略、医疗活动单位战略和职能部门战略。

战略问题管理活动一般分为判定问题、评估问题的重要性、分析问题、提出与战略问题相关的战略、战略实施以及衡量与反馈 6 个阶段。

战略实施情况主要考察公立医院的形象策略、市场策略、资源利用策略、组织策略、投资策略的效果情况。具体按主要经济指标达到原预定目标或措施的比例进行评价。

(5)贷款本息按期偿还率。贷款本息按期偿还率考评的是公立医院是否按期偿还银行贷款的情况。集中反映了该公立医院以往的信用历史,据以推测该公立医院今后的信用水准。该指标越高,表明该公立医院以往的还贷的信用越高。

贷款本息按期偿还率=当期归还银行贷款本息数额/当期累计应归还银行贷款本息数额

$$(4-13)$$

5. 财务状况与经营成果评价指标

(1)职工人均创收。职工人均创收是指某一时间段平均每位职工为公立医院创造的医疗收入,该指标越高,表明该公立医院的经济收入较高,偿债能力有强有力的保障,同时也从一个侧面反映了人力资源得到了有效利用。其计算公式为:

$$职工人均创收＝医疗收入总额/职工人数总额 \qquad (4\text{-}14)$$

(2)结余率。结余率是指某一时间段公立医院的结余总额占医疗收入总额的比率,该比率越高,表明该公立医院的创利情况越好,资本积累越有保障。其计算公式为:

$$结余率＝结余/医疗收入＝(医疗收入－医疗业务成本－管理费用)/医疗收入$$
$$\times 100\% \qquad (4\text{-}15)$$

(3)资产负债率。资产负债率(Debt Asset Ratio)是指公立医院年末的负债总额同资产总额的比率。表示公立医院总资产中有多少是通过负债筹集的,该指标是评价公立医院负债水平的综合指标。同时也是一项衡量公立医院利用债权人资金进行医疗活动能力的指标,也反映债权人发放贷款的安全程度。如果资产负债比率达到100%或超过100%,说明公立医院已经没有净资产或资不抵债。

资产负债率是公立医院负债占总资产的百分比,该指标反映了公立医院资产对负债的担保能力。该指标值越大,表明公立医院总资产中通过负债筹集的越多,那么资产对负债的担保能力就越低;反之,这个比率越低,说明偿债能力越好。其计算公式为:

$$资产负债率＝负债总额/资产总额\times 100\% \qquad (4\text{-}16)$$

(4)流动比率。流动比率是流动资产对流动负债的比率,用来衡量公立医院流动资产在短期债务到期以前,可以变为现金用于偿还负债的能力。一般说来,这两个比率越高,说明公立医院资产的变现能力越强,短期偿债能力亦越强;反之则弱。一般认为流动比率应在2:1以上。流动比率2:1,表示流动资产是流动负债的两倍,即使流动资产有一半在短期内不能变现,也能保证全部的流动负债得到偿还;速动比率1:1,表示现金等具有即时变现能力的速动资产与流动负债相等,可以随时偿付全部流动负债。

其计算公式为:

$$流动比率＝流动资产/流动负债\times 100\% \qquad (4\text{-}17)$$

流动资产,是指公立医院可以在1年或者超过1年的一个营业周期内变现或者运用的资产,主要包括货币资金、短期投资、应收票据、应收账款和存货等。流动负债,也叫短期负债,是指将在1年或者超过1年的一个营业周期内偿还的债务,包括短期借款、应付票据、应付账款、预收账款、应付股利、应交税金、其他暂收应付款项、预提费用和1年内到期的长期借款等。流动比率越高,公立医院资产的流动性越大;但是,比率太大表明流动资产占用较多,会影响经营资金周转效率和获利能力。一般认为合理的最低流动比率为2。

(5)速动比率。又称"酸性测验比率"(Acid-test Ratio),是指速动资产对流动负债的比率。它是衡量公立医院流动资产中可以立即变现用于偿还流动负债的能力。速动比率(Quick Ratio,简称 QR)是公立医院速动资产与流动负债的比率。速动资产包括货币资金、短期投资、应收票据、应收账款、其他应收款项等,可以在较短时间内变现。而流动资产中存货、预付账款、1 年内到期的非流动资产及其他流动资产等则不应计入。

速动比率是指公立医院速动资产总额与流动负债总额之比,它是流动比率的补充,它剔除了流动资产中不易变现的存货和待摊费用。其计算公式为:

$$速动比率 = 速动资产/流动负债 \times 100\% \tag{4-18}$$
$$其中:速动资产 = 流动资产 - 存货 - 待摊费用 \tag{4-19}$$

第二节　公立医院信用评价指标权重的确定

指标权重是指权衡信用评价指标轻重作用的数值,也叫重要性系数。在公立医院的信用等级评价体系中,有些指标占有重要地位,对公立医院的信用影响大一点,相应其权重也要大一点;而有些指标影响小一点,那么相应其权重就小一些。要把这些指标对公立医院信用影响的程度用量来表达,就必须采用一定的方法。对于本书的公立医院信用等级评价指标体系中各指标权重的确定,采用 Delphi 法(德尔菲法)与 AHP 法(层次分析法)相结合的方法,即用 Delphi 法(德尔菲法)来确定各指标的相对重要程度,用 AHP 法(层次分析法)计算出这些指标相对重要程度对应的权重。根据 Delphi 法和 AHP 法,本书中指标权重确定的具体步骤如下。

(一)明确递阶层次结构

我们设计的公立医院信用评价指标体系中指标可分为三层:第一层 A 为公立医院信用评价指标体系总目标,第二层 B 为公立医院信用评价指标体系中的一级指标,第三层 C 为公立医院信用评价指标体系中的二级指标。

(二)构造两两比较判断矩阵

对单一准则下同一层次各因素之间的重要性进行两两比较,得出两两比较矩阵。在比较中,两个因素何者重要以及相对重要程度赋予一定的数值,一般采用 1—9 的标度,1—9 个数字表达的意义如表 4-10 所示。

表 4-10　两两比较矩阵标度表达意义表

标　度	含　义
1	表示两个基本点因素相比,具有同样重要性
3	表示两个基本点因素相比,一个因素比另一个因素稍微重要
5	表示两个基本点因素相比,一个因素比另一个因素明显重要
7	表示两个基本点因素相比,一个因素比另一个因素强烈重要
9	表示两个基本点因素相比,一个因素比另一个因素极端重要
2、4、6、8	为上述相邻判断的中值

相对于公立医院信用评价指标体系这个总目标来说,其一级指标层内各个指标分别进行两两比较,得到相对重要性矩阵 A—B。

表 4-11　重要性矩阵 A—B

A	B_1	B_2	B_3	B_4	B_5
B_1	B_{11}	B_{12}	B_{13}	B_{14}	B_{15}
B_2	B_{21}	B_{22}	B_{23}	B_{24}	B_{25}
B_3	B_{31}	B_{32}	B_{33}	B_{34}	B_{35}
B_4	B_{41}	B_{42}	B_{43}	B_{44}	B_{45}
B_5	B_{51}	B_{52}	B_{53}	B_{54}	B_{55}

(三)计算单一准则下的相对权重

1. 计算判断矩阵每一行元素的成积

$$M_i = \prod_{j=1}^{5} B_{ij} \quad (i=1,2,3,4,5) \tag{4-20}$$

2. 计算 M_i 的 5 次方根

$$\overline{W_i} = \sqrt[5]{M_i} \quad (i=1,2,3,4,5) \tag{4-21}$$

3. 对向量 $\overline{W}=(\overline{W_1},\overline{W_2},\overline{W_3},\overline{W_4},\overline{W_5})^T$ 进行归一化处理,求特征向量,即指标权重。

$$W_i = \frac{\overline{W_i}}{\sum_{i=1}^{5} \overline{W_i}} \quad (i=1,2,3,4,5) \tag{4-22}$$

则 $W=(W_1,W_2,W_3,W_4,W_5)$ 即为判断矩阵的特征向量,也就是对应指标的权重。

4. 计算判断矩阵的特征根 λ_{max}

$$\lambda_{max} = \sum_{i=1}^{5} \frac{(B\overline{W})_i}{5W_i} \quad (i=1,2,3,4,5) \tag{4-23}$$

其中公式中 $B\overline{W}$ 是指判断矩阵 $A-B=(B_{ij})$ 与向量 $\overline{W}$ 的积。

(四)一致性检验

1. 计算一致性指标 BI

$$BI = \frac{\lambda_{max} - n}{n-1} \tag{4-24}$$

其中 n 是指对应矩阵的阶数。

2. 矩阵 $B=(B_{ij})$ 的阶数 n

查表 4-12 找出随机一致性指标 RI 的值。

表 4-12　各阶数 n 对应的 RI 值

阶数 n	3	4	5	6	7	8	9
RI 的值	0.58	0.90	1.12	1.24	1.32	1.41	1.45

3. 计算检验系数 BR

$$BR = \frac{BI}{RI} \tag{4-25}$$

当 $BR < 0.10$ 时,可认为判断矩阵具有满意的一致性。

(五)计算各层次元素的总排序(组合权重)

每个总目标单一准则下一级指标相对权重的计算可采用上述步骤,同样每个一级指标单一准则下二级指标相对权重的计算也可采用上述步骤。由于两两比较判断矩阵计算特征值仅得出某一准则下的各因素的相对权重,而未能计算出各个指标相对于总目标的权重,因此最后还必须计算出各层次因素的组合权重,即计算出各个子要素相对于总目标的权重。其计算方法如下:(以计算二级指标 C 相对于总目标 A 的权重为例)假设某一级指标 B_j 下有 n 个二级指标 $C_{jt}(j=1,2,3,\cdots,n)$,二级指标相对于一级指标 B_j 的权重为 $W_i=(W_1,W_2,W_3,\cdots,W_n)$,一级指标 B_j 相对于总目标 A 的权重为 K_j,则 n 个二级指标 $C_{jt}(j=1,2,3,\cdots,n)$ 相对于总目标 A 的权重的计算公式为:$T_j=K_j \times W_i(i=1,2,3,\cdots,n)$。

(六)层次总排序一致性检验

$$CI = \sum_{i=1}^{n} T_i CI_i, \quad RI = \sum_{i=1}^{n} T_i RI_i \tag{4-26}$$

计算 $CR = \dfrac{CI}{RI}$，当 $CR < 0.10$，表明该层次总排序的结果具有满意的一致性。

综上所述，可得出各级指标在公立医院信用评价指标体系中的指标权重。

第三节　公立医院信用评价指标权数的确定

在利用 Delphi 法（德尔菲法）和 AHP 法计算出了一级指标相对于总目标的权重（W_i）、每个一级指标单一准则下二级指标之间的相对权重（K_i）以及二级指标相对于总目标的权重（T_i），但由于各个指标的权重是小于 1 的小数，不便于信用评价人员对被评公立医院各个指标进行打分，因此，我们把权重转换为权数。具体操作是把总目标公立医院的信用等级满分定为 100 分，这样百分比权重乘以 100 转换成了百分制权数，各级指标百分比权重转换为百分制权数的换算公式为：

一级指标百分比权重转换为百分制权数的换算公式为：

$$B_i = W_i \times 100 \quad (i = 1,2,3,4,5) \tag{4-27}$$

一级指标百分比权重转换为百分制权数的换算公式为：

$$C_i = T_i \times 100 \quad (i = 1,2,3,\cdots,25) \tag{4-28}$$

由此，得出各级指标的权数。

第四节　公立医院信用评价指标评分标准的确定

标准的确定对于科学构建公立医院信用等级评价指标体系是非常关键的，标准定得过高，就有可能把实际信用好的公立医院排挤在外，标准定得过低，就有可能把实际信用差的公立医院包括在内。因此标准的制定必须紧紧围绕公立医院自身的特点设置标准，基于如上所述，我们在结合医院财务制度、三级甲等医疗机构评定标准以及相关卫生政策等综合考虑下，设计出适合公立医院信用等级评价指标体系的指标标准。

第五节　公立医院信用评价指标的计分方法

对于定量指标的评价可参照现有商业银行普遍采用的"功效计分"方法。功效计分是在选定的指标体系的基础上，对每一个指标都确定一个满意值和不允许值，然后以不允许值为下限，计算各指标实际值实现满意值的程度，并转化为相应的功效分数：

指标的功效分数＝（指标的实际值－指标的不允许值）/（指标的满意值－指标的不允许值）

$$(4-29)$$

将指标的功效分数乘以该指标的权数,得到该指标的评价得分。比满意值好得满分,比不允许值差得零分。

综上所述,我们得出公立医院信用评价指标体系中评价指标的权重、评分标准与计分方法,下面将指标的权重、评分标准列示如下：

表 4-13　公立医院信用评价指标体系中评价指标的权重与评分标准列示表

一级评价指标	二级评价指标	计 分 标 准
发展潜力(25分)	医疗市场环境(5分)	按宏观卫生政策、医疗市场需求状况、竞争者的威胁、供应商的讨价还价能力、职业环境等定性评价
	市场竞争地位(7分)	市场主导者7分、市场挑战者5分、市场跟随者3分、市场补缺者1分
	核定床位数(2分)	满意值800张、不允许值0张
	病床使用率(2分)	满意值100%、不允许值80%
	科研创新发展(6分)	重点学科建设重点考核国家、省、市重点学科年审优秀率,大于等于目标值即得分;科研立项总数分为国家级、省部级、市厅级立项,按照3:2:1的标准分配分值标准,大于等于目标值即得分;科研获奖总数分为国家级、省部级、市厅级一、二、三等奖,按照三级九等3:2:1的标准分配分值标准,大于等于目标值即得分;论文论著总数,其中论文分为SCI、中华、一级、二级,按照4:3:2:1的标准分配50%分值标准,专业论著按照主编、合编2:1的标准分配50%分值标准,大于等于目标值即得分;医学继教完成率即年度市级参加继教人数占应参加继教人数的百分比,大于等于目标值即得分;新技术新项目开展按例数考核,大于等于目标值即得分
	手术类别比例(3分)	满意值20%、不允许值0%
风险评价(15分)	科研项目成本效益风险(5分)	满意值300%、不允许值100%
	固定资产投资风险(5分)	满意值:净现值为投资额的50%;不允许值:净现值为0
	医疗安全风险(5分)	满意值:医疗缺陷成本为0;不允许值:当年医疗缺陷成本等于当年净利润

续表

一级评价指标	二级评价指标	计　分　标　准
社会效益（20分）	治愈好转率（2分）	满意值为85％；不允许值为65％
	危重病人抢救成功率（2分）	满意值为85％；不允许值为65％
	药品比例（4分）	满意值为当地卫生主管部门规定的比例；不允许值为当地卫生主管部门规定的比例上浮20％
	均次费用（4分）	满意值为当地卫生主管部门规定的比例；不允许值为当地卫生主管部门规定的比例上浮20％
	病人满意度（5分）	满意值为85％；不允许值为65％
	医疗收费（3分）	实行一票否决制：①收费项目未明码标价；②住院病人未实行一日清单制并提供查询系统服务；③有经查实后的投诉与举报。有任一表现此项就不得分
内部经营（15分）	管理决策层素质（4分）	按专家模糊综合评分法评价。素质高，得4分；素质较高，得3分；素质一般，得2分；如法人代表以往有逃废债行为，整项得0分
	职工素质（3分）	按专家模糊综合评分法评价。素质高，得3分；素质较高，得2分；素质一般，得1分；素质差，得0分
	内部管理及改革制度（3分）	制度健全、严谨程度，干部考核，改革成效得到卫生主管部门、职工高度认可，得3分；认可度较高，得2分；认可度一般，得1分；认可度较差，得0分
	战略实施情况（3分）	完全达到原预定目标或措施、收效显著的得3分；主要经济指标达到原预定目标超过80％的得2分；达到60％的，得1分；其他得0分
	贷款本息按期偿还率（2分）	满意值为按期全额偿还银行贷款；不允许值为到期全额未偿还银行贷款
财务状况与经营成果（25分）	职工人均创收（4分）	满意值为20万元；不允许值为5万元
	结余率（6分）	满意值为15％；不允许值为5％
	资产负债率（5分）	参照现有商业银行对医药行业评价的标准：满意值为65％；不允许值为85％
	流动比率（5分）	参照现有商业银行对医药行业评价的标准：满意值为1.5；不允许值为1
	速动比率（5分）	参照现有商业银行对医药行业评价的标准：满意值为1；不允许值为0.5

第五章
案例分析

第一节　公立医院信用评价体系个案分析

为了检验新评价系统的准确性和稳定性,本节进行实证分析。为便于细致剖析,同时也受各公立医院商业机密保护的影响,本节选择有针对性的一家公立医院进行案例分析,并且对公立医院的名称也作了省略。

一、评价目标医院概况

以某省某市一家大型综合性三级甲等公立医院为例:该公立医院始建于1942年,是该市最大的一所集医疗、教学、科研、急救、预防、保健于一体的综合性三级甲等公立医院。

从初创时只有26位员工的卫生院发展到今天集医疗、教学、科研、预防、保健为一体的现代化综合性三级甲等公立医院,走过了70年的风雨历程,几代人用青春和热血,用智慧和力量,造就了今天"优质医院"和"人文医院"的品牌,使它成为当地民众希望和重生的灯塔,成为关爱当地百姓生命和健康的港湾。

现今,该医院占地228亩,开放床位1666张,设32个临床科室,10个医技科室。拥有直线加速器、3.0T核磁共振仪、64排CT等大型先进设备。全院职工2166人,其中高级职称332人,博士、硕士218人。该医院年门诊量115万余人次,年出院病人5万余人次。

2012年业务收入为10.7个亿,结余5500万元,提前归还了所有长期贷款,百元资产收入46.5元,净资产增长率5%,病床使用率为95%,特类及四类手术比例为38%,药品比例比卫生局下达的指标低3个百分点,床日费用未超过卫生局设置的上限,2012年医生日均门(急)诊9.22人次,医生日均住院2.71床日,平均住院日10天,危重病人抢救成功率90%。目前该医院还承担着全市职工医疗保险定点任务和副市级以上干部的医疗保健任务。新近成立的健康体检中心将秉承全新的健康理念，为不同层次的人群提供健康关爱和医疗服务。病人满意度达到92％。医疗收费合理，收费项目明码标价，住院病人实行一日清单制并提供查询系统服务，从 2000 年以来，未发生一例物价投诉与举报。

（一）医疗服务

该院秉承"以病人为中心，以质量为核心，病人满意高于一切"的服务理念，始终把保障人民群众身心健康放在首位。通过实施单病种路径化管理，控制医疗成本，降低百姓负担。构建了肿瘤综合治疗技术、心脑和外周血管介入技术、腔镜技术、急救监护技术、康复技术、骨与软组织重建技术等六大核心医疗技术，用精湛的技术和人性的服务造福本市民众。

该医院设有该地区放射、麻醉、护理、病理、检验、感染、药剂、病历、急诊等质控中心，基因实验室通过卫生部考核验收，拥有 10 个省市重点学科和一批学科带头人和技术骨干，该医院为某大学医学院教育医疗机构，有兼职研究生导师 18 名，多名医务人员在中华医学会某省分会各专业任职。该医院各学科追踪国际学术新进展，积极开展先天性心脏病矫治及心脏瓣膜置换术、人工全髋关节置换术、肝脏、胰脏、脑干肿瘤切除术等高难度手术，引进开展介入诊治技术，广泛应用微创技术，如腹腔镜下行胆囊、阑尾、肾囊肿切除与肾癌根治等手术，胸腔镜辅助下行肺癌、食道癌、纵膈肿瘤根治等手术，经尿道电汽化前列腺切除术、重症胰腺炎及肠外瘘、肿瘤的综合治疗以及各种心律失常、冠心病、脑血管意外、糖尿病等引起的各种并发症治疗，青光眼的早期诊断治疗方面的研究，在省内处于先进水平。率先在市内开展自体造血干细胞移植治疗急性淋巴瘤。重症监护中心对各类危重病人的抢救具有较高的水平，挽救了许多患者的生命。

当年仅发生医疗纠纷 12 起，医疗缺陷成本为当年结余的 3％。

不断优化护理工作机制，扎实开展"优质护理服务示范工程"，获多项国家、省、市级集体和个人荣誉，心胸外科获全国优质护理服务考核优秀病房，消化内科"无铃声病房"在"海峡两岸医疗品质促进交流暨竞赛活动"中取得优异成绩。

依托信息技术，积极打造"数字医院"。全力配合本市医疗服务"一卡通"建设工作，自主开发和推广实施医生移动查房、护士操作平台和护士核对系统，推行输液监视系统和生命体征自动监测与无线传输，实行静脉用药集中配置，保障静脉用药安全。

（二）医院管理

该医院的改革创新成效卓然，干部公开招聘、主诊医师负责制、后勤服务社会化、人文管理等改革，使工作绩效大幅提升，该医院发展步入了超常规快速增长期，多次被部、省授予卫生系统先进集体、优秀基层党政组织等荣誉称号,同时该医疗机构的院长也被评为全国优秀院长。职工的工作积极性也得到了充分的调动。

作为该地区最大的一所综合性三级甲等医疗机构,作为一项市政形象、民心工程,地处该市三大组团中心的城北,占地 228 亩、开放床位 1666 张,充分体现"人性化、信息化、健康园区"理念的新主院已完全投入使用,该医院正全力向现代化公立医院迈进。

该医院总资产近 11.8 个亿,其中固定资产 9.2 个亿,直接用于医疗方面的固定资产约 8 个亿。随着该医院的不断发展壮大,就诊病人日益增多,总门诊人次、出院病人逐年增长,到 2012 年底全年床位使用率达 102%,该医院计划继续增加医疗用房、医疗设备的投入,增加医务人员数量,提高医务人员水平。

该医院配置的先进设备总值超过亿元,包括 MRI、螺旋 CT、直线加速器、体外震波碎石机等大型仪器设备,这些主要设备利用率均达到了 100% 以上,对提高医疗技术水平和质量起到了重要作用。当年主要设备净现值为投资额的 25%。

随着该医院的不断发展壮大,逐步优化了管理架构,进一步促进了该医院的业务发展,该院已走上了一条现代化的强院之路。

下面是该医院 2012 年底的年度资产负债表。

表 5-1 该医院 2012 年年度资产负债表

编制单位:××××××　　　　　　2012 年 12 月　　　　　　单位:元

资　产	期末余额	负债和净资产	期末余额
流动资产:		流动负债:	
货币资金	134,850,060	短期借款	0
短期投资		应缴款项	66,200
财政应返还额度		应付票据	6,038,279
应收在院病人医疗款	8,437,660	应付账款	77,382,232
应收医疗款	10,370,938	预收医疗款	21,949,744
其他应收款	34,718,514	应付职工薪酬	
减:坏账准备	2,637,838	应付福利费	1,537,891
预付账款	4,377,401	应付社会保障费	25,826
存货	11,747,453	应交税费	1,182,640
待摊费用		其他应付款	21,583,952
一年内到期的长期债权投资		预提费用	
流动资产合计	201,864,188	一年内到期的长期负债	

续表

资　产	期末余额	负债和净资产	期末余额
非流动资产：		流动负债合计	129,766,764
长期投资	2,870,023	非流动负债：	
固定资产	919,965,653	长期借款	
固定资产原价	1,068,784,659	长期应付款	2,300,000
减：累计折旧	148,819,006	非流动负债合计	2,300,000
在建工程	56,400,862	负债合计	132,066,764
固定资产清理		净资产：	
无形资产	1,387,815	事业基金	1,010,583,722
无形资产原价	1,835,848	专用基金	2,089,890
减：累计摊销	448,033	待冲基金	36,215,115
长期待摊费用		财政补助结转（余）	305,000
待处理财产损溢		科教项目结转（余）	1,228,050
非流动资产合计	980,624,353	本期结余	
		未弥补亏损	
		净资产合计	1,050,421,777
资产总计	1,182,488,541	负债和净资产总计	1,182,488,541

（三）科研教学

该医院坚持科教兴院、人才强院的理念,致力于加快学科建设、专业细化和整合步伐,不断优化专业结构,积极发展重点学科和特色专科。拥有省重点扶植学科3个,省市共建重点学科4个,市级重点学科21个。部分优势学科、关键技术和整体创新环境已跨入国内先进行列。近5年,实现了国家级自然基金、省部共建项目零的突破,承担省、市级科研项目220项,省级项目立项数连续几年位居省内地市级公立医院前列;曾获省、市成果奖励123项次,其中省科技进步二等奖3项、三等奖1项;发表论文近3000篇,SCI收录47篇,出版医学专著27部,专利13项。许多成果开发后应用于临床,主要几项科研成果投入产出达到200%及以上。

成功创建省住院医师规范化临床培训基地,设22个教研室,承担17所高等医学院校14个专业的教学任务。近5年,承担国家级继教项目16项,中华医学会继教项目5项,省级继教项目71项,培养全日制研究生34名。

积极开展院校合作,大力推进对外交流。与某知名大学签署战略合作协议,设立 2 个院士工作站、8 个专家工作站,成功对接神经病学、肝胆外科学等 10 个学科,与省内一流医疗机构合作成为协作单位,与台湾义大医院结为友好医院。该医院还先后与新加坡、美国、日本、荷兰、澳大利亚、德国、英国、中国香港等大学、医疗中心建立友好合作关系,打造"管理培训在新加坡,服务培训在台湾,技术培训在西方"的培训格局和模式。

着力构建合理的人才梯队,培养和造就了一支结构合理、优势明显、素质全面的员工队伍。有 5 人享受国务院政府特殊津贴,4 人入选"省新世纪 151 人才工程",1 人获"省有突出贡献中青年专家"称号,2 人荣获全国"五一劳动奖章",2 人荣获省"五一"奖章,1 人获全国卫生系统模范工作者称号,1 人获"省卫生高层次创新人才"称号。

(四)社会责任

发扬"人道在心,责任在肩"的精神,勇于承担社会责任,促进百姓健康,该医院积极参加援非、援马里医疗任务,援助新疆、青海、贵州等省共 4 家医院,并帮助本地区 2 家县级医疗机构、4 家社区卫生服务中心建立健全现代医院管理体系。面向基层,开展"三进三送"活动。推进志愿服务在医院活动,构建"党(团)员志工在窗口,社会志工在门诊,企业志工在诊区"的志愿服务体系,并参选卫生部"志工服务在医院"先进示范单位。

该医院始终把"急病人之所急,想病人之所想,痛病人之所痛"的服务理念真正体现在该医院的管理思路中。通过优化门诊流程,取消集中挂号,推行预约制度,设立门诊咨询服务中心,创建无烟医院,试行住院病人床边结账制,推广自动打印系统等,追求诊疗环境"零污染"、医患关系"零距离"、医疗服务"无缝隙",不断提升患者服务满意度。

(五)文化建设

该医院牢记"厚慈为医、健康为本"的院训。通过开展"我们的价值观"大讨论等活动,提炼医院精神理念,塑造医院形象。开展创建文明单位、服务竞赛和主题教育活动,争创省级优质医院和省市级"青年文明号""巾帼示范岗"。构建文化长廊和去医化环境布置,使该医院的文化枝繁叶茂、落地生根。各系统开展的品管圈活动,着手细节,提升品质,员工职业自信更加坚定;年度职工运动会,传递友谊,传递健康,使生命变得更加灿烂;重阳节离退休职工游历活动,老友相聚,畅叙衷情,大家庭的亲情温暖人心;搭建多个沟通平台,坦诚相见,群策群力,使理解和信任渐行渐近;新职工授帽宣誓仪式,聆听教诲,许下誓言,崇高的职业情怀悄然播种……越来越多的职工感受到了工作和生活的意义和价值。

该医院先后荣获全国卫生系统先进集体、全国管理创新提名奖、省文明医院、省最佳医院、省医政工作先进集体、省支援抗震救灾先进党组织、省诚实守信暨行业服务质量领先单位、省万名医师支援农村卫生工程先进集体等荣誉称号。多人多部门获得全国模范职工小家、省市青年文明号、巾帼示范岗、省市优秀共产党员、优秀党务工作者、优秀医师、本市名医、风尚本市年度人物、劳动模范等称号。

该医院将一如既往地紧紧围绕"使群众有地方看病、看得起病、看得好病"的工作目标，牢记"厚慈为医、健康为本"的院训，发扬"人道在心、责任在肩"的医院精神，坚持"和谐、规范、创新、学术"的办院理念，秉承"给您真诚、爱心和信心"的服务宗旨，在传承中突破，在突破中发展，只争朝夕、奋勇拼搏，为把该院建设成为国内先进的现代化优质人文医院、为保障人民健康事业再铸辉煌！

二、对该医院的定性评价

(一)品德

通过对放款银行的信用记录查询，该医院没有任何不良偿债与赊购记录，甚至能提前还贷、付款，该医院向银行借贷的信誉良好；从与该医院财务分管院长交谈的态度中，了解到该医院有着强烈的责任意识，视信誉为生命，从不拖欠借款或应付款，严格按合同办事。该医院医疗收费合理，收费项目明码标价，住院病人实行一日清单制并提供查询系统服务，从 2000 年以来，未发生一例物价投诉与举报，药品比例比卫生局下达的指标低 3 个百分点，床日费用未超过卫生局设置的上限。该医院牢记"厚慈为医、健康为本"的院训，通过开展"我们的价值观"大讨论等活动，提炼医院精神理念，塑造医院形象。该医院先后荣获全国卫生系统先进集体、全国管理创新提名奖、省文明医院、省最佳医院、省医政工作先进集体、省支援抗震救灾先进党组织、省诚实守信暨行业服务质量领先单位、省万名医师支援农村卫生工程先进集体等荣誉称号。该医院紧紧围绕"使群众有地方看病、看得起病、看得好病"的工作目标，牢记"厚慈为医、健康为本"的院训，发扬"人道在心、责任在肩"的医院精神，坚持"和谐、规范、创新、学术"的办院理念，秉承"给您真诚、爱心和信心"的服务宗旨，在传承中突破，在突破中发展，只争朝夕、奋勇拼搏，得到当地老百姓的一致好评。

(二)能力

该医院能充分地利用现有资金，创利逐年递增，该医院负责人有着一定的改革魄力与能力。该医院在 1998 年以前负债率达到 50% 以上，但结余率不到 1%，部分赊购账目多年未结，医务人员人心不齐，通过该医院领导班子近几年的努力，所有债务全部结清，医院银行存款已达到资产的 10%，医务人员就业环境与待遇明显提高，创利比 15 年前增长 30 余倍。该医院设立 2 个院士工作站、8 个专家工作站,成功对接神经病学、肝胆外科学等 10 个学科,与省内一流医院合作成为协作单位,与台湾义大医院结为友好医院;设有该地区放射、麻醉、护理、病理、检验、感染、药剂、病历、急诊等质控中心,基因实验室通过卫生部考核验收,拥有 10 个省市重点学科和一批学科带头人,技术骨干医疗技术精湛。2012 年医生日均门(急)诊 9.22 人次,医生日均住院 2.71 床日,平均住院日 10 天,危重病人抢救成功率达到 90%。

(三)资本

该医院 2012 年资产 11.8 个亿,并且资产减值较低,净资产占资产的 89%,净资产增长率 5%,资产实力较强。每年结余率为 5% 以上,净资产呈稳定增长趋势。流动资产中主要为银行存款与可随时转卖的药品,固定资产主要为地处当地黄金地段的房产以及先进的医疗仪器,变现能力高且增值趋势较大。该医院占地 228 亩,开放床位 1666 张,设 32 个临床科室,10 个医技科室。拥有直线加速器、3.0T 核磁共振仪、64 排 CT 等大型先进设备,这些主要设备利用率均达到了 100% 以上,对提高医疗技术水平和质量起到了重要作用。当年主要设备净现值为投资额的 25%。2012 年全年床位使用率达 102%,该医院计划继续增加医疗用房、医疗设备的投入,增加医务人员数量,提高医务人员水平。

(四)担保品

该医院 2012 年资产 11.8 个亿,78% 为固定资产,3/4 为地处当地黄金地段的房产。如该医院需寻求合适的担保品,完全可以此作为有力的依据,并受保险公司担保。

(五)经营状况

该医院为当地规模最大的综合性公立医院,年门诊量 115 万余人次,年出院病人 5 万余人次。每天的病床使用率在 95% 以上,并有大量的预约门诊量与住院量。其所处的社会稳定;不受商业周期的影响;个别病种虽存在季节性变化,但该医院是一个综合性三级甲等医院,业务量占当地市场的 50% 以上,处于市场主导者地位,病床使用率均超过 95%,因此并未受季节性的较大影响;经营发展趋势良好,2012 年业务收入是 1998 年的 7 倍,结余是 1998 年的 33 倍。因此,该医院经营状况良好。

(六)事业的连续性

该医院成立于 1942 年,历经半个多世纪以来,一直是业务兴旺,而且发展规模逐步扩大。近五年,实现了国家级自然基金、省部共建项目零的突破,承担省、市级科研项目 220 项,省级项目立项数连续几年位居省内地市级公立医院前列;曾获省、市成果奖励 123 项次,其中省科技进步二等奖 3 项、三等奖 1 项;发表论文近 3000 篇,SCI 收录 47 篇,出版医学专著 27 部,专利 13 项,科研创新能力居省内地市级公立医院前列,科研发展能力居当地卫生系统之首。许多成果开发后应用于临床,主要几项科研成果投入产出达到 200% 及以上,生存与发展能力极强。

通过"6C"原则,对该医院进行了信用评价,评价结果是:该医院品德、能力、资本、担保品、经营状况、事业的连续性方面均极好,信用状况极好。

三、对该医院的定量评价

运用本书设计的公立医院信用指标评价体系,对该医院的信用进行了综合评分,具体见表 5-2(即按表 4-13 为标准来评定)。

表 5-2 该医院的信用综合评价表

一级评价指标	二级评价指标	计 分 标 准	得分(分)
发展潜力(25分)	医疗市场环境(5分)	按宏观卫生政策、医疗市场需求状况、竞争者的威胁、供应商的讨价还价能力、职业环境等定性评价	4
	市场竞争地位(7分)	市场主导者 7 分、市场挑战者 5 分、市场跟随者 3 分、市场补缺者 1 分	7
	核定床位数(2分)	满意值 800 张、不允许值 0 张	2
	病床使用率(2分)	满意值 100%、不允许值 80%	2
	科研创新发展(6分)	重点学科建设重点考核国家、省、市重点学科年审优秀率,大于等于目标值即得分;科研立项总数分为国家级、省部级、市厅级立项,按照 3:2:1 的标准分配分值标准,大于等于目标值即得分;科研获奖总数分为国家级、省部级、市厅级一、二、三等奖,按照三级九等 3:2:1 的标准分配分值标准,大于等于目标值即得分;论文论著总数,其中论文分为 SCI、中华、一级、二级,按照 4:3:2:1 的标准分配 50% 分值标准,专业论著按照主编、合编 2:1 的标准分配 50% 分值标准,大于等于目标值即得分;医学继教完成率即年度市级参加继教人数占应参加继教人数的百分比,大于等于目标值即得分;新技术新项目开展按例数考核,大于等于目标值即得分	5
	手术类别比例(3分)	满意值 20%、不允许值 0%	3
	小 计		23

续表

一级评价指标	二级评价指标	计 分 标 准	得分(分)
风险评价(15分)	科研项目成本效益风险(5分)	满意值300%、不允许值100%	3.33
	固定资产投资风险(5分)	满意值:净现值为投资额的50%;不允许值:净现值为0	3.5
	医疗安全风险(5分)	满意值:医疗缺陷成本为0;不允许值:当年医疗缺陷成本等于当年净利润	4.85
	小　计		11.68
社会效益(20分)	治愈好转率(2分)	满意值为85%;不允许值为65%	2
	危重病人抢救成功率(2分)	满意值为85%;不允许值为65%	2
	药品比例(4分)	满意值为当地卫生主管部门规定的比例;不允许值为当地卫生主管部门规定的比例上浮20%	4
	均次费用(4分)	满意值为当地卫生主管部门规定的比例;不允许值为当地卫生主管部门规定的比例上浮20%	4
	病人满意度(5分)	满意值为85%;不允许值为65%	5
	医疗收费(3分)	实行一票否决制:①收费项目未明码标价;②住院病人未实行一日清单制并提供查询系统服务;③有经查实后的投诉与举报。有任一表现此项就不得分	3
	小　计		20
内部经营(15分)	管理决策层素质(4分)	按专家模糊综合评分法评价。素质高,得4分;素质较高,得3分;素质一般,得2分;如法人代表以往有逃债行为,整项得0分	4
	职工素质(3分)	按专家模糊综合评分法评价。素质高,得3分;素质较高,得2分;素质一般,得1分;素质差,得0分	3
	内部管理及改革制度(3分)	制度健全、严谨程度,干部考核、改革成效得到卫生主管部门、职工高度认可,得3分;认可度较高,得2分;认可度一般,得1分;认可度较差,得0分	3
	战略实施情况(3分)	完全达到原预定目标或措施、收效显著的得3分;主要经济指标达到原预定目标超过80%的,得2分;达到60%的,得1分;其他得0分	2
	贷款本息按期偿还率(2分)	满意值为按期全额偿还银行贷款;不允许值为到期全额未偿还银行贷款	2
	小　计		14

续表

一级评价指标	二级评价指标	计 分 标 准	得分（分）
财务状况与经营成果（25分）	职工人均创收（4分）	满意值为20万元；不允许值为5万元	4
	结余率（6分）	满意值为15%；不允许值为5%	4.2
	资产负债率（5分）	参照现有商业银行对医药行业评价的标准：满意值为65%；不允许值为85%	5
	流动比率（5分）	参照现有商业银行对医药行业评价的标准：满意值为1.5；不允许值为1	5
	速动比率（5分）	参照现有商业银行对医药行业评价的标准：满意值为1；不允许值为0.5	5
	小计		23.2
合计			91.88
信用等级			AAA级

评价得分在90分以上，属AAA级，表明信用状况极好。

四、对该医院的综合评价

该医院目前为本市唯一一家综合性三级甲等医院，占当地50%左右的医疗市场，代表了当地最高的医疗水平，连续两年被评为省级价格计量信得过单位，多次得到了上级有关部门的表扬与认可，成绩显著。该医院注重内部管理与挖潜，人事分配制度改革成效显著，在全国卫生界小有名气。该医院视信誉为生命，与所有的供应商均合理比价、按期付款，办院以来从未发生经济信誉不良记录。医院自身信用良好、发展前景广阔，吸引了大量的内外地卫技人才，该医院人才储备空前高涨。同时，由于该医院注重患者的选择权，努力降低成本以减轻病人医药费负担，提供优质服务，在老百姓当中有着较高的声誉。

五、结论

通过对该医院的定性评价与定量评价，均得出该医院信用状况极好的结论。而实际情况显示，该医院确实是一家够得上高信用等级的单位。说明本书设计的信用评价体系其评价结果与该医院实际信用状况吻合，该信用评价体系可以作为评价公立医院信用等级的重要依据之一。

第六章
实践检验

第一节　公立医院信用评价体系地区实践检验与改进

　　信用评价就是对各类市场参与主体履行相应的经济契约的能力及其可信程度所进行的一种综合分析和测定，以此作为信息使用者的决策依据，是市场经济不可缺少的一种管理活动。目前，我国信用评价体系仅局限于企业领域，尚未对公立医院信用评价理论实践进行深入检验。

　　公立医院信用评价，就是以我国境内三级九等等级范围以内的独立核算与经营的各级公立医院为评价对象，依照按我国公立医院现有实情科学建立的信用等级评价指标体系，遵循规范的评价程序，采用定性与定量相结合的评价方法，确定公立医院相应信用等级的过程。现行公立医院信用评价体系的构建对于打造诚信医院有着其非凡的积极意义。

一、现行公立医院信用评价体系的积极意义

　　利用现有的信用评价理论体系与实践经验，结合公立医院的特殊情况，综合性地、全方位地、有特色地对公立医院进行信用评价，对促进我国医疗卫生事业的进步、推进我国市场经济的快速发展有着非常重要的意义。科学合理地对公立医院进行信用评价是政府对卫生部门科学管理和宏观调控的重要依据，是银行借贷的信用风险评价依据，是银行业内部管理和外部监管发展的需要，有助于各级公立医院塑造自身形象，提高公立医院的美誉度，增强核心竞争力，有助于医疗设备、材料和药品供应商等经济交往者防范商业风险。

二、实践检验的必要性

　　之前，对于公立医院信用评价研究尚停留在理论阶段，需要对既成理论体系进

行实践验证,检验其可操作性;需要运用既成理论指导实践,提高实际信用衡量与控制效果;同时,找寻存在的不足并改进,进一步完善理论。

三、实践检验总体思路

(一)具体实践检验框架

1. 确定检验目标。
2. 前期准备:学习公立医院信用评价既成理论及软、硬件准备。
3. 实践应用:确定应用对象,实践并记录存在的问题。
4. 完善推广:提出修改建议,完善理论体系,推广应用。
5. 归纳总结:理论升华,归档成文。

(二)其中需具体说明的情况

1. 应用方法。实践应用中,注重定性分析与定量分析、借鉴与发展、理论研究与实例研究、规范研究和实证研究相结合。在建立新的评价体系时,继续沿用 Delphi 法(德尔菲法)确定各指标的相对重要程度,用 AHP 法(层次分析法)计算出指标相对重要程度对应的权重,用"功效计分"方法对定量指标评价。

2. 应用对象。选取有代表性的地市级公立医院,作为应用对象。

3. 发现问题。实践应用中发现存在的不足,包括:评价体系针对性尚需提高;个别评价指标不甚适用;信用等级划分实用性不强;评价后续工作不理想。

4. 逐步改进。针对实践中发现的不足,我们从层次性、合法性、紧急性 3 个维度,确定医院各级利益相关者;并以此出发,将现行评价体系分为两部分,一部分是发展潜力、风险评价、社会效益、内部经营、财务状况与经营成果等共性评价,另一部分是有一定侧重点的个性化评价子系统;我们还对个别评价指标进行适当调整,缩略信用等级到 6 级,建立历史数据库、发展评价机构、促进信息共享、健全监督机制、加强硬件建设、倡导信用文化。

5. 推广应用。将研究成果应用到财政、卫生等政府机关,农行、中信等金融机构,药品、器械等医院供应商,本市及其他地市级公立医院,将评价结果作为决策重要依据,实用价值将非常明显。

四、实践检验对象选取

为便于比较分析,我们选取某地市所有公立医院作为研究对象。其中:地市级公立医院分别是 3 家综合性医院和 5 家专科医院,其中 5 家专科医院分别为妇保、中医、传染病、精神病和五官科专业医院,包括一家三级甲等综合性医院、一家二级甲等综合性医院、两家三级甲等专科医院、两家三级乙等专科医院、两家二级乙等专科医院。城区(含市直镇、街道)范围内的所有镇(街道)卫生院也同时实施实践检验。

五、现行公立医院信用评价体系存在的不足

经过一年的实践检验,我们发现先前设计的公立医院信用评价理论体系在该地市实践运用后,暴露出一些尚待进一步完善的地方。

(一)评价体系针对性尚需提高

公立医院信用评价体系的建立,为与医院相关的社会、经济往来者衡量该院信用提供了一个有力的测评依据,是政府、银行、供应商、患者以及应聘者等相关部门与人员的重要信用保障。但现行公立医院信用评价体系采用的是统一的体系与指标,没有考虑各服务对象的需要而设置不同的考察侧重点。

(二)个别评价指标需适当调整

首先,现有的评价指标多为时点值,没有时段值,尤其是缺乏评价信用发展趋势的指标,降低了评价结论的参考价值。其次,某些指标相关性过高,如流动比率与速动比率同时评估,相当于同一项目重复评分,影响最后评价结果的准确性。再次,缺乏反映既往不良记录的指标,从而降低了现有评价体系的制约力。

(三)信用等级划分可有所缩略

现有公立医院信用评价体系的评价级别分为 10 级,但实际上信用状况到第 6 级时,该公立医院已无信用可言,因此对更次级别的信用进行评定、划分已无实用意义。

(四)评价后续工作有待于加强

目前,学术界、各级公立医院以及与公立医院往来者往往更注重公立医院信用评价的方法、改进与结果参考,而相对忽视评价结果的应用、推广与制约措施,较多地停留在为评价而评价的步骤,没有及时配套相应的制约措施,长此以往,失去了"建立信用评价体系、促进信用水平提高"的初衷。

六、对现行公立医院信用评价体系的改进

针对上述存在的不足,我们对已设计的公立医院信用评价体系提出了一些改进:

(一)进一步细化现行公立医院信用评价体系,建立针对性的子评价体系

将之前评价体系中反映"发展潜力""风险评价""社会效益"方面的指标以及

"内部经营""财务状况与经营成果"方面反映全局的指标作为共性评价指标,占评价分值的 50%;针对现行公立医院信用评价体系服务对象的需要,设立一定侧重点的个性化子评价体系,占评价分值的 50%。其中,个性化评价中可以根据服务对象的特色需要设计,如服务于政府财政或医保中心评价的,可从专款目标设定情况、目标完成程度、组织管理水平、资金落实情况、实际支出情况、会计信息质量、财务资金资产管理状况等方面加以评价;又如服务于银行评价的,可从资金来源结构、主营收入现金率、到期贷款还款能力、已获授信额度与期限、资产转换率等方面加以评价;再如服务于供应商评价的,可从政策支持力度、采供程序规范度、存货周转率、应付账款时效性、净资产收益率等方面加以评价。

(二)增设"年结余率变化率"指标,舍去"流动比率"指标,增设"违信记录"指标

首先,事物是随着实际情况的发展而动态变化的,公立医院的信用状况也会随着内外环境、自身发展的变化而变化,但现有的 5 个一级评价指标、25 个二级评价指标多为时点值,没有时段值,尤其是评价信用发展趋势指标的缺失,使评价结论很快就失去了参考价值,为此我们在原有基础上增设"年结余率变化率"指标。其次,流动比率与速动比率均为反映医院短期偿债能力的指标,速动比率是在流动比率的基础上剔除流动性相对较差的"存货"后计算的比率,因此两者有类似之处,但速动比率反映的短期偿债能力更为可信,为避免重复评价,可舍去"流动比率"这一评价指标。再次,如缺乏对既往不良记录的水平,则评价对象会不顾既往而仅追求当前与今后的诚信,而今天的不良记录就是今后的既往历史,如不追究既往诚信则会大大削弱对其的信用约束。

(三)缩略信用等级到 6 级

现有公立医院信用评价体系按常规习惯将分值等分为 10 级,参照国际惯例,以信用状况由好到差排列的顺序,将评价级别分为 AAA、AA、A、BBB、BB、B、CCC、CC、C、D 级共 10 级。其中:AAA 级是评价得分在 90 分以上的,表明信用状况极好;AA 级是评价得分在 80 分以上的,表明信用状况很好;A 级是评价得分在 70 分以上的,表明信用状况良好;BBB 级是评价得分在 60 分以上的,表明信用状况较好;BB 级是评价得分在 50 分以上的,表明信用状况一般;B 级是评价得分在 40 分以上的,表明信用状况欠佳;CCC 级是评价得分在 30 分以上的,表明信用状况较差;CC 级是评价得分在 20 分以上的,表明信用状况很差;C 级是评价得分在 10 分以上的,表明信用状况极差;D 级是评价得分在 10 分以下的,表明毫无信用可言。但实际上信用状况到第 6 级即 B 级时,该公立医院信用状况已经欠佳,因此对更次级别的信用进行评定、划分已无实用意义,只需要设置 AAA 至 B 级 6 个评价级别就可。

（四）进一步完善公立医院信用评价体系

之前的公立医院信用评价体系研究，对寻求合理的信用评价方法、提高信用评价准确性方面研究较多，但对于评价结果的应用与改进研究较少；公立医院信用评价体系的应用者往往仅在需要时运用评价体系一评了之，缺乏连贯性，也就降低了评价体系的约束力；公立医院信用评价体系的评价对象往往注重自身信用水平的提高，却忽视了其信用环境的改善，使其为提高自身信用力而面临重重困难。我们认为，公立医院信用评价体系应是一个系统和完整的体系，既应注重理论探索，也应注重实践运用；既应注重参考利用，也应注重长期发展；既应注重自身提高，也应注重外围创建。为此，我们认为，应进一步建立记录我国公立医院信用信息的历史数据库；大力发展我国的信用评价机构，提高该类机构的自主性和独立性；促进与公立医院各社会、经济往来者之间的网络互联，实现信息共享；建立健全法律体系和监督机制，以规范和惩戒信贷市场中的逆向选择和道德风险行为；加强内部的硬件建设，有利于现代公立医院信用评价模型的推广实施；提高公立医院的信用意识、倡导信用文化。

七、新设计的公立医院信用评价体系包括的具体研究内容

（一）评价指标的确定

经过实践检验，结合中外文献比较、分析和综合，归纳出公立医院信用等级评价及其应用研究的基本思路，通过与实践工作者的座谈咨询、问卷调查，在对公立医院与传统企业之间异同点进行比较分析的基础上，重新修订新的公立医院信用等级评价指标体系。新建立的公立医院信用评价指标体系包含 5 个一级指标，每个一级指标下又有若干二级指标，共计 26 个二级指标。

（二）指标权重、评分标准与计分方法的确定

1. 指标权重的确定

新的公立医院信用等级评价指标体系中各指标权重的确定，仍然采用 Delphi 法（德尔菲法）与 AHP 法（层次分析法）相结合的方法，即用 Delphi 法（德尔菲法）来确定各指标的相对重要程度，用 AHP 法（层次分析法）计算出这些指标相对重要程度对应的权重。

根据 Delphi 法和 AHP 法，指标权重确定的具体步骤如下：

（1）明确递阶层次结构。本书设计的公立医院信用评价指标体系中指标可分为三层：第一层 A 为总目标，第二层 B 为一级指标，第三层 C 为二级指标。

（2）构造两两比较判断矩阵。对单一准则下同一层次各因素之间的重要性进

行两两比较，得出两两比较矩阵。在比较中，两个因素何者重要以及相对重要程度赋予一定的数值，一般采用 1—9 的标度。相对于公立医院信用评价指标体系这个总目标来说，其一级指标层内各个指标分别进行两两比较，得到相对重要性矩阵 $A-B$。

（3）计算单一准则下的相对权重。先分步骤计算：$M_i = \prod\limits_{j=1}^{5} B_{ij}$、$\overline{W}_i = \sqrt[5]{M_i}$、$W_i = \overline{W}_i / \sum\limits_{i=1}^{5} \overline{W}_i$；则 $W = (W_1, W_2, W_3, W_4, W_5)$ 即为判断矩阵的特征向量，也就是对应指标的权重。而判断矩阵的特征根 $\lambda_{\max} = \sum\limits_{i=1}^{5} \dfrac{(B\overline{W})_i}{5W_i}$，其中公式中 $B\overline{W}$ 是指判断矩阵 $A-B=(B_{ij})$ 与向量 $\overline{W}$ 的积。

（4）一致性检验。通过计算一致性指标 $BI=(\lambda_{\max}-n)/(n-1)$、查表找出随机一致性指标 RI 的值，计算检验系数 $BR(=BI/RI)$。当 $BR<0.10$ 时，可认为判断矩阵具有满意的一致性。

（5）计算各层次元素的总排序（组合权重）。每个总目标单一准则下一级指标相对权重的计算可采用上述步骤，同样每个一级指标单一准则下二级指标相对权重的计算也可采用上述步骤。而 n 个二级指标 $C_{jt}(j=1,2,3,\cdots,n)$ 相对于总目标 A 的权重的计算公式为：$T_j = K_j \times W_i (i=1,2,3,\cdots,n)$。

（6）层次总排序一致性检验。先得出：$CI = \sum\limits_{i=1}^{n} T_i CI_i$、$RI = \sum\limits_{i=1}^{n} T_i RI_i$，而后计算 $CR(=CI/RI)$，当 $CR<0.10$，表明该层次总排序的结果具有满意的一致性。综上所述，可得出各级指标在新公立医院信用评价指标体系中的指标权重。

由于各个指标的权重是小于 1 的小数，不便于信用评价人员对被评公立医院各个指标进行打分，因此，我们仍然把权重转换为权数。具体操作是把总目标公立医院的信用等级满分定为 100 分，这样百分比权重乘以 100 转换成了百分制权数。

2. 指标评分标准的确定

标准的确定对于科学构建公立医院信用等级评价指标体系是非常关键的：标准定得过高，就有可能把实际信用好的公立医院排挤在外；标准定得过低，就有可能把实际信用差的公立医院包括在内。因此标准的制定必须紧紧围绕公立医院自身的特点，基于上述，在结合公立医院新财务会计制度、医院等级评定标准以及相关卫生政策等综合考虑下，重新确定公立医院信用评价指标体系中的指标标准。

3. 计分方法的确定

对于定量指标的评价可继续参照现有商业银行普遍采用的"功效计分"方法。功效计分是在选定的指标体系的基础上，对每一个指标都确定一个满意值和不允许值，然后以不允许值为下限，计算各指标实际值实现满意值的程度，并转化为相应的功效分数：指标的功效分数＝（指标的实际值－指标的不允许值）/（指标的满意值－指标的不允许值）。

将指标的功效分数乘以该指标的权数，得到该指标的评价得分。比满意值好得满分，比不允许值差得零分。

(三)具体的新公立医院信用评价体系

新公立医院信用评价指标体系中评价指标、评价指标的权重、评分标准与计分方法列示如下（见表6-1）：

表6-1　新公立医院信用评价指标体系中评价指标、指标权重与评分标准列示表

一级评价指标	二级评价指标	计分标准
发展潜力（25分）	医疗市场环境（5分）	按宏观卫生政策、医疗市场需求状况、竞争者的威胁、供应商的讨价还价能力、职业环境等定性评价
	市场竞争地位（7分）	市场主导者7分，市场挑战者5分，市场跟随者3分，市场补缺者1分
	核定床位数（2分）	满意值800张、不允许值0张
	病床使用率（2分）	满意值100%、不允许值80%
	科研创新发展（6分）	重点学科建设重点考核国家、省、市重点学科年审优秀率，大于等于目标值即得分；科研立项总数分为国家级、省部级、市厅级立项，按照3∶2∶1的标准分配分值标准，大于等于目标值即得分；科研获奖总数分为国家级、省部级、市厅级一、二、三等奖，按照三级九等3∶2∶1的标准分配分值标准，大于等于目标值即得分；论文论著总数，其中论文分为SCI、中华、一级、二级，按照4∶3∶2∶1的标准分配50%分值标准，专业论著按照主编、合编2∶1的标准分配50%分值标准，大于等于目标值即得分；医学继教完成率即年度市级参加继教人数占应参加继教人数的百分比，大于等于目标值即得分；新技术新项目开展按例数考核，大于等于目标值即得分
	手术类别比例（3分）	满意值20%、不允许值0%
风险评价（15分）	科研项目成本效益风险（5分）	满意值300%、不允许值100%
	固定资产投资风险（5分）	满意值：净现值为投资额的50%；不允许值：净现值为0
	医疗安全风险（5分）	满意值：医疗缺陷成本为0；不允许值：当年医疗缺陷成本等于当年净利润

续表

一级评价指标	二级评价指标	计分标准
社会效益（20分）	治愈好转率（2分）	满意值为85%；不允许值为65%
	危重病人抢救成功率（2分）	满意值为85%；不允许值为65%
	药品比例（4分）	满意值为当地卫生主管部门规定的比例；不允许值为当地卫生主管部门规定的比例上浮20%
	均次费用（4分）	满意值为当地卫生主管部门规定的比例；不允许值为当地卫生主管部门规定的比例上浮20%
	病人满意度（5分）	满意值为85%；不允许值为65%
	医疗收费（3分）	实行一票否决制：①收费项目未明码标价；②住院病人未实行一日清单制并提供查询系统服务；③有经查实后的投诉与举报。出现其中一条，此项就不得分
内部经营（15分）	管理决策层素质（2分）	按专家模糊综合评分法评价。素质高，得2分；素质较高，得1.5分；素质一般，得1分；如法人代表以往有逃废债行为，整项得0分
	职工素质（2分）	按专家模糊综合评分法评价。素质高，得2分；素质较高，得1.5分；素质一般，得1分；素质差，得0分
	内部管理及改革制度（2分）	制度健全、严谨程度，干部考核，改革成效得到卫生主管部门、职工高度认可，得2分；认可度较高，得1.5分；认可度一般，得1分；认可度较差，得0分
	战略实施情况（2分）	完全达到原预定目标或措施、收效显著的得2分；主要经济指标达到原预定目标超过80%的，得1.5分；达到60%的，得1分；其他得0分
	违信记录（5分）	医院违约记录。发生1次得4分，2次得3分，3次及以上不得分
	贷款本息按期偿还率（2分）	满意值为按期全额偿还银行贷款；不允许值为到期全额未偿还银行贷款
财务状况与经营成果（25分）	职工人均创收（4分）	满意值为20万元；不允许值为5万元
	结余率（6分）	满意值为15%；不允许值为5%
	年结余率变化率（5分）	满意值为年结余率同比增长10%；不允许值为−50%
	资产负债率（5分）	参照现有商业银行对医药行业评价的标准：满意值为65%；不允许值为85%
	速动比率（5分）	参照现有商业银行对医药行业评价的标准：满意值为1；不允许值为0.5

(四)新公立医院信用等级的划分

参照国际惯例,以信用状况由好到差排列的顺序,将评价级别分为 AAA、AA、A、BBB、BB、B、CCC、CC、C、D 级共 10 级,但实际应用时发现,信用状况到 B 级时,公立医院信用状况已经欠佳,仅从再投资、改善内部管理、提高服务等措施上彻底扭转医院经营状况的可能性已不大。为此采取 6 个评价级别,具体如下。

AAA 级:评价得分在 90 分以上,表明信用状况极好;AA 级:评价得分在 80 分以上,表明信用状况很好;A 级:评价得分在 70 分以上,表明信用状况良好;BBB 级:评价得分在 60 分以上,表明信用状况较好;BB 级:评价得分在 50 分以上,表明信用状况一般;B 级:评价得分在 50 分及以下,表明信用状况欠佳。

(五)新公立医院信用等级评价结果的应用

公立医院信用信息使用者涉及政府、银行、供应商及自身,将理论实践应用到财政、卫生等政府机关,各级各类金融机构,药品、器械等供应商,推广应用到各级医疗结构,将评价结果作为决策重要依据,实用价值将非常明显。

1. 公立医院信用等级评价结果在商业银行贷款以及贷款期限决策中的应用

在发放贷款的资质上,只有当被评公立医院信用等级达到 BB 级以上(含 BB 级)才能对其进行信贷,对于 BB 级以下的公立医院原则上不得给予信贷;在择优信贷决策中,在商业银行信贷资金总量不变的情况下,把所有申请信贷的 BB 级(含 BB 级)以上公立医院信用等级从高到低排列,然后从高到低对所有申请信贷的公立医院进行择优发放信贷资金,以通过信用等级的评价来降低商业银行的信贷风险;在贷款期限决策中,信用等级越高的公立医院其贷款期限越长,信用等级越低的公立医院其贷款期限越短,信用等级低于一定程度时将不能获得贷款资格。

2. 公立医院信用等级评价结果在公立医院内部管理中的应用

通过对公立医院信用等级评价,公立医院可借此判断自身的信用状况,估计自身利用信贷资金与赊购物资的能力,从而在投资建设规模与赊购程度上作科学合理的判断,防止因盲目估计造成过度投资与赊购,最终产生巨大资金缺口而导致整个公立医院的倒闭;同时,通过不同时期公立医院的信用评价等级比较,公立医院可借此判断自身信用状况的变化趋势。如信用级别呈下降趋势,可警示该公立医院迅速改善内部管理,提高自身的信誉度、提高核心竞争力;如信用级别呈上升趋势,表示该公立医院内部管理卓有成效、竞争实力明显增强,可进一步扩大经营规模。

3. 公立医院信用等级评价结果在其他相关部门决策中的应用

政府部门在对公立医院实施财政贴息贷款决策与期限决策时也可应用本书设计的评价体系作为决策的重要依据;医疗设备、材料和药品供应商在做出赊销决策与赊销期限决策时也可应用本书设计的评价体系作为决策的重要依据；医务人才在做出就业单位抉择时也可应用本书设计的评价体系作为选择的重要依据。

（六）展望

我们应在现有研究的基础上，作进一步的改进。

1. 进一步细化现行公立医院信用评价体系，建立针对性的子评价体系

将现行评价体系中反映"发展潜力""风险评价""社会效益"方面的指标以及"内部经营""财务状况与经营成果"方面反映全局的指标作为共性评价指标，占评价分值的50%；针对现行公立医院信用评价体系服务对象的需要，设立一定侧重点的个性化子评价体系，占评价分值的50%。其中个性化评价可以根据服务对象的特色需要设计。

2. 进一步完善公立医院信用评价体系

建议进一步建立记录公立医院信用信息的历史数据库；大力发展信用评价机构，提高该类机构的自主性和独立性；促进与公立医院各社会、经济往来者之间的网络互联，实现信息共享；建立健全法律体系和监督机制，以规范和惩戒信贷市场中的逆向选择和道德风险行为；加强内部的硬件建设，有利于现代公立医院信用评价模型的推广实施；提高公立医院的信用意识，倡导信用文化。

第二节　公立医院信用评价体系实践改进成效与应用

一、改进后的公立医院信用评价体系在原有基础上实现了新的创新点

（一）选题上有所创新

通过对国内文献资料的检索，尚未发现有同样的研究内容。虽然国内对企业信用等级评价的理论和应用有较多的研究，但尚未发现专门研究公立医院信用评价理论实践检验的。

（二）研究内容上有所创新

新设计的公立医院信用评价体系，不仅对既成评价理论进行实践检验，总结成果、推广应用，逐步改进、完善理论。还可区分不同的评价信息使用者，进一步研究建立评价子系统、调整评价指标、缩略信用等级、建立历史数据库、发展评估机构、促进信息共享、健全监督机制、加强硬件建设、倡导信用文化等。对评价理论有较为深入的研究，进一步丰富和完善了信用评价理论。

(三)研究成果有所创新

1. 填补专业空白

本书针对公立医院这一特殊群体,进行信用评价的深入研究,填补了信用评价实践应用的专业空白,其针对性较强。

2. 扩大使用范围

拟从层次性、合法性、紧急性 3 个维度,确定医院上级、横向和内在利益相关者,以不同的利益相关者需求出发,设计评价子系统,扩大评价信息利用范围。

3. 完善评价理论

拟建立评价子系统、调整评价指标、缩略信用等级、建立历史数据库、发展评估机构、促进信息共享、健全监督机制、加强硬件建设、倡导信用文化等,进一步丰富和完善了评价理论内容。

4. 抛砖引玉

本书研究为我国公立医院信用评价理论做出了有益的探索和尝试。

二、改进后的公立医院信用评价体系国内外同类研究对比分析

(一)针对性强

当前,国内外对信用评价研究多限于企业领域及其分行业的评价研究。而公立医院有着明显区别于企业、一般行政事业单位的诸多特点,并不适用于企业信用评价体系。本书针对公立医院这一特殊群体,进行信用评价的深入研究,填补了信用评价研究的专业空白,其针对性较强。

(二)研究深入

本书不仅对既成评价理论进行实践检验,总结成果、推广应用,逐步改进、完善理论。还区分不同的评价信息使用者,进一步建立评价子系统、调整评价指标、缩略信用等级、建立历史数据库、发展评估机构、促进信息共享、健全监督机制、加强硬件建设、倡导信用文化等。对评价理论有较为深入的研究。

(三)对象较广

常规的信用评价多是对企业所负债务能否如约还本付息能力的评价,往往仅适用于银行信贷决策。本书研究的对象涉及医院所有利益相关者,从层次性、合法性、紧急性 3 个维度,确定医院上级利益相关者、横向利益相关者和内在利益相关者,包括财政、社保、银行、供应商、医院自身及职工等,以不同的利益相关者需求出发,设计评价子系统。

(四)推广效果好

本书研究内容已在部分地市进行实践应用,被当地财政局借鉴,政府资金绩效评价覆盖率已达到 100%;被当地银行借鉴并开发软件,作为信贷决策的最主要依据;被供应商应用并延长信用期限,实现双赢;被公立医院自主应用,综合改革走在全国前列;被其他地市公立医院借鉴,管理效益明显。

三、改进后的公立医院信用评价体系产生的社会效益

(一)财政绩效

借鉴本书研究成果,实验城市财政局成立绩效评价处,加强政府资金监督;借鉴本理论进行绩效评价,促使评价结果优秀率从 2007 年的 33% 提高到 2011 年的 80%;2013 年,政府资金绩效评价覆盖率已达到 100%。政府决策更趋科学、合理。财政绩效评价实践应用举例如下。

> **例 6-1**　**该地市设备购置财政支出项目绩效评价指标及标准**

表 6-2　该地市设备购置财政支出项目绩效评价指标及标准

基本指标		具体指标	评价标准及分值情况
一级指标	二级指标	三级指标	
业务指标 (50分)	目标设定情况 (12分)	依据的充分性(4分)	项目资金设立依据充分、手续齐全得4分;依据基本充分、手续基本齐全得2分;依据不够充分、手续不够齐全得1分;依据不充分、手续不齐全得0分
		目标的明确度(4分)	项目资金使用的预定目标明确得4分;基本明确得3分;不够明确得1分;不明确得0分
		目标的合理性(4分)	项目资金使用的预定目标是否科学、合理。科学、合理得4分;比较合理得3分;不够合理得1分;不合理得0分
	目标完成程度 (10分)	目标完成率(3分)	目标完成率＝目标完成数/预定目标数×100%。完成计划95%以上得3分;完成85%—95%得2分;完成75%—85%得1分;完成75%以下得0分
		目标完成质量(3分)	目标完成质量＝实际达到的效果/预定目标×100%。达到预期质量要求100%得3分;95%以上达到得2分;80%以上达到得1分;80以下达到得0分
		完成的及时性(2分)	项目资金使用的预定目标如期完成得2分,每延误1个月扣1分,扣完为止
		验收的有效性(2分)	验收方式合理、验收结构权威、验收结果公正有效得2分;基本有效得1分;不符合上述要求得0分

基本指标		具体指标	评价标准及分值情况
一级指标	二级指标	三级指标	
业务指标（50分）	组织管理水平（8分）	管理制度保障（3分）	设备采购管理制度健全并落实到位，资料齐全并归档得3分；较健全得2分；不健全得0分。
		支撑条件保障（2分）	机构、人员、设备、场地、信息等支撑条件保障充分得2分；保障不够充分得1分；保障不充分得0分。
		质量管理水平（3分）	项目的技术指标和质量管理达到国家和行业标准得3分；基本达到得1分；不达到得0分。
	项目实施效益（20分）	经济效益（10分）	产生较好的经济效益得10分；有一定的经济效益得5分；有经济效益但不明显得2分；没有效益得0分。
		社会效益（10分）	在设备先进性、准确性、减少病人就医时间等方面产生较好的社会效益得10分；有一定的社会效益得5分；有社会效益但不明显得2分；没有社会效益得0分。
财务指标（50分）	资金落实情况（10分）	资金到位率（4分）	资金到位率＝实际拨付资金/计划投入资金×100%。≥100%得4分；90%—100%得3分，70%—90%得2分；<70%为0分。
		资金到位及时性（4分）	资金是否按计划及时到位。及时到位得4分，未及时到位视延期情况酌情扣分。
		财政投入乘数（2分）	财政资金带动其他配套建设资金，有得2分，没有得0分。
	实际支出情况（20分）	资金使用率（6分）	资金使用率＝实际使用金额/实际拨付金额，90%以上6分，80%—90%4分，80%以下2分。
		支出的相符性（6分）	项目的实际支出与预算批复的用途完全相符，收支平衡得6分；基本相符得4分；较多不相符1分。
		支出的合规性（8分）	项目的实际支出符合国家财经法规和财务管理制度以及有关专项资金管理办法得8分；存在违规使用专项资金，情节较轻得4分；存在违规使用专项资金，情节严重得0分。
	财务管理状况（10分）	制度的健全性（3分）	财务管理、会计核算制度健全得3分；基本健全、个别制度未制定得2分；较多制度未制定得1分；很不健全得0分。
		管理的有效性（3分）	资金的使用有完整的审批程序和手续、财务会计制度得到有效执行得3分；个别情况未能执行得2分；较多情况未能执行得1分；不齐全或无效得0分。
		会计信息质量（4分）	会计信息真实、完整、准确得4分；基本真实、完整、准确得2分；不够真实、完整、准确得0分。

续表

基本指标		具体指标	评价标准及分值情况
一级指标	二级指标	三级指标	
财务指标（50分）	资产配置与使用（10分）	制度的健全性（3分）	资产管理制度健全、完整和合法得3分；基本健全得2分；很不健全得0分。
		制度的有效性（3分）	资产管理制度得到有效执行，固定资产有专人妥善保管得3分；基本执行得2分；未能执行得0分。
		固定资产利用率（4分）	固定资产利用率＝实际在用固定资产总额/所有固定资产总额×100%。95%以上得4分；85%以上得3分；75%以上得2分；65%以上得1分；65%以下得0分。

例 6-2 该地市某财政支出项目绩效评价报告

××市财政支出项目绩效评价报告

项目名称：××市人民医院主院迁建工程

项目单位：××市人民医院

主管部门：××市卫生局

评价类型：事前评价□　　事中评价□　　　事后评价■

评价方式：部门（单位）绩效自评□　　财政部门组织评价■

评价机构：中介机构□　　部门（单位）评价组□　　　财政评价组■

20××年××月××日

××市财政局

一、项目基本概况

项目负责人	×××	联系电话	××××－×××××××
地　址	××××××××	邮编	××××××
项目起止时间	2007年10月30日—2012年7月27日		
计划投入额（万元）	40000	实际到位资金（万元）	40000
其中：中央财政		其中：中央财政	
省财政		省财政	
市财政（万元）	40000	市财政（万元）	40000
其他		其他	
实际支出（万元）	40000		

二、项目支出明细情况

支出内容(经济科目)	计划支出数	实际支出数
归还基建贷款	40000 万元	财政资金 40000 万元
支出合计	40000 万元	财政资金 40000 万元

三、项目绩效情况

项目绩效目标及实施计划完成情况	预 期		实 际	
	资金用于主院迁建工程,以体现市政府对这一重点工程的支持和重视		财政资金全部用于主院迁建项目	
基本指标	具体指标		指标分值	评价得分
1.目标设定情况	(1)依据的充分性		3	3
	(2)目标的明确性		3	3
2.目标完成程度	(1)新院工程完工情况		5	5
	(2)新院投入使用情况		5	5
3.组织管理水平	(1)管理制度保障		2	2
	(2)支撑条件保障		2	2
	(3)招标采购实施		6	5
4.经济效益	(1)业务收入		4	4
	(2)每职工平均业务收入		4	4
5.社会效益	(1)医院面貌		4	4
	(2)医院占地面积、建筑面积		2	2
	(3)病人床位实际使用数		2	1
	(4)门诊人次		2	1
	(5)出院人数		2	2
	(6)公共卫生服务		2	2
	(7)医务力量		2	2
	(8)绿化覆盖率		2	2
	(9)交通便利程度		2	2
	(10)新医疗设备投入		2	2
	(11)新增服务项目		2	2
	(12)新增项目服务人次		2	2
	(13)目标群众满意度		10	9

续表

业务指标得分小计		66	
1. 资金管理情况	(1)资金到位率	2	2
	(2)配套资金到位率	2	2
	(3)资金到位及时性	2	2
	(4)财政投入乘数	2	2
2. 实际支出情况	(1)资金使用率	3	3
	(2)支出相符性	3	3
	(3)支出合格性	3	3
	(4)资金支付及进性	2	2
	(5)预算执行情况	3	3
3. 资产管理状况	(1)项目后续工作的及时性	4	3
	(2)资产投入使用情况	4	4
财务指标得分小计		29	
综合得分		95	
评价等次		优秀	

四、评价人员

姓 名	职称/职务	单 位	签 字
×××	高级会计师 副局长	××市财政局	
×××	高级会计师 绩效评价处处长	××市财政局	
×××	高级会计师 绩效评价处副处长	××市财政局	
×××	会计师	××市财政局	
×××	会计师	××市财政局	

填报人(签字):

2013 年 9 月 28 日

评价组组长(签字):

2013 年 9 月 28 日

市财政局局长(签字并盖章):

2013 年 9 月 29 日

××市人民医院主院迁建工程
绩效评价报告(摘录)

为进一步加强××市人民医院主院迁建工程项目(以下简称"主院迁建工程项目")的管理,提高财政资金的使用效益,××市财政局印发了《关于开展2012年度财政支出项目绩效评价工作的通知》(×市财绩效〔2012〕××号),要求各部门充分认识绩效评价工作的重要性和必要性,加强领导,落实职责,积极配合财政部门完成项目评价,并对提供的评价资料的真实性、合法性、完整性和准确性负责。××市财政局绩效评价处成立了专门的绩效评价小组,对××市人民医院实施此项评价工作,在收集、汇总、整理的基础上,对相关评价资料进行汇总分析,并对照评价指标和标准进行评议与打分,形成了××市人民医院主院迁建项目绩效综合评价报告。现将该项目的绩效评价情况总结如下:

(一)项目基本概况

项目名称:××市人民医院主院迁建工程项目

项目单位:××市人民医院

项目内容:补贴项目资金

项目资金:40000万元

资金来源:××市财政局迁建工程基建拨款

项目期限:2007年10月30日—2012年7月27日

(二)项目绩效及评价结论

1. 项目投资及资金来源

财政资金用于主院迁建工程,财政资金40000万元全部来源于××市财政局迁建工程基建拨款。

2. 项目绩效目标

资金用于主院迁建工程,以体现市政府对这一重点工程的支持和重视。

3. 项目工程完成情况

新院由主院迁建工程和后勤配套用房工程组成,工程主院迁建工程已于2012年7月27日进行竣工验收。

4. 项目执行情况

2012年5月28日××市人民政府〔2012〕××号专题会议纪要"关于加快市人民医院新院建设的协调会议纪要"要求市人民医院新院在2012年11月底前建成并投入使用,2012年9月11日××市人民医院新院搬迁工作协调小组办公室文件"市人民医院迁建工程现场协调会议纪要"要求市人民医院10月28日正式启用。2012年10月28日××市人民医院如期搬迁入新院并正式启用。

项目固定资产投资完成情况:截至2013年06月30日总投资××元,其中:建筑安装工程投资××元,设备投资××元,待摊投资××元。

项目效益情况:2013年1月至2013年6月医疗收入(不含药品)××元,人民医院搬迁入新院后2013年上半年医疗收入(不含药品)较2012年上半年增加××元,增长比例为××％,新院的经济效益明显。

2013年上半年每职工平均业务收入合计××元,人民医院搬迁入新院后2013年上半年每职工平均业务收入较2012年上半年增加××元,增长比例为××％,新院的人均经济效益增长显著。

项目组织管理情况:××市人民医院关于新院建设专门制定了一批制度,其中有《工程领导小组职责》《基建科工作职责》《基建科各岗位责任》《工程施工现场工作例会制度》《工程廉政建设的规定》《工程安全管理制度》《工程档案管理制度》等。人民医院为新院建设专设基建科,由院长担任责任人,分管院长负责;设置现场主管,下设土建、安装、档案、安全、财务等,项目实施组织机构单设,人员职责明确。

项目资金落实情况:截至2013年6月30日,资金来源主要为财政性资金××万元,单位自筹××万元。

项目资金实际支出情况:项目资金实际使用金额40000万元/实际拨付金额40000万元×100％＝100％。2013年上半年人民医院收到的40000万元财政资金全部用于归还主院迁建及后勤配套用房工程贷款,未用于其他方面。

项目社会效益情况:××市人民医院新院位于市区×××路×××号,占地155797.80平方米,绿化面积82亩,建设面积19.2万平方米,建筑面积176790平方米,新院由二十层主楼、五层附楼和六层后勤楼组成,停车位1000个,按照国际一流医学中心标准建设。新院共设置临床、医技科室39个,病区42个,床位1530张。现实际开放病区30个(不含非典病区),床位1243张(不含非典病区)。新院住院部设置手术室21间,其中百级3间,千级6间,万级12间。新院健康管理(体检)中心位于附楼,为独立运行区域,与非健康人群严格分离,总建设面积9000平方米,按四星级宾馆标准装修,设有体检客房32间,还附设休闲中心自助餐厅等生活娱乐设施。

2013年上半年,病人床位实际使用累计××张,人民医院2012年10月25日搬迁入新院后,2013年上半年病人床位实际使用累计数较2012年上半年增加××张,增加比例为××％。

2013年上半年,门诊人次合计××,人民医院2012年10月25日搬迁入新院后,2013年上半年门诊人次较2012年上半年增加××,增加比例为××％,新院建筑面积是老院的3.6倍,但门诊人次只增长××％,新院医疗规模增长尚不够。

2013年上半年,出院人数合计××人次,人民医院2012年10月25日搬迁入新院后,2013年上半年出院人数较2012年上半年增加××人次,增加比例为××％。

　　人民医院迁入新院后在公共职能方面的软硬件投入有明显提高,其中主要有:非典医院大力筹建完成,发热门诊功能发挥更健全,肠道门诊防治工作更投入,院感等专职防保工作力量更加强,逐步健全了职业病诊断,院前急救能力加强。康复中心从原来的32张床位增加到120张,占建筑面积8000平方米,近3年新添专业设备××万元,2012年被省劳动保障厅确定为"省康复定点医疗单位"。

　　2013年上半年,由于人民医院新院投入使用,病人床位的增加,业务量快速增加,同时为符合卫生行政部门的综合性大型医院人员配置要求,2013年,人民医院计划录用临床类、护理类、医技类新职工44人。这不仅满足了医院发展的需要,同时也为社会解决了部分大中专生就业问题。

　　新院地址××市××路××号,位于全市三大区块的中心,地理位置优越,并可延伸至下属各县市。新院设专用公交站牌,有37条公交线路通过新院门口。其中市内公交线路有25条,包含学生专线2条、快速公交线1条;汽运公交线路有12条。新院现有停车位1000个,且免费使用,能有效满足病人及家属停车需要。

　　单位2013年上半年已新购、更新医疗设备××万元。从硬件设施上极大地保障了医疗水平,为患者提供更好的服务。

　　人民医院新设健康管理(体检)中心于2012年11月5日正式投入使用,完成了由传统的体验服务模式向健康管理模式的转变。健康管理(体检)中心位于医院附楼,为独立运行区域,与非健康人群严格分离,总建筑面积9000平方米,按四星级宾馆装修。设有体检客房32间,每天最多可接待300人的体检。人民医院康复中心随医院迁入新址后同时启用,康复中心位于医院附楼,为独立运行区域,总建筑面积9000余平方米,环境一流、设置规范、功能齐全。

　　康复中心设置床位160张,分四个病区,除××本地及下属县市外,还吸引了周边地市级地区的患者。2013年,人民医院被省劳动保障厅确定为"省康复定点医疗单位"。

　　截至2013年6月30日,健康管理(体检)中心2013年上半年已累计完成体检××人次,比上年增加××%,体检收入金额××万元,同比增加××%,到体检单位作健康讲座××次,取得了社会效益和经济效益双丰收。

　　针对新院情况,我们进行了问卷调查,发放问卷300份,实际收回296份,其中有效问卷296份。统计结果显示,搬迁后影响不大及以上占80.1%,对新院各项目服务的满意情况一般及以上占98.6%。

　　5. 评价结论

　　根据开展绩效评价工作的有关要求和人民医院主院迁建工程的特点,设计了绩效评价考核指标体系和绩效评价考核工作底稿,主院迁建工程项目进行了业务及财务两方面评价,从评价情况看,项目给医院增加了收入、给社会增添了功能;项目新增了就业岗位,增加了市民医疗便利;项目组织管理明确,资金落实到位,支出符合规定,财务管理完善;项目不仅为××市民的就医提供了方便,也给周边县市市民提供了医疗保障。从评价结果看,业务指标得分66分,财务指标得分29分,综合得分95分,我们认为该项目评价等次为"优秀"。

(三)评价发现的问题

通过绩效评价,我们还是发现了一些在项目实施过程中存在的问题:

1. 项目在前期实施招标时资料不够完整;

2. 项目投入后,门诊人数增长不明显;

3. 项目投入后,住院及出院人数未能达到设计预期;

4. 项目尚余大量后续手续待履行;

5. 新院有部分楼层尚处闲置状态。

(四)相关意见及建议

通过绩效评价,我们建议:

1. 项目前期招标资料尽快补充完整;

2. 新院搬迁后,医疗硬件大大改善,但门诊人数、实际使用床位、出院人数增长不多,应加大医疗软件的提升,留住本地患者,吸引周边地市患者;

3. 医院应尽快完成对新院后续手续的办理工作;

4. 新院由于设计的超前性,有部分楼层尚处闲置状态,随着新院启用,病房的使用会处于饱和。

(五)附件

1. 主院迁建工程项目工作底稿。

2. 主院迁建工程项目相关的文件、资料。

例6-3 **该地市某年公立医院卫生科教经费项目绩效评价报告**

××市财政支出项目绩效评价报告

项目名称:××××年××市卫生局科教经费项目

项目单位:××市卫生局

主管部门:××市卫生局

评价类型:事前评价□ 事中评价□ 事后评价√

评价方式:部门(单位)绩效自评√ 财政部门组织评价□

评价机构:中介机构□ 部门(单位)评价组√ 财政评价组□

××××年××月××日

××市财政局(制)

一、项目基本概况

项目负责人	×××	联系电话	××××—××××××××
地 址	××市××街××号	邮 编	××××××
项目起止时间	××××年1月1日—××××年12月31日		
计划安排资金(万元)	××	实际到位资金(万元)	××
其中:中央财政		其中:中央财政	0
省财政		省财政	0
市级财政	××	市级财政	××
其他	××	其他(自筹)	××
实际支出(万元)			

二、项目支出明细情况

支出内容(经济科目)	计划支出数	实际支出数
省、市级医学重点学科建设	××	××
省、市科技计划配套	××	××
省、市科技奖励配套	××	××
专利、论文著作、学术活动奖励	××	××
人才培养项目资助	××	××
省适宜技术基地、继教基地建设	××	××
各质控中心工作经费	××	××
支出合计		

三、项目绩效情况

	预 期	实 际
项目绩效目标及实施计划完成情况	希望通过对××××年市本级卫生科技教育、人才培养经费资助配套使我市的公立医院临床技术水平和科研水平上一个台阶,加强医学重点学科建设,发展×—×个优势学科(扶持学科)使其保持省内领先地位;加强公立医院医学科技创新平台建设,创建医学动物实验室、医学分子实验室,提高我市公立医院医学科技基础研究水平;加强科研投入,积极开展新技术、新项目,争取××—××项省、部级科研立项;加强高层次人才培养支持力度,进一步提高高学历、高层次人才的拥有量,建设一支国内、省内一流的学科带头人队伍。通过科教经费投入,引导我市卫生系统公立医院优势学科、技术做大做强,力争使我市卫生科技教育主要指标位居全省前列。	从项目执行情况看,我们认为科教经费项目执行情况良好。在科教经费奖励政策支持下,各公立医院(项目单位)参与科技教育活动的人员每年递增,科技创新水平不断提高,说明我市公立医院的科教经费奖励政策是科学合理的,也体现了财政科技投入的导向作用。从××××年我市取得的科技立项、获奖及重点学科成绩看,我市医疗卫生技术水平在快速提高,以满足××人民群众高水平的卫生服务需求,发挥最大的社会效益。

续表

一级指标	分值	二级指标	分值	三级指标	分值	得分
项目决策	20	项目目标	4	目标内容	4	4
		决策过程	8	决策依据	3	3
				决策程序	5	5
		资金分配	8	分配办法	2	2
				分配结果	6	6
项目管理	25	资金到位	5	到位率	3	3
				到位时效	2	2
		资金管理	10	资金使用	7	6
				财务管理	3	2
		组织实施	10	组织机构	1	1
				管理制度	9	8
项目绩效	55	项目产出	15	产出数量	5	5
				产出质量	4	3
				产出时效	3	3
				产出成本	3	3
		项目效益	40	经济效益	5	4
				社会效益	20	20
				可持续影响	5	5
				服务对象满意度	10	10
总　分			100			95
综合得分			95			
评价等次			优　秀			

四、评价人员

姓　名	职称/职务	单　位	签　字
×××	副局长	××市卫生局	
×××	处长	××市卫生局科教中医处	
×××	处　长	××市卫生局计财处	
×××	副处长	××市卫生局科教中医处	
×××		××市卫生局科教中医处	

续表

填报人(签字)：

年　　月　　日

评价组组长(签字)：

年　　月　　日

中介机构负责人(签字并盖章)：

年　　月　　日

五、评价报告文字部分(报告综述)

(一)项目基本情况

1. 项目概况

根据省卫生厅、市科技局科技项目经费管理办法要求及××市市直公立医院引进和培养人才的若干意见,我局根据年度部门预算对市本级直属公立医院进行××××年科技教育及人才培养项目经费资助与配套,共计××万元。资金由两部分组成,市级财政拨款××万元,部门自筹××万元。

资金主要用于:①省、市级临床医学重点学科资助,列入省级医学重点学科创建期内每年资助经费××万元;②列入市级医学科技创新平台建设资助××万元。③科技计划项目配套,列入省、市级各类计划的科技项目按1:1的比例给予资金配套,推广项目按1:1给予资金配套。④科技进步奖奖励,对获得省、市科技进步奖的成果市直部分按1:1给予配套奖励。⑤人才培养项目资助奖励,出国攻读博士学位资助单位××万元;在职取得硕士、博士学位的,奖励个人××万元、××万元,乡镇卫生院取得学士学位奖励个人××万元;出省进修一年以上的资助个人××万元,半年的奖励个人××万元;⑥对申请国家专利(发明专利、实用新型专利、外包装专利)分别奖××—××万元;医学科技著作奖××万元/每10万字;对于收录SCI的学术论文,每篇给予奖励××万元;主办高层次国际、国家级学术会议、主办国家级继教项目培训班奖××万元。⑦各质控中心工作经费。

××××年年度科教经费使用分布为省、市级重点学科资助××万;科技计划项目配套资助××万;科技进步奖配套奖励××(其中省科技厅、市科技局科学技术奖奖励文件下发时间在××××年,故××××年配套经费由××××年补发);人才培养××万元;专利、论文著作、学术活动奖励××万元;各质控中心工作经费××万元,共计使用资金××万元,其中不包括××××年省科技厅、市科技局科学技术奖奖励配套部分。

2. 项目绩效目标

希望通过对××××年市本级卫生科技教育、人才培养经费资助配套使我市的医疗临床技术水平和科研水平上一个台阶,加强医学重点学科建设,发展××—

××个优势学科(扶持学科),使其保持省内领先地位;加强医学科技创新平台建设,创建医学动物实验室、医学分子实验室,提高我市医学科技基础研究水平;加强科研投入,积极开展新技术、新项目,争取××—××项省、部级科研立项;加强高层次人才培养支持力度,进一步提高高学历、高层次人才的拥有量,建设一支国内、省内一流的学科带头人队伍。通过科教经费投入,引导我市卫生系统优势学科、技术做大做强,力争使我市卫生科技教育主要指标位居全省前列。

(二)项目绩效报告情况

××××年卫生科技教育经费按照原定政策执行,对我市医疗卫生技术水平发展起到推动作用。各项工作规范有序、经费到位、下拨及时合理,下面将一年来的执行情况汇总如下:

1. 项目实施情况(经费使用情况)

××××年卫生科教经费使用情况为:①省市共建医学重点学科资助××个项目,共计××万元,分别为××市人民医院的心血管病学、普通外科学(肝胆胰脾)、医学分子生物学、病理学。②科技计划项目共资助××项,共计××万元。其中省科技厅公益性计划项目××项,省自然科学基金项目××项,省卫生厅计划项目××项,市级重点计划项目××项,一般项目××项,其他横向项目××项。③科技进步奖奖励项目××项,共计××万元(不包括省、市科学技术奖奖励配套经费)。其中获省科学技术二等奖××项;获省医学科技创新二等奖××项,三等奖××项;获市科学技术一等奖××项,二等奖××项,三等奖××项。④人才培养项目资助奖励××万,其中,在职取得硕士学位××人,乡镇卫生院取得学士学位××人,出省进修××人,中医师、中药师承担资助××人。⑤专利、论文著作、学术活动奖,××万,其中申请国家发明专利××项;出版医学科技著作××部;发表国际SCI期刊学术论文××篇;主办国家级继教项目培训班××期。⑥各质控中心工作经费××万。

2. 项目结果及效益情况

××××年科教经费项目结果及效益主要表现在科技项目成果推广应用、获得的科技进步奖、发表论文、专利、列入上级科技计划项目的数量上。被资助科技项目均被列为市级以上科技计划项目,其中《××》等××项成果列入省、市重点推广项目,《××》《××》等××个项目列入省科技厅公益性计划和省自然科学基金计划,从侧面反映出了我市科技项目档次得到提升,部分学科科研水平达到省级医疗单位领先水平。在科技获奖方面,《××》《××》获省科学技术二等奖;获省医学科技创新二等奖××项,三等奖××项,位居全省××个地市第一。在职取得硕士学位××人,申请国家发明专利××项;出版医学科技著作××部;发表国际SCI期刊学术论文××篇,主办国家级继教项目培训班××期。在重点学科建设方面,我市有××个学科被命名为省级医学重点(扶持)学科,省级中医重点专科××个,在建省市共建重点学科××个,优势学科技术水平达到省内领先地位,患者可以在市内享受类似于省级医疗单位的医疗技术服务,反映出学科的技术辐射效应,产生了良好的社会效益和经济效益。全省××个地市中率先开展市级医学科技创新平台建设项目××个,并与省级医疗单位接轨,大大提高了我市医学科技基础研究水平。

3. 项目资金落实及使用情况

从总体来看,科技项目资金到位情况良好,科技项目资助资金列入部门预算,并全额配套下拨,单位也按项目要求进行配套,极高的项目资金到位率保障了项目的顺利实施和完成。各单位配套资金的落实,大大降低了财政投入成本,也使科技投入机制日趋完善,财政科技投入的导向作用日趋明显。各项目实行项目负责人法人制,确保项目经费用于科研。

(三)综合评价情况及评价结论

从项目执行情况看,我们认为科教经费项目执行情况良好,主要表现在:①在科教经费奖励政策支持下,各项目单位参与科技教育活动的人员每年递增,科技创新水平不断提高,说明我市的科教经费奖励政策是科学合理的,也体现了财政科技投入的导向作用。②从××××年我市取得的科技立项、获奖及重点学科成绩看,我市公立医院卫生技术水平在快速提高,以满足我市人民群众较高的卫生服务需求,发挥最大的社会效益。③科技项目经费管理规范,科技项目资金到位情况良好,科技项目资助资金列入部门预算,并全额配套下拨,每个项目都实行项目负责人法人制,确保科教经费专款专用。自评工作从项目基本概况、项目预期绩效目标、绩效目标的实施情况、项目结果及效益情况、项目资金落实及使用情况等方面进行了综合评价,评价结果显示:我局××××年卫生科教经费项目绩效自评工作符合要求。

(四)评价发现的问题

①科技经费投入的强度和增长不够理想,尤其是开展重大卫生科技项目(如医学科技创新平台)资助力度不足。②部分科技项目存在达不到合同目标或项目无法完成现象,约束机制不够。③相关科研项目的负责人与财会人员之间的信息沟通不够及时,个别项目承担单位经费开支范围不规范。④科技成果推广应用率有待进一步提高。

(五)相关意见与建议

①建立科学的政府科技投入机制,采取多种形式的政府科技投入。②引入成熟的第三方科技经费审计制度。③进一步完善科技投入绩效评价体系,建立和完善项目管理监督机制。

（二）银行信贷

实验城市农业、中信等银行充分运用本书研究成果进行信贷决策,根据本书研究成果开发信用评价信息软件应用实际,依据软件提示,近 5 年,对该市各公立医院安全放贷 5.2 个亿,拒绝贷款 1300 万元。

（三）经济往来

各类供应商运用本研究成果确定销售信用政策。2008 年,对该城市某大型综合性公立医院信用期限由原来的 2 个月延长到 4 个月;2010 年,该信用政策在该市市直公立医院中全面铺开,大大缓解了各公立医院资金压力,促进公立医院快速发展,实现公立医院与供应商的双赢。

（四）自身管理

借鉴本书研究成果,实验城市公立医院对自身的信用情况进行了评价,从中发现当地公立医院在整体医疗市场环境中的劣势,在内部管理及改革制度、病人满意度、战略实施情况以及结余率方面完成得不够理想,需要采取相应的措施,进一步提高其信用等级。为此,该地市公立医院针对性地采取一些改革措施,并取得了较好的改善效果。

1. 通过评价,该地市各公立医院发现自身在整体医疗市场环境中所处的劣势

尤其是医疗质量、服务质量、运营管理、职工激励等方面存在不足,围绕当前短板,于 2012 年在该省率先试行了地市级公立医院综合改革,改革后"以药养医"机制彻底破除,老百姓"看病难、看病贵"问题缓解,病人满意度提高。该成果已推广应用到该省其他地区。公立医院信用评价结果对实验城市地市级公立医院综合改革指导进程与效果介绍如下。

为逐步实现人人享有基本医疗卫生服务的目标,2009 年中共中央、国务院发布了《关于深化医药卫生体制改革的意见》;2012 年 3 月,国务院印发了《"十二五"期间深化医药卫生体制改革规划暨实施方案》,进一步要求:"积极推进公立医院改革,拓展深化城市公立医院改革。"《该市国民经济和社会发展第十二个五年规划纲要》也明确要求:"积极探索公立医院改革,努力缓解看病难、看病贵等问题。"根据该市《十二五规划纲要》要求,借助本书提供的信用评价体系工具,针对所发现的改革短板,该市配套出台了《××市卫生事业发展"十二五"规划》,同步提出了"稳步推进公立医院改革,积极探索医院建设和发展新机制"的任务要求。

据不完全统计,目前全国已经有 19 个省(区、市)600 多家县级医院启动了综合改革试点。针对评价发现的当地公立医院改革短板,2012 年 9 月该市率先在全省乃至全国开始了地市级公立医院改革的破冰之旅,实行以"药品零差价"为核心

的地市级公立医院改革。

总体来说,当下国内公立医院改革主要分为以下 3 种典型模式:陕西的"子长模式";河南省宜阳县等地为代表的支付方式改革;以实验所在市为代表的取消"以药养医"机制改革,该地改革颇具代表性。

在利用信用评价结果,提出针对性改革意见后,该地市公立医院已经配套先行了以取消"以药养医"机制为核心的综合改革,具体改革内容如下。

例 6-4 实验地市公立医院综合改革内容介绍

一、总体设计

(一)指导思想

以改革促发展,按照"一平二增三提高"(即:调降总量基本平衡,适当增加医疗服务价格和医保基金支付水平,提高市级公立医院活力、辐射力和群众满意度)的总体改革思路,创新体制机制,完善政策措施,取消"以药补医"机制,建立科学有效的市级公立医院运行新机制;破除逐利性行为,维护公立医院公益性;激发运行活力,切实提高市级公立医院服务能力,有效解决城乡居民看病就医的突出问题。

(二)基本原则

本着"政府主导,惠民利民;创新机制,综合推进;积极探索,稳步发展"的原则,强化政府在规划、投入和监管等方面的责任,取消"以药补医"机制,通过采用减少药品费用、调整医疗服务价格、调整医保政策、实施财政补助的"一减两调一补"综合措施,结合实际制订财政投入、价格调整、医保支付、绩效分配、运行机制等具体配套方案,探索改革的有效形式和办法。

(三)实施范围

全市 8 家市级公立医院均列入综合改革试点,包括一家三级甲等综合性医院、一家二级甲等综合性医院、两家三级甲等专科医院、两家三级乙等专科医院、两家二级乙等专科医院。××县在市区的两家医院按照××县公立医院综合改革试点工作方案同时实施。××区(含市直镇、街道)范围内的所有镇(街道)卫生院同时实施一般诊疗费项目和收费政策。

二、具体内容

(一)取消"以药补医"机制,实行药品零差率销售

除中药饮片外,市级公立医院西药、中成药均按实际进价实行零差率销售。坚持合理用药,严格控制药品收入在医疗收入中的比例、基本药品使用比例和抗菌药物占药品使用比例。

(二)调整医疗服务价格,优化医疗服务的收费结构

按照"总量控制、结构调整"原则,适当提高体现医务人员技术劳务价值的诊疗

服务价格,原则上医疗服务价格补偿率控制在90％左右。其中:(1)取消挂号费,普通门诊诊查费调整为:三甲综合性医院14元/次,三甲专科医院12元/次,三乙、二级医院10元/次。专家门诊诊查费也相应调整。(2)等级护理费原则上上调100％。(3)治疗费原则上上调10％。(4)手术费原则上上调25％,其中技术高端手术上调35％—45％。

（三）发挥医保政策调节作用,引导患者合理就医

调整后的服务价格,原则上通过调整基本医疗保险标准来消化,不实际增加患者的个人负担。其中:普通门诊诊查费由医保全额报销;考虑分级医疗的报销比例,基层医疗机构一般诊疗费也纳入基本医疗保险报销范围;对按规定调整后的诊查费、护理费、床位费、治疗费、手术费等医疗服务价格,纳入基本医疗保险支付范围,按基本医疗保险政策规定报销。同时,改革医疗保险结算制度,实行基本医疗保险费用总额预算管理。

（四）加大财政保障力度,体现政府职责和公立医院的公益性

为提高各家医院的改革积极性,增强其发展后劲,××市政府适当加大对改革医院的投入力度,新增鼓励性补助资金,补助资金每年不少于2000万元,将不再采用直接补助的方法,而是与医院的经营业务指标相挂钩,与医院门诊和住院均次费用、平均住院日、药品比例、基药比例、抗生素消耗比、人均业务量、百元耗材、群众满意度等挂钩,医院内部管理水平及费用控制情况将直接影响可补助金额及效益工资发放总额。

（五）深化运行机制改革,提高医院活力、辐射力和满意度

努力通过现代医院法人治理结构的探索、优化内部运行管理、加强编制和岗位管理、完善绩效考核等途径深化试点医院运行机制改革;通过加大"三名"建设力度、加强卫技人才队伍建设、加强中医药服务能力建设等途径提升试点医院的服务能力;通过严格医疗费用管理、加大医学合作与交流、推进卫生信息化建设、深化支援基层卫生工作等途径加强试点医院的综合管理;通过实施惠民便民措施、加强医德医风建设、优化医疗执业环境等途径全面改善试点医院医疗服务。

三、试行成效

（一）"以药养医"机制彻底破除

医院结余来源由原来的三项缩减为医疗服务与财政补助两项,药品比例明显下降,费用结构明显优化。以2012年9月12日—10月11日一个月的数据统计分析,8家市级医院药品比例明显下降,其中门诊药品比例环比下降2.65个百分点,住院药品比例环比下降4.72个百分点,药品收入占医疗总收入比例环比下降4.17％。8家医院在医疗总收入环比下降4.88％的基础上,医疗服务类收入环比增长2.24％,其中住院医疗服务类收入环比增长4.56％,既保证了医院正常经济运行,也体现了医务人员技术和劳务价值的回归。

(二)老百姓"看病难、看病贵"问题有所缓解

首先,改革前后病人负担基本持平,以 2012 年 9 月 12 日—10 月 11 日一个月的数据统计分析,8 家市级医院平均处方值环比下降 8.03%。门诊均次费用环比下降 0.37%,住院均次费用环比增长 0.28%,病人医药费用负担未有增长,基本实现持平。其次,各家医院通过优化服务流程,探索推进"先诊疗,后结算"模式,推进预约挂号诊疗及双向转诊服务,加强便民门诊和双休日及节假日门诊,全面开展优质护理服务,深化完善志工服务、基本医疗保障费用即时结算等制度,切实缓解病人"看病难"问题。

(三)病人满意度有所提高

改革实施后,病人普遍反映良好。由于受满意度测评表回收周期的限制,病人满意度尚无法全面统计,但从已回收的××医院看,该院满意度同比增长了 1.4 个百分点,从短期内、局部来看,此次医改还是受当地老百姓欢迎的。

四、改革体会

(一)医院执行力决定改革的成效

为确保改革顺利实施,试点医院应紧紧围绕"深化医药卫生体制改革"的目标,坚持以改革促发展,吃透医改精神,积极贯彻落实改革措施,做到改革前充分准备、未雨绸缪,改革中积极实施、稳重有序,改革后总结提高、循序渐进。

(二)"度"的把握决定改革的方向

试点医院应通过医疗与服务质量的改进,进一步提高服务对象对此次改革的满意度;及时调整内部分配方案,进一步提高医务人员对此次改革的认可度;加强内部运营管理,进一步提高医院自身对此次改革的适应度;以明确把握好改革的大方向。

(三)服务品质提升是改革的重点

试点医院还应通过解放护士,实现"被动—主动—感动"的服务方式转变,进行门诊革命,实现"病变—疾病—病人"的服务对象转变,改进便民措施,实现"治愈—帮助—满意"的服务目的转变,以大幅提升医院的服务品质。

(四)财务管理是改革的攻坚力量

财务管理是此次改革的攻坚力量,试点医院财务部门应积极做好相关数据的收集、统计工作,用于明确衡量改革成效;应加强对财务数据的分析、建议,实现改革质量的持续提升;应加强财务管理方面的人、财、物配合,确保改革顺利、有效进展。

(五)协同变革是改革的重要保障

地市级公立医院与县级公立医院、社区卫生院往往空间距离较近、服务半径交叉,不同的补偿机制政策会引来诸多非议,有必要实现当地地市级公立医院与各级医疗机构的同步改革,在医疗服务价格机制、医疗保障政策上实现统一体制、同步

推进。

在利用信用评价结果提出针对性改革意见后,该地市公立医院还计划在现有的"药品零差价"改革的基础上,结合地方实际与公立医院特性,探索落实政府办医责任,推进补偿机制改革,控制医疗费用增长,推进政事分开、管办分开,建立现代公立医院管理制度,开展公立医院管理服务创新等方面的改革。进一步丰富与完善该市公立医院综合改革,研究解决本市人民看病难、住院难、看病贵问题,也为该省其他地市公立医院综合改革提供参考。

下一步的改革方向是:在运行机制方面探索建立"药品零差价"后价格、医保、财政等部门的协调联动机制,探索建立现代医院法人治理结构,实行精细化管理,建立与之相适应的绩效考核体系;在服务能力方面探索"三名"建设、加强卫技人员培养;在资源配置方面探索社会资本办医方式;在综合管理方面探索费用控制、技术合作交流、卫生信息化等方面建设;在服务改善方面探索惠民便民措施、优化医疗执业环境等措施。执行过程中注重思想统一、协作落实、舆情支持。

下一步的改革能进一步丰富当前公立医院改革理论与实践,既缓解当前地市级公立医院改革全面性不够的问题,也缓解局部改革适用性不够的问题。

2. 通过评价,该地市公立医院发现自身在内部管理及改革制度方面有待提高

尤其是主诊医生负责制这一核心运行模式存在一定的弊端,针对存在的不足,提出一系列修整弥补的措施,具有一定的实践指导意义。根据公立医院信用评价结果对实验城市公立医院核心运行模式——主诊医师负责制的完善与推进成效介绍如下。

> **例 6-5** 　实验地市公立医院主诊医师负责制改革内容介绍

当前,医疗技术的突飞猛进,医疗服务的产业化,医疗需求的个性化、多变化,以及医疗机构的多元化和特色化,使医疗服务市场的竞争日趋激烈,医院全球性竞争进程加快,外部环境的不确定性程度加深,给医院带来了巨大的冲击。如何寻求一条自强自立、持续发展之路是各级医院不断为之探求的。目前,我国的许多医院均陆续实施了主诊医师负责制这项改革措施,取得了阶段性的巨大成效。但同时,在主诊医师负责制改革的进程中也逐渐暴露出了一些不足之处。这就有必要提出来并寻找修整弥补的措施。

一、主诊医师负责制实施以来取得了阶段性的成效

(一)体现"以病人为中心"的宗旨

主诊医师负责制充分强调"病人选择医生"这一前提,以满足病人的自主权与就医的心理需求为出发点,赋予病人自主择医的权利,提高了病人的就医安全感以

及对医务人员的信任感和对医疗服务的满意程度。诊疗组往往全面负责并实施患者的接诊、住院、诊疗操作(包括手术等)及出院随访等工作,这样医生与患者之间能更加直接地一对一地开展诊治活动,有利于病人与医务人员的心理沟通,有利于改善医患关系。

(二)医院闯出了一条自我发展的道路

诊疗小组的设立,使医院内部引入了市场竞争机制,医院的综合实力在短时间内明显增强,医院逐步向更大、更强、更壮的方向快速发展。以国内最早实施这项措施的浙江省邵逸夫医院为例:该医院已获得了连续若干年的持续高速发展,建院10年后,年业务收入是建院3年时的3.5倍、年门诊人次是建院3年时的2.7倍、出院病人数是建院3年时的2.6倍、平均住院日仅11天、药品比例仅38%,主诊医师负责制给该医院带来了勃勃生机。

(三)充分调动了医务人员的工作积极性

实施主诊医师负责制改革与之相配套的分配制度体现了多劳多得、优劳优酬的原则,最大限度地挖掘出了个人的工作潜能,使医务人员以最大的工作热情投入到诊疗活动当中,从根本上改进了服务质量和服务作风,病人满意度普遍提高。以浙江省某地区十大医院病人满意度测评为例,改革后的病人满意度平均值比改革前提高了12个百分点,"红包""回扣"等行业不正之风也在病人的监督与比较中逐渐消失。

二、主诊医师负责制实施过程中也存在着一些弊端

(一)不利于卫生人力资源的合理利用

组间忙闲不均,不利于卫生人力资源的合理利用。经过一段时间的运行后,组与组之间的忙闲差距逐渐拉大,而且随着病人从众心理的推移,组间的差距会有加大的趋势。忙的组无暇顾及医疗质量细节,出现医疗缺陷;空的组却白白浪费了一套人力资源,同时组内人员也得不到进一步的实践锻炼与提高,在诊疗水平上拉开了档次。

(二)医疗缺陷隐患相对加大

诊疗思维往往局限于某个主诊医师或小组内若干成员,医疗缺陷隐患相对加大。过度的运用 Attending 制,使组间界限划分过于明晰,而中国传统的知识分子有一个致命的心理缺陷就是不愿向竞争对手请教。久而久之,形成各自为政、画地为牢的局面,同行之间得不到交流与互补,整个医院在无形之中被划分成一个个小诊所的简单集合体,殊不知这是以主诊医师必须是"全才"为出发点的。但人无完人啊,全面掌握所有医疗知识的医生是没有的。所以各个组往往仅局限于自己的专业范围、局限于自己狭隘的诊疗思维来考虑病情,较难放眼患者整体来考虑问题,那么医疗缺陷隐患中的"煮青蛙现象"也就在不知不觉中产生了。

(三)人际关系易出现紧张局面

引入竞争机制的同时也会产生一些副作用,比如说人际关系的紧张。主诊医师负责制改革创造了一种能者上、庸者下的健康向上的竞争气氛,但同时也会使个别医务人员生怕对方超过自己而放弃互助合作,甚至贬低他人、抬高自己,只在乎自己的利益而忽略集体的整体利益。医务人员之间、组间、科间协作存在一些阻力。

（四）医院长远发展会受影响

医院的长远发展会受到一些影响。主诊医师负责制改革在短期内给医院带来了巨大的经济效益与社会效益,同时配套的分配制度也使医务人员过度抓住现有机遇努力从事临床工作,却没有更多的精力去搞科研、谈发展;年轻的医生们留恋现有的优惠待遇而不出去学习更新的知识;激烈的竞争与医患之间的矛盾使医生不敢大胆地运用新技术。科研进步的速度有所减缓,长此以往,会严重影响到医院的长远发展乃至生存。

三、对策

对于改革以后产生的新弊端,人们的习惯性思维往往是用一系列制度、一些规定等强制性手段去约束,但强烈的纠正措施往往会导致另一种弊端的产生。由此主张采用引导的方式,通过一段时间的自主吸收后,实现原有改革措施机制内的自然消化与完善。

（一）充分运用资本经营手段,尤其是人力资源资本

把诊疗组的人力资源看成是可以增值的活化资本,通过优化配置和动态调整等多种形式进行有效运作,以最大限度地实现资本增值。

1. 允许各诊疗组之间兼并与被兼并,实现横向一体化。效益好的诊疗组允许扩大生产,实现规模经济,甚至允许兼并到科内就剩一个诊疗组,只要该组能达到一个新的平衡,就实现了一个从诊疗组平稳过渡到"类科室诊疗组"的过程,而这种"类科室诊疗组"可以集诊疗组与科室两种管理模式的优点于一身。

2. 允许科间在自愿的前提下,相关诊疗组之间强强联合,建立联营诊疗组,实现纵向一体化。更便于互相输送专科病人,病人也可以享受内外科结合或中、西医结合一条龙服务。以打造出一艘艘院内的"小航母",提高专业整体效应;充分发挥各人的长处,扬长避短、优势互补,提高人力资源的有效配置;简化病人就医流程,提高医院整体竞争实力;同时跨科之间的科研合作也就相对较易了。

（二）设立首席主诊医师制

通过资格审查、面试、笔试聘任一定数量的首席主诊医师,赋予相应的人员使用权、医疗管理权、技术决策权、经营管理权、肩负起教学及科研、学科建设和人才培养、经营管理目标、医疗质量和医疗安全等责任,通过月度、年度考核,切实弥补现有主诊医师负责制的不足。充分调动和发挥首席主诊医师的特长与积极性,使其能综合地考虑学科发展,结合科室整体经济效益、把握医疗市场需求命脉来确定

本科室的发展方向,发挥好"领头羊"的作用;充分体现首席主诊医师的奉献精神,通过言传身教不断培养年轻医护人员,鼓励外出进修学习与参加学术交流,要求他们在专业领域内不断突破,养成良好的学术氛围,从而提高科室的整体业务水平;抓住中国知识分子仅折服于技术远高于本人水准者的这种心理,使各级医务人员紧紧围绕在德高望重的首席主诊医师周围,孜孜不倦地学习与工作,使整个科室产生强大的合力,最大限度地发挥出科室的整体潜能;首席主诊医师对医疗质量全面把关,充分保障了医疗安全,也真正体现了医院的整体实力。

(三)继续做足"分配"这篇文章

分配是最简捷最有效的刺激手段之一,可以继续做足"分配"这篇文章。

1. 对科研成果要重奖,但更注重于奖励的"艺术性"。可将年终的科技成果奖部分分解到科研过程中发放,不断地刺激所在诊疗组与周边诊疗组。那么同样效益的情况下,搞科研的诊疗组每月薪金就明显高于另一个组,以此对两个组均有刺激作用。

2. 实行协作病例的有偿提供。对于开展课题缺少案例的,可报医院相关职能科室核实后向全院甚至兄弟医院公布,寻求协作,采用所需试验的新技术新方法或提供合适病例,有偿费用由医院与接受案例诊疗组共同承担,支付给提供协作案例的诊疗组。实现课题协作范围的极大扩展。

3. 鼓励带高薪进修,但不是泛指,仅指学成后能立即动手开展新技术新方法的。一般进修人员仅享受较低的进修补贴标准,但如果外出进修回来后能立即运用到临床开展新技术新方法的,可补足高额薪金,以解决进修期间收入较低的后顾之忧,同时能促进其学以致用,迅速推动新技术的产业化进程。

4. 继续鼓励大胆创新。对因实施科研、开展新技术新方法导致的医疗风险由医院全额承担,以极大地推动理论成果的实际运用。

(四)设立专职科研诊疗组

设立专职科研诊疗组,配套相应的特殊分配方式。经竞聘后设立业务诊疗组与科研诊疗组(或科研员),业务诊疗组即为原有从事临床诊疗活动的诊疗组,科研诊疗组(科研员)以科研为主,年初必须有较高水准的科研成果目标。科研组(科研员)按月获得同级人员平均薪金的1/2,年底科研获得预期成果后获得余下的1/2,成果较大的再奖励。科研组允许收治病人,为科研成果提供所需案例,如根据实际效益计算所得的薪金高于平均薪金的,按实发放。科研进度接受相关职能部门的定期检查,如科研项目成果无望,可在科研进程的1/2以前申请放弃,转为业务诊疗组,但不再补发余下进程的薪金。这样,才能保证科研力量的充足与有效,才能拿出高质量的成果来。

(五)大力倡导医院文化

医院一年的发展靠领导,三年的发展靠制度,十年的发展靠文化。医院的发展有赖于文化生生不息的延续。

1. 建设学习型医院。随着知识经济的到来,个人的力量越来越小,更多的成果是依靠"集体大脑",人才将以一种集合体的方式体现出来,这就要求在个人学习和团体学习的基础上,采用互动、相互咨询、反馈等方法形成组织学习的方式,其效果将大大超过个人学习的总和,同时积极把握学习型组织的五项修炼:追求自我超越、改善心智模式、建立共同愿景、参与团队精神、推动系统思考。

2. "以人为本"是关键,我们要强调尊重职工,给每个人以实现自身价值和展示才能的舞台,做到人尽其才,而且注重贡献决定分配,激励先进、鞭策落后,形成奋发向上的氛围;医院要有自己的发展目标和发展战略,让职工对医院的前途有一个明确和良好的预期,努力培养职工与医院同呼吸、共命运的价值观,增强职工的主人翁意识,在集体智慧中实现个人价值,体现医院文化的系统性,全员参与、全员收益,从而促进医院健康快速地向前发展。

3. 通过评价,该地市公立医院发现自身在病人满意度这一指标上分值不够高从而提示该医院必须从改善服务流程、体现患者需求的角度出发,进一步提高医疗服务质量。

通过对实验地市公立医院信用评价,我们认为该地市公立医院的窗口服务尚有待于进一步提高,其中出院服务流程改造是突破口。根据公立医院信用评价结果对实验地市公立医院完善窗口服务——试行床边结账探索及初步成效介绍如下。

例 6-6 实验地市公立医院床边结账制改革成效对比介绍

简化服务流程、方便患者就诊、切实缓解"看病难"的问题,是当前各级医疗管理者致力解决的重大问题。《中华人民共和国国民经济和社会发展第十二个五年规划纲要》中也明确指出:"应以病人为中心大力改进公立医院内部管理,优化服务流程,方便群众就医。"为此,该地市某公立医院推出了出院患者床边结账服务,在个别科室进行试点运行,探索优化服务流程的途径。在试行实践的基础上,通过探讨床边结账与传统结账方式的结算复杂程度,运用定性与定量分析方法,比较两者在流程改造中的成效,为相关管理者在优化流程中的决策提供参考依据。

一、资料与方法

(一)资料来源

本研究抽取了 2011 年 12 月—2012 年 5 月地市某公立医院肝胆外科(一)、(二)病区所有出院患者共 1725 例进行跟踪调查。其中剔除因欠款逃逸、医疗纠纷、信任不足、资料不全、中途取消、事先完成等原因而无须办理出院手续的患者,同时为便于统计对比,今日出院患者也未列入本次调查对比范围,实际参与本次调查研究的患者共 1359 例。

(二)研究方法

所有出院患者以属地原则分为两组:一组为肝胆外科(一)区患者,共 663 例接受调查,试行床边结账流程;另一组为肝胆外科(二)区患者,共 696 例接受调查,仍沿用传统的出院结账流程。两组出院患者结算复杂程度,即结算方式、总量大小、费用结构间差异均无统计学意义($P>0.05$,见表 6-3)。

表 6-3　两组出院患者结算复杂程度对比

组别	例数 (例)	结算方式	总量大小		费用结构	
		刷卡支付比例 $n(\%)$	每出院人次费用(元)	平均住院日 $n(\%)$	手术患者比例 $n(\%)$	参保比例 (%)
床边结账组	663	9.95	10013.03±256.81	10.15±1.45	65.61	83.86
传统结账组	696	7.18	9987.56±260.79	10.05±1.26	63.79	80.60
检验统计量值		3.34	1.81	1.36	0.49	2.90
P 值		0.07	0.07	0.17	0.48	0.09

实行床边结账的做法是:办理今日出院(明日出院)的,病区护士于当天 12:00(17:00)前,将出院患者名单通报收费结算中心;收费结算中心及时审核费用;于 16:00(次日 8:00)左右电话通知患者或其家属,请准备好预交款收据和补缴钱款;16:30(次日 8:30)左右收费员随带正式发票、费用清单、保险箱、验钞机、刷卡机等必要工具,在巡回保安的陪同下到床边办理出院手续。具体操作流程见图 6-1。

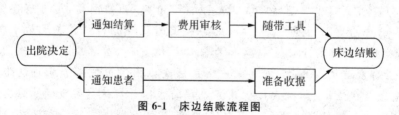

图 6-1　床边结账流程图

(三)研究指标

本研究的关键性指标包括:

1. 服务满意度。以该地市某公立医院现有的出院患者满意度调查表为载体,对两组出院患者进行出院随访,分别回收有效调查表 237 份和 273 份,有效回收率分别为 35.7% 和 39.2%,达到调查工具要求的 30%。

2. 总等候时间。明日出院患者以次日 8:00 开始到出院手续办理完毕为统计时间段,包括患者或其家属因窗口办理人员较多在病房等候的时间,时间计算单位为分钟。

3. 人力资源需求。以每日的人力资源配备需求为研究对象,记录每天为接受调查的出院患者办理出院手续的工时数,时间计算单位为分钟,计算平均数。

4. 漏费人次。以出院患者中出现出院后费用漏记现象的患者数为分析对象。

5. 综合安全系数。不同的结账流程,收费结算中心与患者及其家属的资金安全风险不同、事件发生概率也不同。结合文献比较、问卷调查等方式,采用 Delphi 法与层次分析法(AHP)相结合的方法确定指标权重,构建综合安全系数评价指标体系,以评价两组出院患者综合安全系数。

(四)统计学方法

采用 SPSS 13.0 软件包进行统计学分析,计量资料采用($\bar{x}\pm s$)表示,采用 t 检验,计数资料采用 χ^2 检验,检验水准取 $P<0.05$。

二、结果

(一)两组出院患者的三项指标比较结果

服务满意度方面,床边结账组明显高于传统结账组;患者总等候时间方面,床边结账组明显低于传统结账组;人力资源需求方面,床边结账组略高于传统结账组。三项指标比较,差异均有统计学意义($P<0.05$,见表 6-4)。

表 6-4　两组出院患者三项指标比较

组　别	例数	随访回收例数	服务满意度 (%)	总等候时间 (分钟)	人力资源需求 (分钟)
床边结账组	663	237	72.15	46±5.8	51.5±5.9
传统结账组	696	273	61.17	75±9.0	45.3±6.8
t 值			6.84	70.23	17.92
P 值			0.01	0.00	0.00

(二)漏费人次

床边结账组有 1 例漏费现象,原因是病区护士站将 1 例明日出院患者信息错发成今日出院,导致费用提前结算。随着操作熟练程度的进一步提高,此类现象会逐渐减少。传统结账组出现 2 例漏费患者。

(三)综合安全系数

通过综合评价,床边结账组为 89 分,传统结账组为 81 分,床边结账组综合安全系数明显高于传统结账组。

(四)结果

在人力资源需求略有增长的前提下,流程改造总体成效床边结账组明显优于传统结账组。

三、讨论

（一）优势与不足

实行床边结账模式，打破了传统结算模式，实现服务窗口的"前移"，创新了医疗服务流程，实现了流程的简化并缩短等候时间。提高了患者满意度，以医务人员的"小麻烦"换来患者及其家属的"大方便"。体现了工作的条理化与系统化，还降低了安全管理成本，医院漏费情况明显减少，资金管理安全性提高。但是，床边结账模式毕竟是一项新兴事物，尚有许多有待于提高的地方，如认知度的进一步引导、保障工作的进一步加强、由点到面的进一步推进等，需要我们在今后的实践过程中不断摸索改进。

（二）体会与建议

通过床边结账模式的实际试行与成效对比分析，我们认为：

1. 支持有力、管理合理是基础。首先，医院管理者需要高度重视，成立改革领导小组，对此项流程改造给予充分的责、权、利；其次，加强资源配置，高峰期人员相对紧缺时，及时推出错时服务或由楼层秘书分担部分前台工作；最后，由于改革是一个不断探索、发现与改进的过程，实行者应注重把握循序渐进、由点到面的原则。

2. 知情同意、尊重意愿是前提。知情同意是患者及其家属的权利，无论是试行还是推广阶段，均应注重医患沟通，充分告知此项流程改造的目的、意义、程序、结果、优点与不足等。尤其是入院前应履行告知义务，入院时应在《病人入院须知》中明确服务流程与意义，实施时应告知各环节的用途，实施后做好流程释疑工作。同时，应充分尊重服务对象及其家属的选择权，赋予自主选择出院方式的权利，但是对无家属陪同或行动不便的患者则予以重点关注、优先实施。

3. 注重细节、以小见大是关键。细节决定成败，改革成功的关键是细节。试行之初，我们发现配合实行床边结账的患者及其家属并不多，相当一部分的原因是担心费用被冒领、个人信息保密度下降、财务工作人员私吞钱财等问题。为此，我们及时推出了亮证服务、密码设置与监督机制，即在各楼层公示收费人员照片与工号，收费人员在服务过程中亮证上岗、支付过程中凭密码结算、出院发票递交前经护士站签章，使此项服务的信任度逐渐上升，参与试行的患者及其家属逐渐增多。

4. 默契配合、功能整合是保证。实行床边结账，不仅仅是收费结算中心的工作，更需要高层管理者、宣传部门、住院注册处、临床医生、病区护士、信息中心等各环节的默契配合，实现各部门的无缝连接，才能充分保障此项改革发挥成效。因此，我们建议应进一步加强组织功能整合工作，优化管理流程，提高改革效率与效果。

5. 广为宣传、转变意识是手段。患者及其家属来源于社会，其文化背景、观念层次参差不齐，对医院流程改革的接受程度也不同，因此配合程度也会存在一定的差异，转变服务对象观念曾一度成为推广此项改革的瓶颈。医院尤其应注重宣传，使服务对象及其家属对这一新生事物，实现从初步了解到逐渐接受、到尝试使用、到主动欢迎、到最后基本习惯的转变过程，推进改革向纵深发展。

6. 积累经验、逐步完善是方向。针对床边结账组人力资源需求略高的问题，我们认为，出院前费用审核工作可以提前进行，集中在中班（夜班）工作强度相对较低的时间段完成，以利于人力资源利用效率的提高，这样床边结账方式的人力资源需求甚至会低于传统结账方式。

4. 通过评价，该地市公立医院发现自身在战略实施情况方面有待提高

尤其是战略设计方案规划中，有关医院目的和使命、战略环境分析、总体战略、战略规划战略实施等方面有待于系统完善与提高。根据公立医院信用评价结果对实验地市某公立医院战略实施情况的完善——战略设计方案完善版介绍如下。

例 6-7　实验地市公立医院战略设计方案完善介绍

××市人民医院战略设计方案（完善稿）

一、医院背景

××市人民医院于 1942 年创建于浙江××，一九四五年十一月移址××后，很快成为当时颇有影响力的"浙江省立××医院"。经过 70 年的发展建设，现在已经是××市规模最大、设备最齐、技术力量最强的综合性三级甲等医院。经过几代人、几千名职工的共同奋斗，解除了数以千计患者的病魔之苦，挽救了成千上万名危在旦夕的患者生命；同时承担了大量的临床教学、科研及抢险救灾、出国下乡、爱国卫生、计划生育等社会医疗任务，做出了其应有的巨大贡献。尤其是近几年来，医院大量引进先进技术与设备，扩大服务范围，开展新技术新项目，大大提高了医疗服务质量，直接造福于当地百姓，赢得了广大人民群众的信赖。

目前，××市人民医院已是一家拥有 1500 张床位、近一千多名职工的三级甲等综合性医院，无论是业务量还是工作人数均占当地卫生界的一半左右，作为当地最大的事业单位，特别是近几年，经过了各方面的改革，管理上实现了前所未有的大的突破。

二、医院的目标和使命

以"病人满意"作为医院的目标，利用有限的卫生资源，最大限度地满足病人的需求，不断提高医疗质量以及医院的知名度和信誉度，提高自身医疗水平，以开发新的医疗市场、提高医疗质量，最终实现社会与经济效益的双赢。

三、战略环境分析

医院在正确地制定战略目标和达成这些目标的战略之前，必须对医院的外部环境和内部环境进行分析，做到"知己知彼"。以下将从外部环境和内部环境两个

方面进行分析：

（一）医院外部环境分析：

1. 医疗行业竞争主要力量

在竞争对手、新加入者的威胁、供应商和患者的讨价还价能力以及替代者的威胁之中，这些控制医疗行业竞争的主要力量在于争取有利位置。

（1）在竞争对手中争取有利位置。下列几家医院构成了当地医疗行业的主要竞争对手：××市人民医院、××市妇幼保健医院、××市中医院、××市第五人民医院、××市第二人民医院、××市口腔医院、××市第六人民医院。

××市妇幼保健医院经过近几年的改革，全面改善了就医与办公场所等硬件，以更优质、高效的服务吸引了广大妇女儿童患者，具有的专科专治特点几乎垄断了市区的孕妇分娩及大部分妇科病源，目前儿童医院的建设已列入了当地"十二五"规划，发展前景广阔。

××市中医院因为国人信赖中医，受广大患者、特别是老年患者的青睐与信任。

××市第五人民医院是一家以专业为特点的相对综合性医院，因为规模相对较小，转位比较灵活，曾一度搞活体制，取得了不可低估的成绩，目前已完成了股份制的改造，在新医药卫生体制改革形势下，具有相当的潜质。

××市口腔医院因为专病专治的特点，分流了相当一部分的口腔科病人，该院将计划新建并增设住院床位，其口腔市场分割能力将进一步加强。

以××市第六人民医院为母体，市区城南将新建一所规模较大的三级综合性医院，由××市人民政府投资建设，基本建设投资规模6亿元，占地120亩，建筑面积占地11万平方米，住院大楼18—22层，将成为××市第二家三级甲等综合性医院，是绍兴市重点工程，届时将截流大量病源，同时筑巢引凤，挖走市区相当一批医疗及管理人才。各医院之间的竞争，关键是人才的竞争，将对××市人民医院有较大的冲击。

（2）新加入者的威胁。已有的竞争格局将极力排斥新加入者。先期项目成本以及高精尖技术人才的投资将是巨大的，风险较高。在患者的买方市场中，风险日益加大，来自各方的压力较重。

（3）供应商的讨价还价能力。我国加入WTO后，大量高质量非国产的器材、设备、药品将冲入国门，会大大影响以仿制为主的国产器材、设备、药品市场，同时波及所在医院的收入与成本。

（4）患者的讨价还价能力。为了吸引患者，提高满意度，各家医院竞相改善服务。相当一部分患者家属抓住医疗缺陷不放，医院将承担一部分医药费免单与医疗赔偿损失。"看病难、看病贵"呼声持续不落，使部分患者害怕看病。患者自我保健意识加强，普通小病能自己买药解决。

2. 环境监测与预测

（1）经济环境。下岗人员增多，带动医疗消费意愿有所下降。我国加入 WTO 后药品市场波动、医改下"药品零差价"改革，将较大程度上影响所在医院的经济状况。

（2）政治环境。医保政策的出台与完善，将影响到市场分割与就诊需求。"总量控制、结构调整"继续发挥它的巨大作用。医改下"药品零差价"改革，将直接改变所在医院的收入结构，"以药养医"机制彻底破除。

3. ××人民医院的 SWOT 分析

（1）医院在外部环境分析的基础上，可以得出以下的 SWOT 分析。

优势：××市人民医院是当地规模最大的医院。医院收益连年刷新，医院推行绩效工资制改革、公立医院综合改革，工作效率提高、技术服务提升，业务组合较好，具有较强的综合性，在各学科中均有长足发展。医院尝试实施纵向一体化，与上市公司××股份有限公司有着长期的业务往来并达成关联方交易。××市人民医院成功地与有关方合作，使服务日趋多样化，引进先进技术，更新技术并提高产品质量。在科研方面有着迅猛进展，获得累累硕果，并充分运用到实践中去，收到较好的社会与经济效益。

劣势：由于树大根深，××市人民医院存在许多历史遗留问题，各方面转变存在一定的迟钝性。因体制原因，无法过多地对人员进行"瘦身"，使医院将过多的经费花费在人员以及所带来的消耗上。由于曾一度追求"大而全"，使许多无明显效益的部门长期存在。医疗缺陷代价日益增高，风险日益加大。

机遇：××市人民医院在持续不断地摸索成本控制并日益完善，与社会医疗点建立网络裙带，与上级医院建立纵向合作联系，有助于共同发展。后勤社会化服务的改革减轻了医院的负担，有利于医院轻装上阵。医药卫生体制尤其是公立医院综合改革既是机遇也是挑战。

威胁：社会资本进入医疗行业，各兄弟医院之间的激烈竞争，使所在医院面临着严峻的挑战。营利性与非营利性医院的划分，可能使所在医院产生一定的惰性。

（2）医院内部环境分析。

财务状况：近几年，××市人民医院已还清了所有基建债务，银行存款日益增长。10 年来，医疗收入增长 5 倍，结余保持稳步提升，职工收入"芝麻开花节节高"。业务状况良好，医院信用状况较好，信用等级较高。

技术水平及竞争地位：××市人民医院各方面技术水平均处于××地区领先地位，市场占有率高，并且分散。各部门通力合作，积极发挥团队协作精神。医院花大力鼓励科技创新，科研成果丰硕。

资产状况：目前，××市人民医院医疗用房充分利用，床位利用率基本保持在 100% 左右，充分利用了现有的卫生资源。医院承担并利用着全市最主要的医疗急救及急诊资源。医院现有设备囊括了全市最先进的设备,并且利用率极高。

营销能力:××市人民医院日患者流量极高,门庭若市,医院最大限度地满足患者需求,设立导医、志工、医患关系促进处,开创床边结账、就诊"一卡通"服务,及时解决问题,并建立一系列出院回访及病人满意度测评工作。

研究与开发能力:××市人民医院花大力鼓励科研创新,设立科教基金,建立快捷绿色通道,鼓励创新。

管理人员的数量及素质:××市人民医院定期进行中层干部招聘,实行干部"能者上、庸者下"的管理机制,确实让一部分有学历、有能力的年轻干部脱颖而出,并不断进行考核,激励管理人员不断提高自身素质。

员工的数量及素质:用严格的奖惩制度衡量与监督每一位员工,充分考核与激励,与晋升、绩效工资全面挂钩。

根据医院内部分析确定优势和劣势。①优势。财务状况:营利性、收益性、市场份额;技术水平:心脏、肿瘤、普外;医疗设施及设备:较高的医疗技术。②劣势。财务状况:医疗收入及成本;营销:竞争者日益增多;医疗活动状况:广大医务人员的劳务技术有待于进一步体现。

四、总体战略

转变观念,进行管理创新、制度创新、科技创新,进一步完善和深化已进行的人事分配制度改革、公立医院综合改革,遵循"以病人为中心、以质量为核心"的医院工作宗旨,以满足患者的健康需求为准则,以质量改进、科技创新为立院、兴院之本,强化科学管理,提高医院可持续发展能力。做到:"突出一个主题,抓住两个重点,实现三个目标,坚持四个到位。"

突出一个主题——以满足患者的健康需求为准则。

抓住两个重点——科技创新与质量改进。

实现三个目标——投诉、缺陷率下降,实际满意率提高、综合满意率达标,全院无医疗事故及责任性严重差错。

坚持四个到位——制度到位、执行行为规范到位、素质教育到位、医疗服务到位。

五、战略规划

1. 稳定发展战略

由于采用稳定发展战略能够保持战略的连续性,不会由于战略的突然改变而引起医院在资源分配、组织机构、管理技能等方面有较大的变动,保持所在医院的平稳发展,根据所在医院目前的状况,应采取稳定发展战略为主,以求稳定、茁壮地发展。着重于改善医院内部的经营管理,走内涵性发展的道路。

稳定发展战略有:

(1)医疗服务平衡战略。医院医疗服务平衡战略,就是将医院经营的全部医疗服务,按其对医院发展的战略地位不同,划分为 4 类:第一类为拳头项目。拳头项目在医院当前收入中占有主要部分,并且可以为医院带来较大的影响,对于拳头项目,医院应采取集中资金、人力、物力,努力扩大经营。例如:心脏科、肿瘤科、普外科。第二类为发展中项目,发展中项目的特点是目前服务量不大,但收入具有很大潜力,这类项目,医院应通过适当扩大宣传,给予扶植。例如:心脏介入手术等。第三类项目为战略项目,战略项目是医院寄托希望而赋予特殊地位的项目,这种项目有很大的发展前景,但目前收入并不高,医院为了与其他医院竞争,而特急配置的项目。第四类为相关项目,相关项目是为配合拳头项目和发展项目而准备的辅助项目,对该类项目,医院应采取维持战略。例如:小儿内科、小儿外科。

(2)医院经营机会战略。医院经营机会战略是根据医院环境的变化趋势,寻找医院经营机会。并通过经营机会的利用,促进医院发展战略。医院经营环境的变化,会给医院经营活动带来威胁,但同时,也会为医院提供机会,适时利用经营机会,求得医院发展,是一条主要的经营战略。例如:公立医院综合改革、床边结账、收费"一卡通"服务等。

2.医院在采取稳定发展战略的同时,应不时地注重采用适当的发展战略

(1)综合经营战略。根据××市人民医院现有环境和实力的分析,在原有经营的基础上,实行多元化、多功能、多种经营、多种服务方式的开放式经营战略。

可实行同心多元化。以主营医疗项目为轴心,利用主营医疗项目的优势和特长,向外扩散与主营医疗项目相关联的其他医疗项目。例如:美容整形。

可实行水平多元化。即为稳定现有的患者,发展同现有业务无关的新业务,为患者增加新服务,可以利用医院的知名度和信誉度为新业务打开市场。例如:保健、康复服务。

可实行垂直多元化。以医疗经营为主,兼做教育、研究。例如:卫生系统医学教育中心、住院医师规范化培训基地等。

(2)重点服务战略。医院集中力量为某些特定的患者服务,或是重点经营特殊医疗服务,或是提供特殊的劳务性服务。例如:开设外宾病房。可以使医院在竞争中处于有利地位,以优质服务赢得患者,增强竞争力。

(3)联合经营战略。这是一种为实现医院经营战略目标,与有关医院和单位就某些经营活动进行统一协调和谋划的战略,是医院在经济联合的基础上,与某些医院本着自愿互利的原则,实行联合的经营战略,可分为紧密型联合战略、半紧密型联合战略和松散型联合战略。可以使双方医院之间取长补短,发挥优势,扩大经营能力,满足患者需求。

3.××市人民医院的工作思路是"突出一个主题,抓住两个重点,实现三个目标,坚持四个到位"

(1)突出一个主题——以满足患者的健康需求为准则。

以病人为中心,质量为核心,是医院全部工作的出发点和归宿,是医院管理行为的思想准则和价值取向。医院应紧紧扣住以病人为中心,"一切为病人,为一切病人,为病人一切",以此来推动所在医院的各项工作。

简化医疗流程,坚持协调、高效、安全的基本原则,改革不符合患者需求的医疗工作流程,从患者到医院就医的每一个细小步骤开始,使医疗运行的各个环节形成紧密的管理链,让他们感到安全、方便、舒适、温馨。

实行病人选医生,通过市场机制来强化医疗队伍的竞争,以达到优胜劣汰的目的,并与实行岗位目标责任制、人事分配制度改革、后备人才培养三者相结合,从门诊试行逐步推广到全院。

病人服务无小事。根据广大群众对医疗服务多层次、多样性的需求,树立"满足病人的需求就是我们的追求"的服务理念。尊重病人从小事做起,设身处地为病人着想,及时沟通并争取相互理解和配合。

(2)抓住两个重点——科技创新与质量改进。

科技创新。科技发展战略要围绕一根主轴(课题、成果、应用)、三大要素(人才、学科、基础设施)展开。实行课题法人管理制,进一步明确责、权、利,鼓励早出成果,建立快捷通道,尽力提供条件。各科积极开展临床医学科研和新技术新项目,加快前沿技术跟踪的步伐,保证科研项目的高水平和高效能。在建立有关协作关系的基础上,继续构筑不同形式的横向合作关系,加强重点学科的目标管理,实行优胜劣汰的竞争机制。加快专业细化的进程,中青年卫技人员要成为科技创新的主力军。

加快人才培养。医院的竞争归根到底是人才的竞争。人才是兴院之本,要把人才培养作为科技发展的第一要素,贯彻以内部培养为主、引进为辅的原则。到××××年为止,35周岁以下的临床医师必须达到××以上学历,30周岁以下的医技、护理人员必须达到××以上学历。人才培养规范化。对住院医师不同时期进行不同内容的培训,并进行严格考核,提高"三基"水平、临床思维和动手能力,中级以上医师必须有明确的主攻方向,人人都有自己的专业特长。对35周岁以下副高级医务人员进行规范化培训,发挥三级质量管理的中坚把关作用。制订定向培养计划,选送人才到国内外大医院定向进修,逐步形成和推出自己的拳头产品。

改进医疗质量,保障患者安全。质量是医院的生命,加强质量管理,只有硬的一手,没有软的一手,全面提高工作质量是医院吸引病人的关键所在。强化质量意识,提高自我保护能力。进一步明确院科两级岗位责任,相关责任人逐级负责,主任医师是医疗业务把关者,主治医师是医疗业务的主力军,住院医师是医疗业务最直接的实施者,实行质量责任制和追究制。以预防和降低医疗缺陷为中心,加大质量百分否决的广度和力度。加强以重点病人管理为龙头,抓好三级查房、医疗缺陷管理、专科收治等制度的落实,把科室自查自纠作为质量管理的重要环节。

开展质量成本核算,树立"100-1=0"的现代质量观,讲究一次合格率。

继续加强整体化护理,实施责任护士竞聘上岗,进一步完善护理流程,提高整体护理质量,减少护理书写量,把护士还给病人。

(3)实现三个目标:投诉缺陷率下降,实际满意率和综合满意度提高,全年无医疗事故及责任性严重差错。

力争使每一位病人均能获得一个满意的结果,以病人的立场来审视各项工作是否到位,把病人对医院质量、服务、收费等满意不满意、高兴不高兴、欢迎不欢迎作为评价医院科学管理、运行机制等方面的标准。加大执行制度的力度,使各项工作有章可循,形成以法治院的环境。加强医患沟通,严防缺陷、差错的发生,并从中吸取教训。扩展外延,充实内涵,完善满意度测评体系,强调投诉不出科、纠纷不出院,杜绝生、冷、硬、推、拖现象,尊重病人的知情权、隐私权和选择权。对投诉、缺陷要坚持"四个不漏"和"四个不放过"原则。

(4)坚持四个到位。一是制度到位。抓制度落实要持之以恒,切实遵循PDCA循环管理,及时分析反馈,落实整改。二是执行行为规范到位。强化自我管理意识,使每位职工负有切实的责任感,行为规范要符合社会、服务对象、单位的需要。三是素质教育到位。进行全员礼仪教育和法制教育。四是服务到位。增加病人对医院的信任感、就医方便感、医疗安全感和服务舒适感。

提高可持续发展潜力。一是深化改革,强化激励,进一步完善绩效工资制度改革,体现多劳多得、优劳优酬的分配原则。正面引导、加强聘后管理,把三级动态竞争用工制度和末位淘汰制结合起来,优化人力资源,通过制度回头看,不断提高科学管理水平。二是根据医疗集团化、科室中心化发展趋势,对科室建制结构进行调整,对医疗集团化进行探索,在一定基础上进行实践。三是主动适应医药卫生体制改革,不折不扣地执行"药品零差价",提升服务品质,实行优质、高效、低耗的运行机制,合理用药、合理检查,发展外延,争取更多的市场边缘来源。四是走出医院,加强社区和急救服务。积极开展健康检查、保健咨询、保健指导、家庭护理及康复等服务项目,建立有效的双向转诊制度,努力将"小病在社区"与"大病进医院"融为一体,加强急救医务力量。五是后勤系统实行市场化运作和企业化管理。六是继续实施"阳光工程",抓好物资招标采购工作。七是加强硬件建设,分步分期实施医院总体规划,加强院内信息系统的开发。八是加强干部的自身建设。九是加强医院宣传,树立良好形象,提高医院在社会公众中的美誉度和信任度。

六、战略实施中的某些具体问题

战略实施中难免还会存在着有待于进一步解决的问题。例如:以病人为中心的服务尚须加强,尤其是窗口部门的服务质量需进一步提高;质量意识尚待加强,质量责任有待强化;学术氛围有待加强,正确处理好工作、学习和娱乐的关系;专业对口培养工作尚须加强,职工进修应避免近亲繁殖;干部有待进一步提高进取心和危机感;成本运营和经营过程有待进一步优化;对外宣传有待进一步的提高等。这些在战略实施过程中均有待于进一步完善和提高。

5. 通过评价,该地市公立医院发现自身结余率相对偏低

其中主要原因是一些成本项目控制乏力,医院精细化管理程度不够。公立医院信用评价结果对促进实验地市公立医院加强成本控制、提高管理效益的方式与成效——医院成本核算体系的建立及应用介绍如下。

例 6-8　　实验地市公立医院成本核算体系及应用介绍

一、医院成本核算体系的建立

医院成本核算体系的建立需要明确医院成本的基本概念、核算程序、核算内容及结论分析 4 个方面的内容。

(一)医院成本的基本概念

医院成本是医院在医疗服务过程中发生的各种消耗或支出,按成本与业务量的依存关系,可将成本划分为变动成本与固定成本。成本核算方法分基本方法与辅助方法,在医院成本核算中均广泛地采用。

(二)医院成本核算的程序

医院成本的核算分为 7 个程序。

1. 组织机构的建立

成立成本核算领导小组,设置常设机构与专、兼职核算员并明确职责。

2. 成本中心的确定

将核算单位尽量细化,着重考核其所发生的成本和费用,以提高对成本控制的重视程度。

3. 核算制度的建立

根据操作流程需要建立包括总则、医院成本核算的原则、核算机构、核算基础工作、成本开支范围、医院成本核算对象、成本项目、账表体系和核算程序,成本分析和考核等方面的制度。

4. 各部门对成本的归集

对于固定成本,各个部门在成本核算体系建立初期,投入较多的精力建立核算基础数据;对于变动成本,各部门对每月实际发生的变动成本,需要按实统计,按时报核算部门。

5. 各中心成本的汇总

专职核算员按时收集各职能部门报来的成本,以成本中心为单位汇总各项成本。

6. 成本的核算

核算步骤依次是：设置和使用核算科目、划分核算单元，收集、汇总原始资料，设置和启用核算账簿，登记和更正错账，对账结账，建立凭证审核、传递、记录、保管制度，编制核算报表，发放核算清单，归集核算档案。

7. 成本的分析

通过分析找出成本增长的原因与下降的经验，以采取合理措施控制。

（三）成本核算体系的内容

医院成本核算体系应经历 7 个环节：

1. 成本预测

首先，医院需要根据历史成本资料及其他相关的资料，在市场调查、收入预测、支出预测等一系列预测的基础上，研究医院外部环境和内部因素与成本的依存关系，采取一定的方法，对一定时期的成本水平及其变化趋势作科学的推测，使成本管理工作更加符合社会主义市场经济发展的要求。

2. 成本决策

根据成本预测的结果和其他相关的资料，在多个备选的成本方案中选择最优方案，确定目标成本。

3. 成本计划

根据成本决策所确定的目标成本，具体规定医院经济活动过程中的各个环节和各个方面，在计划期内应达到的成本水平，并制定相应的管理措施。

4. 成本控制

通过运用一系列的方法和手段，对成本的实际发生进行调控，以保证医疗活动的开展达到一个良好的成本效益关系。

5. 成本核算

对服务过程中实际发生的成本进行计算，并进行相应的账务处理，计算总成本和单位成本，以确定一定时期内的成本水平。

6. 成本分析

根据实际成本资料和其他相关资料，对实际发生的成本水平的高低及其产生原因进行分析。

7. 成本考核

对成本计划的执行效果及成本责任者工作责任履行情况进行考核。

（四）医院成本核算分析

开展成本分析，可以改进成本管理工作、完善目标管理责任制、充分发挥设备的使用效率、减少资金占用、降低消耗、寻求降低成本途径、提高医院效益。成本分析方法有一般方法与专门方法，具体方法在医院成本分析中能够广泛地运用。

二、医院成本核算体系的应用

做好了成本核算,相当于为医院经营决策搭建了一个非常广阔的平台,可以用实实在在的数据科学、合理地评价,在医院经营管理多个方面发挥着充分并非常有效的作用,这里列举目前实际运用较多的若干方面。

(一)绩效工资的核算与指导

绩效工资核算是建立在成本核算基础上的分配制度,它不能完全脱离成本而单独考核。我们以该地市某家公立医院分配方案为例:该公立医院在行政后勤、门急诊、医技、临床四个部门中均采用不同的分配模式,但其中均充分结合了成本的考核。后勤实行经理负责制,当年创利、医院额定成本节约程度均为经理负责制考核中的一个重要组成部分;门急诊医技部门的分配方式有传统的收支结余乘以系数的计算方法,也有以工作量考核为基础结合创利考核的方式;临床的分配包括工作量考核、成本率考核、质量考核三部分,其中成本率=成本/(直接收入+间接收入)。通过以成本考核为基础的分配方案实施,1年后,该公立医院医疗收入增长了20%;医疗支出增长速度远低于医疗收入,使结余增长了1倍;职工年收入增长20%;患者均次费用却明显低于同等级医院水平。可见,成本控制的好坏很大程度上影响着职工薪金的高低,因此绩效工资的核算反过来也引导着职工主动节约成本。

(二)预算的制定与执行

科学的医院财务预算是医院财务控制的先导,是医院财务日常控制的重要准绳,合理的财务预算是一种使医院有限卫生资源获得最佳经济效益与社会效益的有效管理方法。医院本着"量入为出、收支平衡、留有结余、勤俭办事"的原则确定支出预算。为实现医院的总体目标,需要把收入、成本的目标一一分解落实到各核算单元、甚至到个人,使全体职工为实现医院的财务预算目标而共同努力。而成本目标的分解需要强有力的成本核算体系为基础,有了健全的成本核算、分析、控制体系,各个核算单元的成本才能被统计、核算、分析,才能实现日常发生数的过程控制,预算内、外成本才能被正确区分并区别控制,医院的总成本目标才能实现。

(三)设备采购可行性论证

当前,医院的资金均非常有限,如何把有限的资金用到最需要的设备中并获得最大的效益,对医院来说是不得不考虑的问题。设备采购可行性评价方法主要有:

1. 利用"投资利润率=年利润额/投资总额×100%"进行评价

2. 采取静态投资回收期来衡量,回收期越短越好

3. 采用净现值法,净现值=原始投资额+投产后各年的净现金流量×年金现值系数或 $NPV=NCF+\sum NCF.(P/F,ic,t)$

4. 利用辅助指标,如日均业务量、检查阳性率、收入利润率、百元固定资产业务收入等指标

5. 采用大型设备投入产出核算单进行核算

可据此计算出需购置设备生命周期内的投入产出率,分别根据投入产出率大于 100%、小于 100% 但大于 0%、小于 0% 做出经济效益角度的肯定意见、保留意见、否定意见,以此对医院是否最终购买该设备作重要的参考意见。该方法相对比较直观、可操作性较强,我们以该地市某家公立医院检验科购置一台微生物自动鉴定仪为例:设备估价 80 万元,预计使用年限 6 年,收费标准与项目参照当地标准;通过调查购买理由及作用确定评价前提;收集相关成本数据核算购入价值、相关人员经费、公务费、业务费、材料费、房产、业务招待费、资本化利息、相关税费等方面年投入合计为 104 万元,通过核算"单机年收入总额-支出-管理费用-其他部门协作的效益工资与消耗-本科室的效益工资"得出年产出 74 万元,最后计算得出年投入产出率为 72%,累计可达 432%>100%;因此可判断购买该仪器有较高的经济价值,财务上建议可购买该仪器。医疗设备利用状况直接决定着医院业务状况的水准,合理的设备购置效率评价对医院资源流向的决策非常重要,设备采购的效益分析建立在发达的成本核算的基础上进行,可以作为医院采购决策的一个重要依据。

（四）定额消耗的管理

由于固定成本相对不变,在短期内固定成本控制的潜力相对较小,医院成本控制的巨大潜力在于变动成本,因此有必要建立定额消耗考核制度,对变动成本再次着重考核。其考核范围涉及电话、水、电、洗涤、文印、交通、药品、低耗、卫生材料、供应材料、氧气、维修、其他等项目;考核标准的设定是根据上年实际发生数上下浮动一定比例后作为上下限区间,同时充分考虑到各专业下一年度可能产生的新项目导致的消耗增减情况与额度,对于实际考核中出现难以预料的新情况,应及时实地核实其工作流程后追加或核减;临床考核指标单位可设为每床日发生数,医技考核指标单位可设为消耗占业务收入的比例,行政科室考核指标单位可设为绝对值;定额消耗的指标需要按月统计、按月通报到各核算单元,考虑到数据的相对不稳定性,可实行按季度考核;超过上限标准的则按比例扣罚,比下限标准节约的则按同比例奖励。通过对定额消耗的考核,可以有效地控制医院日常消耗品的增长,减少了医院浪费现象的发生。

（五）科研项目的投入产出分析

科技兴院是一般公立医院寻求发展的主要渠道,各级公立医院对于科研资金的投入都非常大,但实际效果并不是非常理想。因此,有必要对打算研究、正在研究的和已经研究成功的科研项目进行投入产出分析,从经济的角度评价该项目的研究与推广价值,以指引医疗机构的科研以应用型课题为主。效益的评价可以由医疗科研成果投入产出率来体现,投入产出率=一定时期内（一般为 5 年）利润增长/为研制该成果的所有投入。投入,也就是说,成果未出之前均处于投入阶段,其中活劳动消耗应乘以创造性劳动的倍加系数,这里暂估为 3。产出,科研项目可能产生各科投资效益,一般分为直接效益、间接效益、无形效益。直接效益包括直接人工成本减少、能源成本的节约、废料减少、存货减少等直接成本的节约,也有因项目的改进,运用次数不变的情况下单位项目的收费价格提高而导致的收入增长;间接效益包括减少占地面积、保障劳动安全、改善生产条件等间接成本方面的节约;无形效益包括改进产品质量、提高生产的弹性、提高顾客的满意程度、提高学习效果、提高企业整体的竞争优势,无形效益从财务量化的角度来看,最终导致吸引更多的病人,更多的收入增长,部分成本的发生和伴随而来的利润。建立了完善的成本核算体系,可以据以获得相关科研项目准确的投入成本以及应用期预计的单位成本,在此基础上科研项目的投入产出才可以分析,以引导医院进行有方向性的科研项目投入,提高科研成果的产出效益。

(六)劣质成本的核算与警示

通过对每一项医疗缺陷的成本进行系统分析、计量,有利于明确某项医疗缺陷的成本总额以及各项费用构成,借以起到警示作用。使医务人员明白出错的代价有多大,从而树立一种"100减1等于0"的质量观,一次把事情做好;同时,管理层通过成本核算,可以找出问题的所在,从而在源头上提高医疗服务质量、降低医疗缺陷成本。总的来说,医疗缺陷有十大成本,分别为:赔偿费、抚恤金、鉴定费、人员经费、公务费、购置和修缮费、业务费、餐费、其他费用、商誉损耗。医院可以组织院内或外聘专家成立医院的医疗缺陷管理委员会,每月一次对上月所有医疗投诉进行鉴定、评审,根据评审结果,按照医疗事故、非事故性缺陷分完全、主要、次要、轻微责任;再按主要责任人、次要责任人确定医疗缺陷成本的承担比例,并一一落实到个人,必要时与岗位聘用、诊疗组的中途撤销相挂钩。

(七)新旧技术的评定与应用

当成本节约到一定程度后,从量上的节约潜力已经很小,我们应从成本发生条件上寻找新的成本压缩点,也就是寻找能发挥同等效力但成本明显较低的替代品;在设备采购时需综合考虑使用的消耗产品是否大众化、单位成本如何;对单项诊疗活动或检验项目进行成本率测算,由利润率较高的项目取代利润率相对较低的项目,这些均是建立在完善的成本核算体系基础上的。同时,目前诊疗活动中传统诊疗手段与新技术新方法并存,完全凭医生的个人喜好或工作习惯决定。而不同的诊疗手段产生的社会与经济效益均不同,为追求公立医院价值最大化,有必要对新技术新方法与传统方法进行比较评价,对相对有利的诊疗手段强行推广、对相对不利的诊疗手段强行取消。对于诊疗手段的评价,可建立评价模型,从社会效益与经济效益两个角度比较,着重考虑社会效益。具体评价模型如表6-5。

表 6-5　诊疗手段比较评价模型

评价项目	一级评价指标	二级评价指标
综合效益	社会效益	平均住院日
		减轻病人痛苦
	经济效益	毛利
		每床日分配后利润

我们以该地市某家公立医院胆囊切除术为例，实行腹腔镜下胆囊切除术与传统胆囊切除术对比评价：评价指标的确定采用针对医务人员及专家的问卷调查法，确定两个一级评价指标分别为社会效益和经济效益、四个二级评价指标分别为平均住院日、减轻病人痛苦、毛利、每床日分配后利润；指标权重的确定采用 Delphi 法（德尔菲法）与 AHP 法（层次分析法）相结合的方法，即用 Delphi 法（德尔菲法）来确定各指标的相对重要程度，用 AHP 法（层次分析法）计算出这些指标相对重要程度对应的权重，而百分比权重乘以 100 转换成了百分制权数，以此确定四个二级评价指标的权重分别是 25、35、20、20，并同时确定其计分标准；对于平均住院日等几个定量指标的评价采用"功效计分"方法，指标的功效分数＝（指标的实际值－指标的不允许值）/（指标的满意值－指标的不允许值），计算获得腹腔镜下胆囊切除术评价分值为 90 分、传统胆囊切除术评价分值为 70 分，则在该医院现有状况下评价，应优先大力推广腹腔镜下胆囊切除术。评价指标中部分二级指标均是直接或间接与成本相关的指标，通过健全的成本核算，可以为评价模型提供准确的基础数据，使具有同样诊疗目的的诊疗手段实现评级比较，分值高的大力推广应用，为科学确定新旧技术替代提供了有力的依据。

（八）专业或病种结构的调整

通过以成本核算为基础，可以计算各成本中心的成本，同时在成本中心的基础上核算其工作量、收入、利润，则成本中心就可以转化为利润中心。通过对各专业的每门诊人次分配后成本率、每床日分配后成本率、百元收入成本率的计算，可以对全院各专业进行排名，对于百元收入成本率高的专业，从整体上限制其门诊、住院工作量的盲目增长，压缩各方面的投入；对于百元收入成本率低的专业，从各方面鼓励其扩大再生产，逐步形成规模经济，进一步降低单位成本，其中门诊成本率高住院成本率低的，从政策上、分配上引导临床将管理精力转移到门诊，采取限制床位等手段抑制住院床日的盲目扩张，而住院成本率高门诊成本率低的则反之。通过对各利润中心的核算，可以作为医院领导宏观调控的一个重要依据，从而有效地分配利用有限的人员、设备、医疗用房等卫生投入，实现医院整体价值的最大化。

（九）项目决策

成本核算还可以运用到医院经营管理的各个方面。

1. 一个专业整体搬迁的方案

可以通过搬迁前后该专业收入、成本、利润的影响，来决定该专业是否搬迁、搬迁的最大扶植政策程度以及时限。

2. 体检中心的发展方向

通过成本核算，可以预计出每年体检的业务目标要达到何等程度才能保本，或能达到医院新的经济增长点的支柱性项目，或制定在若干年内占领多少市场份额的目标，或决定医院最低折扣率的底线。

3. 跨院合作项目的取舍

跨院合作项目可以使医院的设备、人员等资源得到充分的利用，但同时医院需要向对方支付合作分成利润。如何在这两者之间权衡，达到医院最佳社会与经济收益点，也需要在成本核算的基础上进行测算，否则应继续谈判以降低分成；同时，可指导医院修改合作项目目录，对成本率较低的可大力协作，对成本率较高的应及时调整。

4. 双向转诊博弈的运用

当前，在不同的行业领域，很多竞争者之间为争夺市场而激烈竞争，最终各自都产生了一定的竞争损失。而从博弈的角度看，只有竞争双方或多方共同协作，才会达到各自的利益最大化，才会实现竞争者之间的双赢或多赢。因此通过成本核算，可在各级医院之间建立合理的双向转诊制度，使各级医院均获得充分的适合自己的低成本的顾客群，建立医院合作的联合体，实现各级医院整体效益的提升。

（十）医院整体经济效益的综合评价

医院经济效益是医疗劳动耗费和占用与所取得的劳动成果之间的对比，是以成本核算为重要基础、从经济效果上衡量医疗活动的总指标。对于医院经济效益评价采用4类10项指标的评价指标体系，而当中的百元变动成本比率、百元固定成本比率、资产收益率等指标均需要健全的成本核算体系才能获得，评价方式采用指标自身纵向对比、权重指数化的方式确定，权重根据医院特点按指标重要程度确定，指数可分为正向和后向两种。我们以该地市某家公立医院实际数据为例评价2012年度整体经济效益，具体评价过程如下。

1. 获得基期（2011年）与报告期（2012年）的经济效益单项指标数据

2. 计算基期与报告期的指标比率

其中人均医疗收入比率＝1.04，百元变动成本比率＝0.98，百元固定成本比率＝1.06，医疗收支率比率＝1.02，每门诊人次费用比率＝1.07，每门诊人次药费比率＝1.11，每住院床日费用比率＝1.09，每住院床日药费比率＝1.07，资产收益率比率＝0.90，固定资产增值率比率＝0.84。

3. 计算报告期单项经济效益指数值

4. 计算加权后的单项经济效益指数值

具体如表 6-6。

表 6-6　××医院 2012 年经济效益评价指标计算表

序号	项　目	经济效益指标			权重	加权经济效益评价指标	
		2012 年	2011 年	差额		正向	反向
1	人均业务收入	1.04	1	0.04	0.2	0.008	
2	百元变动成本	0.98	1	−0.02	0.1		0.002
3	百元固定成本	1.06	1	0.06	0.1		0.006
4	业务收支率	1.02	1	0.02	0.1		0.002
5	每门诊人次费用	1.07	1	0.07	0.05		0.0035
6	每门诊人次药费	1.11	1	0.11	0.05		0.0055
7	每住院床日费用	1.09	1	0.09	0.05		0.0045
8	每住院床日药费	1.07	1	0.07	0.05		0.0035
9	资产收益率	0.90	1	−0.10	0.15	−0.015	
10	固定资产增值率	0.84	1	−0.16	0.15	−0.024	
11	合　计	—	—	—	1	−0.031	0.027

5. 比较基期与报告期的经济效益水平，提出评价分析意见，寻找提高经济效益的途径

计算结果表明，该院 2012 年与 2011 年比较经济效益加权评价指数正向、反向相抵后为 −0.04，说明 2012 年经济效益有所下降，接下来可通过分析各个指标的增减寻找医院整体经济效益下降的原因，并可针对性地提出下一步改进的方向。因此，通过上述以成本核算为基础的医院经济效益的综合评价，可以总结医院以往经验，找出与其他医院的差距并对症下药，有利于医院经济效益的稳步提高。

四、改进后的公立医院信用评价体系产生的间接经济效益

运用本书研究成果，科学指导该地市公立医院重大经济事项决策，近 3 年产生 7360 万元间接经济效益：指导确定科学贷款方案，节约贷款成本 1470 万元；压缩不必要投资资金 4460 万元；节能降耗 1070 万元；挖掘发展潜力，创收 360 万元。举例如下。

例 6-9　实验地市某公立医院重大经济事项决策制度介绍

××市××医院重大经济事项决策制度

为强化财务管理的职能作用,严格贯彻执行《会计法》《医院会计制度》《医院财务制度》等法律法规的规定,充分发挥财务的核算、监督、参与经济决策职能,建立科学和规范的经济活动决策机制,特制定本制度。

一、重大经济事项的定义和范围

纳入本制度规范管理的医院重大经济业务事项包括:

1. 年度财务预算、决算

2. 对外投资,包括现金投资、实物资产投资以及无形资产(医院的品牌、声誉等)投资

3. 对外合作,包括利用医院的有形资产或无形资产进行的总价值 10 万元及以上的业务合作

4. 资金筹集,包括贷款银行、金额的确定

5. 投资在 50 万元及以上的基本建设项目

6. 价值 10 万元及以上设备购置

7. 经济分配方案,主要指医院的薪酬制度改革方案

8. 总价值 10 万元以上的非正常经济(资产)损失的处置

9. 万元以上的对外捐赠资金、资产

10. 医院的长远规划

11. 其他重大经济业务事项

二、重大经济事项决策原则

1. 科学、依法、民主、集体决策的原则

重大事项必须集体讨论后按规定程序报批,坚决禁止领导独断专行决策行为。

2. 专家咨询和评估的原则

对专业性、技术性较强的重大事项,必须进行专家论证、技术咨询、决策评估。

3. 公示原则

坚持院务公开、透明,特别是涉及职工切身利益问题的决策,必须进行公示,广泛听取职工意见。

4. 谁决策、谁负责的原则

实行重大经济事项领导负责制和责任追究制,项目集体讨论后按规定程序报批,分清级次,责任到人,建立事后审计评价和责任追究制度,形成决策失误的纠错改正机制,对违反决策程序、滥用职权造成损失的要追究责任。

5. 财务部门充分论证的原则

医院财务科应根据国家有关法律法规，从单位预算资金的安排情况、自有资金状况、资金筹措能力、财务和预算制度等方面对有关重大经济事项的可行性提出意见和建议，对投入产出效益进行经济论证，对重大经济事项支出的合理性、合法性及预算安排进行审核。

三、重大经济事项的管理

（一）价值 10 万元及以上设备购置的管理

1. 各科室根据科室发展需要，提出下一年度设备采购计划，及时上报设备科

2. 财务科对价值 10 万元及以上的设备进行经济角度的可行性论证分析

3. 医院成立仪器管理委员会，由仪器管理委员会讨论决定下一年度设备采购计划

仪器管理委员会组织财务科、临床科室相关人员、专家等召开可行性方案专题讨论会议，会后将讨论结果形成论证报告上报党政联席会议。

4. 党政联席会议根据论证报告进行集体讨论会议，并将讨论结果上报卫生局

5. 设备科根据卫生局批复、使用科室申请，合理安排时间进行采购

6. 采购必须通过招、询、比、议价确定供货商，严格遵守招标的有关规定，属政府采购的，必须按照政府采购规定办理

7. 所有采购合同副本或合同复印件应交财务科存档

8. 财务科严格监控采购款项的支付，供货商必须提供与固定资产相匹配的发票、采购合同及固定资产验收交付使用单等凭据

对于未办理验收手续、无发票或未达到合同要求的采购，未经相关主管部门、医院法定代表人审批的一律不予付款。属政府采购的，必须按照政府采购规定办理付款手续。

（二）投资在 50 万元及以上的基本建设项目的管理

1. 所有工程项目必须将可行性方案报院基建监控小组

由该小组负责组织召开基建专项会议，其中财务科负责人为基建专项会议参与成员，集体论证同意后方可开展立项工作，并在院周会给予宣布。

2. 重大工程应报市有关部门办妥基建计划、规划、立项、报建等手续

3. 重大工程应报卫生局、财政局招投标中心组织招标

4. 财务科根据已批准的工程计划，设立专项工程账目核算

5. 资金管理

（1）对于上级拨款的工程，财务科应根据批准的工程计划、资金来源，设立专项工程账务核算，专款专用。

（2）自筹资金的工程要纳入医院资金预算，财务科应设立明细分类工程账，根据计划掌握开支，合理使用资金。

（3）资金的划付必须附有合同、发票。

（4）工程总结算时除附有工程合同、协议和结算清单外，还需要经总务科、基建组等质监部门签字的验收报告书。

6. 其他规定

（1）医院所有基建、修缮项目包括零散维修项目都必须签订合同。

（2）在工程计划经批准和资金来源有保证的基础上，与中标施工单位签订工程合同书，该合同对工程的范围内容应有明确记载，尽可能将主体工程以外的附属工程，如拆迁、场地清理、照明、动力安装等纳入，以便财务科完整地核算工程造价和编审工程决算。工程协议书、合同书及预算书报院领导审批后，须交财务科备案，以便掌握工程款项支付。

（3）施工途中，如有变更协议内容，须签署补充协议或变更联系单，同时以书面形式提出工程费用追加或减少项目，并阐述其理由。施工途中如变更协议内容，应签署补充协议或变更联系单。

（4）工程竣工后，属医院内部招标工程、零散工程的，甲乙双方须办理竣工验收，填报竣工验收报告，经财务科核实造价后，方可办理完工结算；属政府部门招标的工程按照政府招标的有关规定办理。

（三）医院的薪酬制度改革方案的管理

1. 涉及分配方案的决策

需党政联席会议专项讨论，领导班子成员、人事科长、财务科长等参加会议，到会人员充分发表意见，会议结果由院办公室备案

2. 讨论结果需广泛征求职工意见建议

3. 根据职工意见再次召开讨论会，进行讨论、修改

4. 形成方案下发

（四）银行及其他金融机构信贷的管理

1. 财务科根据资金需要，合理安排信贷需求

2. 院领导根据财务科建议提出意见与批复

3. 财务科向市卫生局提出借款申请报告

4. 借款必须专款专用，严禁挪为他用。财务科应监督借款的使用

（五）存货、固定资产等资产处置的管理

各物资管理部门必须规范存货、固定资产管理，资产分定期、不定期进行盘点。需将报损结果报财务科，由财务科根据报损结果进行汇总、核实，提出处理建议，最后将报损报告逐级上报卫生局、财政局。收到报损批复后，财务科通知各部门执行。

第七章
延伸研究

第一节　公立医院信用评价体系子系统的建立

公立医院信用评价结果是公立医院各利益相关者进行关联决策的重要依据，也是公立医院自我评价与逐步改进的重要参考。我们已研究确定的公立医院信用评价体系仅局限于统一的指标体系，未明确界定利益相关者类别，也未根据各利益相关者的侧重需要建立评价子系统。我们认为应就公立医院信用评价子系统的建立及应用作进一步深入的研究。

一、公立医院信用评价体系的不足

信用是整个市场经济的基石，良好的社会信用是建立规范的社会主义市场经济秩序的保证。信用评价由来已久，目前我国的信用评价体系仅局限于局部的、不完整的分行业信用评价体系，公立医院信用评价尚处于起步阶段，一套相对规范的评价指标体系正初步建成。公立医院信用评价结果是公立医院各利益相关者进行关联决策的重要依据，但是不同的利益相关者出于不同的利益目的，评价公立医院信用状况的角度也不同，这就要求建立一套适合于不同使用者的公立医院信用评价子系统。

二、公立医院各利益相关者的确定

根据米切尔评分原则，从层次性（即某一群体与组织的地位层次关系）、合法性（即某一群体是否被赋有法律上的、道义上的或者特定的对于组织的索取权）、紧急性（即某群体的要求能否立即引起组织管理层的关注）3个维度，在信用相关度计算的基础上，将公立医院的利益相关者分上级利益相关者、横向利益相关者和内在利益相关者。其中：上级利益相关者主要包括财政局、社保局，横向利益相关者主要包括银行、供应商,内在利益相关者主要包括公立医院本身与职工。

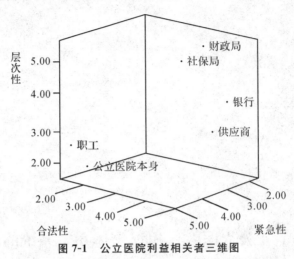

图 7-1　公立医院利益相关者三维图

三、公立医院信用评价子系统的建立

信用的评价程序、评价方法、评价指标、信用等级以及等级评价结果应用构成了信用评价体系的主要框架。我们就这 5 方面,结合公立医院的特色,对公立医院信用评价子系统的建立进行探讨。

(一)建立原则

公立医院关注当前利益,更关注长远的发展前途与潜质,因此更应注重公立医院长远发展能力方面的评价;公立医院解决当前急救工作,更关注人类康健的深远探索,因此更应注重公立医院科研成果的两个效益以及新技术、新方法投入产出的效益评价;公立医院关注卫生资源的投入,更关注有限资源的合理利用,因此更应注重公立医院资源投资效益的评价;公立医院关注数量的覆盖面,更关注医疗质量的改进,因此更应注重公立医院医疗安全风险的评价;公立医院关注经济效益,更关注社会效益,因此更应注重公立医院发挥社会效益、体现社会主义优越性方面的评价;公立医院发挥两个效益,也关注内部经营管理,因此更应注重公立医院内部经营方式与成果方面的评价。

(二)评价程序

参照公立医院信用评价体系的研究成果,子系统的评价程序可分为确定评价对象、选择评价人员、初步评价、搜集资料、正式评价、评价审查、发布结论和跟踪评价 8 个阶段。

（三）评价方法

参照公立医院信用评价体系的研究成果，子系统的评价方法可采用定性与定量相结合的综合评分法，研究过程中注重借鉴与发展相结合、理论研究与实例研究相结合、规范研究和实证研究相结合。

（四）信用等级

参照公立医院信用评价体系的研究成果，子系统的评价级别可分为 6 级，具体如下：评价得分在 90 分以上的为 AAA 级，表明信用状况极好；评价得分在 80 分以上的为 AA 级，表明信用状况很好；评价得分在 70 分以上的为 A 级，表明信用状况良好；评价得分在 60 分以上的为 BBB 级，表明信用状况较好；评价得分在 50 分以上的为 BB 级，表明信用状况一般；评价得分在 50 分及以下的为 B 级，表明信用状况欠佳。

（五）结果应用

根据公立医院进行信用评价利益相关者的分类，子系统评价结果主要可应用于 3 类利益相关者的信用决策。

1. 上级利益相关者

上级利益相关者根据子系统评价结果，可以决定是否给予扶持以及扶持的力度，主要有：财政局将公立医院补助经费执行信用评价结果，作为补助政策制定与力度的重要依据；社保局将公立医院医保政策执行信用评价结果，作为经费是否拨付及拨付比例的重要依据。

2. 横向利益相关者

横向利益相关者根据子系统评价结果，可以决定是否给予经济信誉及信誉程度，主要有：商业银行根据公立医院信贷信用评价结果，决定授信与否、授信额度、授信结构及利率标准；供应商根据公立医院付款信用评价结果，决定赊销与否、赊销期限及赊销结构。

3. 内在利益相关者

内在利益相关者根据子系统评价结果，可以决定事项决策及执行程度，主要有：公立医院根据本身重大事项决策信用评价结果，决定是否决策、是否执行及执行力度；职工根据公立医院人事政策信用评价结果，决定是否去留、是否投入及投入程度。

（六）评价指标

通过中外文献比较、分析和综合，结合公立医院利益相关者的信用评价需求，我们进一步归纳出公立医院信用评价子系统建立及应用研究的基本思路,经与实践工作者的座谈咨询、问卷调查,构建出公立医院信用评价子系统指标体系。其中:

1. 我们阐述的公立医院信用评价系统指标体系包含共性指标与个性指标两个类别

共性指标为各利益相关者均需要整体评价公立医院的指标,占70%的分值,具体指标已有相关文献研究;个性指标为各利益相关者需要针对性评价公立医院局部信用的指标,占30%的分值。利益相关者所需的个性指标由3个一级指标和6个二级指标组成,二级指标具体评价项目因具体利益相关者的不同而不同。例如,财政局对应"财政补助"、社保局对应"社保经费"、银行对应"银行贷款"、供应商对应"赊销款项"、公立医院本身对应"项目决策"、职工对应"人事政策"。

2. 我们继续采用Delphi法(德尔菲法)与AHP法(层次分析法)相结合的方法确定子系统评价指标的权重

即用Delphi法(德尔菲法)确定指标的相对重要程度,用AHP法(层次分析法)计算出指标相对重要程度对应的权重。

3. 以百分比权重乘以100换算成百分制权数

4. 结合公立医院财务制度、公立医院等级医院评定标准以及相关卫生政策,确定指标的标准

5. 采用"功效计分"法对定量指标进行评价

指标评价得分=指标权数×(指标的实际值－指标的不允许值)/(指标的满意值－指标的不允许值)。由此得出公立医院信用评价子系统的个性指标、指标权数、评分标准与计分方法。个性指标、指标权数、评分标准列示如表7-1。

表7-1　公立医院信用评价子系统个性指标、指标权数、评分标准列示表

一级指标	二级指标	指标权数(分)	评分标准
既往信用	××使用符合率	5	满意值为100%,不允许值为50%
	××目标达到率	5	满意值为100%,不允许值为50%
当下信用	××方案可操作	5	按专家模糊综合评分法评价
	××执行力程度	5	按专家模糊综合评分法评价
预后信用	××持续可行性	5	按专家模糊综合评分法评价
	××高层重视度	5	按专家模糊综合评分法评价
合　计		30	

四、公立医院信用评价子系统的思考

公立医院信用评价子系统的建立,可以为不同的利益相关者提供针对性的评价工具,以多角度、更全面的评价公立医院信用状况,为利益相关者正确决策提供重要依据。但是子系统的建立与应用尚处于起步阶段,还存在大量需要进一步探索与商榷的问题,为此,我们提出下一步研究与完善的方向。

进一步罗列与归并边缘利益相关者,建立适用于该类群体的公立医院信用评价子系统;进一步实践检验与提高改进公立医院信用评价子系统,逐步完善本研究理论;进一步建立健全法律体系和监督机制,规范和惩戒逆向选择和道德风险行为;进步发展信用评价机构,解决信用决策时信息不对称的矛盾;进一步加强内部硬件建设,促进公立医院信用评价子系统的推广实施;进一步建立记录公立医院信用信息的历史数据库,为子系统评价打好坚实的基础;进一步促进各利益相关者之间的网络互联与信息共享,降低评价成本;提高公立医院的信用意识,倡导信用文化,逐步规范公立医院的信用行为。

第二节　地市级公立医院信用评价研究

一、地市级公立医院信用评价研究的迫切性

为建立中国特色医药卫生体制,逐步实现人人享有基本医疗卫生服务的目标。2009 年中共中央、国务院发布了《关于深化医药卫生体制改革的意见》,2012 年 3 月国务院印发了《"十二五"期间深化医药卫生体制改革规划暨实施方案》,进一步要求:"积极推进公立医院改革,破除'以药补医'机制,全面推进县级公立医院改革,拓展深化城市公立医院改革。"为此,卫生部等有关部门已进一步明确了公立医院改革的具体政策要求和实施路径。

据不完全统计,目前全国已经有 19 个省(区、市)600 多家县(市)级医院启动了综合改革试点,个别地市在总结县级公立医院综合改革初步经验的基础上,开始探索地市级公立医院综合改革的破冰之旅,地市级公立医院改革已然成为新一轮医药卫生体制改革的核心。

作为改革焦点的地市级公立医院,也必然成为我国所有医疗机构中的核心层,对其信用评价不仅仅是当前其综合改革的需要,也是我国医疗机构信用评价理论与实践研究的核心。我们有必要、也迫切需要对地市级公立医院的信用进行评价研究。

二、地市级公立医院的特有属性

(一)医疗服务量大

当前,我国医疗服务体系呈"倒三角"状,医院级别越高,患者也越集中。以综合医院为例,从县级市属、地级市属、省属到部属综合医院,医师日均负担诊疗人次和住院床日随着医院级别的递增而大幅递增。因此,相对于县级公立医院而言,地市级公立医院患者较多,对医院的服务管理要求也越高。

(二)运营管理复杂

地市级公立医院运营规模明显大于县级公立医院,根据《2012 年中国卫生统计年鉴》,地市级公立医院院均业务收入、业务支出一般为县级公立医院的 3 倍,门诊、住院均次费用与药费也明显高于县级公立医院,运营规模与内部管理复杂程度相对较高,尤其应加强对其国有资产的管理,注重其社会效益的发挥。

(三)专业特色明显

地市级公立医院医疗技术发展相对着重于高、精、尖的方向,专业分工较为细化。除综合性医院外,各专科医院专业特色明显,主攻方向突出,本地区地市级专科医院间专科特色差异较大、收入结构大相径庭,运营结果也参差不齐。

(四)区域级层明晰

按照管辖级别的不同,我国的医疗机构可分为五级,分别为中央属(卫生部属)、省属、地级市属、县级市属和县属,地级市属医院处于最中间层,肩负着承上启下、双向联系的重任,地市级医院联动作用的发挥,很大程度上决定着我国医疗卫生体系的整体发展。

三、地市级公立医院的信用评价

针对上述提及的地市级公立医院的特有属性,对其的信用评价更应侧重于体现其人均服务量、内部管理效率、医疗技术水准、双向转诊方面的指标。这有待于我们在今后的实践工作中不断地加以探索与完善。

(一)遵循"以评促建"的初衷

通过对地市级公立医院的信用评价,可以发现其自身存在的短板,从而针对性地增强职工凝聚力、调动职工工作积极性,提升地市级公立医院服务水准,充分发挥"以评促建"的积极作用。

(二)持续"PDCA"的循环

本书关于对公立医院尤其是地市级公立医院信用评价研究尚处于起步阶段，还存在大量需要进一步探索与商榷的问题。我们应持续运用"PDCA"循环程序，实现从建立→实践→检验→改进的过程，进一步实践、检验与提高地市级公立医院信用评价体系，完善本研究理论。

(三)符合"与时俱进"的要求

事物是不断发展变化的，地市级公立医院的发展，其改革的目的、要求、特点与着重点均会根据实际需要的变化而变化。我们应本着开放的眼界，随着外部环境的变化、评价职能的调整、管理要求的提高以及评价技术的改进，不断地充实、修正和完善现有评价体系。

第三节　个人医疗消费信用评价研究

医疗机构始终本着"以病人为中心"的宗旨治病救人。但是作为购买"医疗商品"的患者一方，却也有部分患方医疗消费失信，长期无限制地拖欠医疗费用，甚至恶意逃款、拒付。目前，医疗消费失信产生的概率增大，医疗消费失信的金额日益增多，医疗消费失信对医院造成的损失极大。医疗机构有必要采取有效的措施，减少这种现象重复发生。目前，个人医疗消费信用缺少系统化、科学化的管理。有必要打造个人医疗消费信用平台，加强医疗机构内部管理。我们从个人医疗消费诚信构建的博弈分析中得出，医疗消费市场诚信构建的关键是建立个人医疗消费信用制度，设定个人信用评价指标及评分方法，按个人医疗消费信用评价的等级配合设置相应的信用政策。本章节论述的主题就是：建立个人医疗消费信用评价制度，保障医院合法权益。

随着人们生活水平的日益提高，人们在珍爱生命的同时越来越注重生活质量的提高，对"医疗"这一特殊意义上的消费商品的需求日益增大。医疗机构始终本着"以病人为中心"的宗旨治病救人，开通"绿色通道"，实行住院预交金制度，允许病人赊账。但是，作为购买"医疗商品"的患者一方，却是如何接受的呢？当然，大部分患者是尊重白衣天使的劳动的，但也有部分患方出现医疗消费失信现象，拖欠医疗费用，甚至恶意逃款、拒付。医院在无私地发挥社会效益的同时，却失去了较多的经济效益。当前，国家对卫生资源的投入有限，在财政补偿相对不足的情况下，医院唯有在继续发挥社会职能的同时，加强对医疗欠款的控制，才能最大限度地减少损失，保证医院健康、长足发展。

一、个人医疗消费信用缺失控制的必要性

目前,患者医保报销后仍存在一定的自负比例、流动人口呈逐年增长趋势、公众媒体舆论对医疗机构负面报道使医院的社会公众形象下降等,这些因素均导致医疗消费失信产生的概率明显提升。全国医疗机构无论是住院病人欠款,还是绿色通道欠款每年都呈快速增长的趋势,医疗消费失信的金额日益增多。而医疗消费失信对医院造成的损失极大,一例病人欠款不付,损失的不仅仅是一定金额的收入,而是100%的净结余。以5%的结余率计算,这例病人的逃款需收治同样的20例病人创造的结余才能弥补,何况大量医务人员所投入的人员成本、卫生材料、水电等直接成本,占用病床失去收治其他病人的机会成本,医务人员花费大量时间精力的隐性成本。同时,催讨欠款与资金占用的成本有时甚至会大于欠款本身的金额。所以,医疗消费失信给医院带来的损失是巨大的,医院有必要采取有效的措施,减少这种现象重复发生。

二、个人医疗消费信用缺失控制的现状

在社会主义制度下,医疗机构往往是以社会效益为主,必然会失去一部分经济利益。但同时也必须认识到医疗机构自身对信用管理上存在不足。

(一)医疗机构自身对信用管理上的不足

医疗机构之间存在一定的竞争,为追求规模、成效,不顾自身信用实力和风险控制能力,对患者预交金设置标准随意性较大。管理上,缺少对患者信用风险的有效控制,患方拖欠风险巨大。缺少对患方资源(信息)的集中统一管理,为片面提高患者满意度而少催款甚至不催款,这无疑是饮鸩止渴。个人医疗消费信用缺少系统化、科学化的管理,忙于应付已发生的长期拖欠款,忽视了对医疗消费信用的"事前"和"事中"控制。

医疗机构的医疗消费信用失控问题与其内部的经营管理机制不合理有直接的关系。其中主要是医疗机构内部的信用决策授权不合理以及缺少独立的信用管理职能。这种滞后的管理机制主要体现在医疗机构的临床医疗活动管理和财务管理上。

(二)医疗机构对医疗欠款和信用风险控制管理模式

目前,各级医疗机构对医疗欠款和信用风险控制方面存在着3种不合理的管理模式。

1. 医疗欠款的"滞后管理"的管理模式

这种模式的主要特点是在医疗活动过程中,临床与财务部门各行其是,没有人

真正对医疗欠款负责。在传统的医疗机构管理模式中,医疗欠款即使发生了,与医务人员也没有多大的关系,往往听之任之,而财务部门仅仅是作为一笔数据进行简单的记账式管理。

2. 临床医务人员承担欠款收账职责的管理模式

目前,许多医疗机构均采用这种方式,把医疗欠款与医务人员的分配激励机制挂钩。然而,这种模式虽然改变了医疗欠款无人管理的状况,但实际上却给医疗机构带来了巨大的管理风险。医疗欠款与医务人员的分配激励机制挂钩,但本着发挥社会职能的主要权重,对经济利益的刺激不应过于激烈,因此不应将责任全部落实到医务人员个人头上;同时,这种方式促使临床拥有更大的催收自主权,可能会产生因私人利益损害医疗机构整体利益的行为,形成更为严重的拖欠。

实践证明,这种管理模式,无论从临床各责任中心目标与医院整体的经营管理目标差异上看,还是从职能设计的合理性以及实施的专业化角度看,临床医务人员都不能很好地承担医疗欠款催收管理的职责。从管理目标上看,各责任中心的目标与医院整体目标确有差异,医务人员不可能站在医院整体战略目标角度考虑问题;从职能上看,医务人员的主要任务是医治病人;从专业性看,医疗欠款管理又是一项技术性很强的工作,例如,患者信用分析、信用信息管理、收账等工作,这一般都不是医务人员所能够胜任的。

3. 由财务部门控制医疗欠款的管理模式

虽然从管理目标上看,财务部门的确更加重视医院的现金流量和经营利润。然而在实践上财务部门却难以起到所期望的作用,甚至造成临床与财务部门发生激烈冲突,要么影响正常的医疗活动,要么对医疗欠款失去控制,拖欠仍然会大量发生。

实践证明,仅靠财务部门并不能有效地控制信用风险,这是因为财务部门并不了解患者背景和病情进展,无法对患者信用风险做出准确的判断,也无力承担收账工作。同时,一般财务人员日常工作以会计核算为主,在信用管理和风险控制上同样缺乏专业知识和经验。

因此,医疗机构首先必须增加信用管理职能,使医疗欠款管理科学化和系统化,建立一套科学、规范的信用风险管理制度,深化医院改革,将注意力更多地放在如何使医疗机构建立现代化的微观经营管理机制上。

三、解决个人医疗消费信用缺失问题的基本思路

(一)打造个人医疗消费信用平台

在医疗消费失信的患方当中,有些是确实没有钱或是一时没有钱来承担高额的医疗费用,银行应开通医疗贷款业务,解决千万患者家庭的燃眉之急。各类保险

机构应关注并加入到医疗行业中,为医患双方提供医疗费用保障后盾,为医疗机构开通医疗欠款、医疗风险保险制度,以建立债权保障;为老百姓提供更便捷、更有效的人身保险。同时,社会媒体也应进一步支持各级医疗机构,树立医疗机构在公众心目中的良好形象。

(二)医疗机构本身需加强内部管理

首先,应建立一个在院长直接领导下的信用管理部门,从而有效地协调医疗机构临床和财务目标,同时在医疗机构内部形成一个科学的风险制约机制,防止任何部门或各层管理人员盲目决策所产生的信用风险。将信用管理的各项职责在各相关部门之间重新进行合理的分工,信用部门、临床、财务、供应等各部门承担不同的信用管理工作,按照不同的管理目标和特点进行科学的设计。注重事前、事中、事后的控制。

事前,进行患者的资信管理。包括:对患者信用信息进行搜集;患者信用档案的建立与管理;患者信用分析管理;患者信用评级管理;对患者的经常监督与检查。

事中,对授信进行管理。包括建立科学的内部授信制度,对患者的赊销额度和期限进行个性化控制;同时,对疑似逃款病人注重适时监控。

事后,完善能适应当前市场环境和现代医疗机构管理要求的医疗欠款管理制度。包括:建立医疗欠款总量控制制度;建立医疗活动分类账管理制度;建立账龄监控与医疗欠款回收管理制度;建立债权管理制度。

其次,医院关键还是要提高技术含量,增强自身的核心竞争力,提高医疗质量,树立良好的社会公众形象;同时加强医院内部文化建设,提高服务质量,感化病人,挖掘患者的伦理道德责任与诚信意识。

最后,医院还应注重内部挖潜,通过科学的经营管理来缩短患者的平均住院日、床日费用,降低药品比例,切切实实减轻患者的经济负担。

(三)提高个人医疗消费信用关键还是要建立合理的信用评价体系

1. 个人医疗消费诚信构建的博弈分析

假定医疗机构与患者的"医疗商品"交易是一次性的,这时医疗机构提供医疗服务时患者有两种选择:一种是守信,一种是失信;而医疗机构也有两种选择:一种是医疗机构提供优质医疗服务,另一种是医疗机构仅提供维持医疗服务。在不同的市场环境约束中,患者会有不同的市场行为。

(1)假定患者失信时不会受到惩罚。

①第一种情况:患者失信时,不会受到惩罚,医疗机构利益受到损害,但收益仍为正。

假定患者守信时,其收益是 100,而医疗机构获得了合理的医疗服务报酬,其收益也是 100；当患者不守信时，由于其欺骗医疗机构又不受到惩罚，其收益会增加到 150，而医疗机构由于收到部分医疗款，收益为 50。

表 7-2 个人医疗消费诚信博弈分析之一

患者失信时不会受到惩罚，医疗机构利益受到损害但收益仍为正		患 者	
		守 信	不守信
医 院	优质服务	100,100	50,150
	维持服务	0,0	0,0

收益矩阵中的第一列数据是医疗机构的收益，第二列数据是患者的收益。在这种环境中，从患者的角度看，医疗机构提供优质的医疗服务，患者的最优选择是不守信用，医疗机构仅提供维持的医疗服务，患者的最优选择是不守信用或守信；从医疗机构的角度看，患者守信用，医院的最优选择是提供优质的医疗服务，患者不守信用，医疗机构的最优选择也只能是提供优质的医疗服务，因为救死扶伤是其必须发挥的社会效益，而患者毕竟也交了部分预交金。在这种一次性博弈情况下，均衡是：医疗机构提供优质的医疗服务，患者不守信用，"医疗商品"交易仍然能够发生，但是医疗机构的利益受到了侵害。

②第二种情况：患者失信时，不会受到惩罚；医疗机构利益受到较大损害，收益为负。

假定患者守信时，其收益是 100，而医疗机构获得了合理的医疗服务报酬，其收益也是 100；当患者不守信时，由于其欺骗医疗机构又不受到惩罚，其收益会增加到 150，而医疗机构由于得不到应有的报酬，还赔了本，收益为 −50。见收益矩阵如下。

表 7-3 个人医疗消费诚信博弈分析之二

患者失信时不会受到惩罚，医疗机构利益受到较大损害收益为负		患 者	
		守 信	不守信
医 院	优质服务	100,100	−50,150
	维持服务	0,0	0,0

在这种情况下，从患者的角度看，医疗机构提供优质的医疗服务，患者的最优选择是不守信用，医疗机构仅提供维持的医疗服务，患者的最优选择是不守信用或守信用；而从医疗机构的角度看，患者守信，最优选择是提供优质的医疗服务，患者不守信，最优选择是仅提供维持的医疗服务。在一个患者普遍都不讲信用的环境中，医疗机构预期到患者是不守信用的，医疗机构的最后选择是仅提供维持的医疗服务。均衡是：医疗机构仅提供维持的医疗服务，患者不守信。

(2)假定患者失信时会受到惩罚,但惩罚较轻。

①第一种情况:患者失信时,会受到惩罚,但惩罚较轻;医疗机构利益受到损害,但收益仍为正。

假定患者守信时,其收益是100,而医疗机构由于获得了合理的医疗服务报酬,其收益也是100;当患者不守信欺骗医疗机构时,收益会增加到150,假定欺骗的代价为-20,这时患者的收益就变为130,而医疗机构仅收到部分医疗款,收益为50。

表7-4　个人医疗消费诚信博弈分析之三

患者失信时会受到惩罚但惩罚较轻,医疗机构利益受到损害但收益		患　者	
		守　信	不守信
医　院	优质服务	100,100	50,130
	维持服务	0,0	0,0

从表中可以看出,从患者的角度看,医疗机构提供优质的医疗服务,患者的最优选择是不守信用,医疗机构仅提供维持的医疗服务,患者的最优选择是不守信用或守信用;从医疗机构的角度看,患者守信用,医疗机构的最优选择是提供优质的医疗服务,患者不守信用,医疗机构的最优选择也是提供优质的医疗服务,在这种情况下,均衡是:医疗机构提供优质的医疗服务,患者不守信用。

②第二种情况:患者失信时,会受到惩罚,但惩罚较轻;医疗机构利益受到较大损害,收益为负。

假定患者守信时,其收益是100,而医疗机构获得了合理的医疗服务报酬,其收益也是100;当患者不守信欺骗医疗机构时收益会增加到150,假定欺骗的代价为-20,这时患者的收益就变为130,而医疗机构由于得不到应有的报酬,还赔了本,收益为-50。见收益矩阵如下。

表7-5　个人医疗消费诚信博弈分析之四

患者失信时会受到惩罚但惩罚较轻,医疗机构利益受到较大损害收益为负		患　者	
		守　信	不守信
医　院	优质服务	100,100	50,130
	维持服务	0,0	0,0

在这种情况下,从患者的角度看,医疗机构提供优质的医疗服务,患者的最优选择是不守信用,医疗机构仅提供维持医疗服务,患者的最优选择是不守信用或守信用;而从医疗机构角度看,患者守信,最优选择是提供优质的医疗服务;患者不守信用,最优选择是仅提供维持的医疗服务。在一个患者普遍都不讲信用的环境中,

医疗机构预期到患者是不守信用的,医疗机构的最后选择是仅提供维持的医疗服务。均衡是:医疗机构仅提供维持的医疗服务,患者不守信。

(3)假定患者失信时会受到严厉惩罚。

①第一种情况:患者失信时,会受到严厉惩罚;医疗机构利益受到损害,但收益仍为正。

假定患者守信时,其收益是100,而医疗机构获得了合理的医疗服务报酬,其收益也是100;当患者不守信欺骗医疗机构时,收益会增加到150,假定欺骗的代价为-200(受到严厉惩罚),这时患者的收益就变为-50,而医疗机构由于收到部分医疗款,收益为50。见收益矩阵如下。

表7-6 个人医疗消费诚信博弈分析之五

患者失信时会受到严厉惩罚,医疗机构利益受到损害,但收益仍为正		患 者	
		守 信	不守信
医 院	优质服务	100,100	50,-50
	维持服务	0,0	0,0

从患者的角度看,医疗机构提供优质的医疗服务,患者的最优选择是守信用,医疗机构仅提供维持的医疗服务,患者的最优选择是守信用或不守信用;从医疗机构的角度看,患者守信用,最优选择是提供优质的医疗服务,患者不守信用,医疗机构的最优选择也是仅提供优质的医疗服务。假定医疗机构提供优质的医疗服务,患者的最优选择是守信。均衡是:医疗机构提供优质的医疗服务,患者守信用。

②第二种情况:患者失信时,会受到严厉惩罚;医疗机构利益受到较大损害,收益为负。

假定患者守信时,其收益是100,而医疗机构获得了合理的医疗服务报酬,其收益也是100;当患者不守信欺骗医疗机构时,收益会增加到150,假定欺骗的代价为-200,这时患者的收益就变为-50,而医疗机构由于得不到应有的报酬,还赔了本,收益为-50。见收益矩阵如下。

表7-7 个人医疗消费诚信博弈分析之六

患者失信时会受到严厉惩罚,医疗机构利益受到较大损害,收益为负		患 者	
		守 信	不守信
医 院	优质服务	100,100	-50,-50
	维持服务	0,0	0,0

在这种情况下,从患者的角度看,医疗机构提供优质的医疗服务,患者的最优选择是守信用,医疗机构仅提供维持的医疗服务,患者的最优选择是守信或不守

信;而从医疗机构的角度看,患者守信,最优选择是提供优质的医疗服务,患者不守信,最优选择是仅提供维持的医疗服务。在一个患者普遍都讲信用的环境中,医疗机构预期到患者是守信的,医疗机构的最后选择是提供优质的医院服务,患者会守信。均衡是:医疗机构提供优质医疗服务,患者守信用。

(4)结论。当医疗消费市场环境和制度环境失效,患者失信不会受到惩罚或只受到较轻惩罚时,患者选择不守信用。这时,市场会产生这种情况:一是医疗机构利益受到侵害,但"医疗商品"交易仍会发生;二是"医疗商品"交易勉强发生。第一种情况是患者经常仅交部分医疗款,患者诚信差,但医疗机构仍然提供优质的医疗服务。第二种情况产生的后果是医疗机构为防止亏本,但又得保证患者生命安全,只能采取维持的医疗服务,患者无法进一步提高生活质量。

当医疗消费市场环境和制度环境约束有效时,患者有动力选择守信用,"医疗商品"交易会发生,医疗机构得到了较大效用,患者得到较大收益。

医疗消费市场诚信构建的关键是制度环境。当一个患者失去信用时,它受到的最大惩罚既不是道德上的谴责,也不是走上法庭,而是来自于同行业所有医疗机构的排斥。建立一个良好的医疗消费信用体系,使守信用者得到利益,失信者必然付出代价,制约患者的信用行为,使重信用真正成为患者的一种自觉的理性选择。

2. 建立个人医疗消费信用制度

把分散在各个医疗机构的个人医疗消费信用和信誉信息汇集起来,甚至结合商业银行和社会各方面信息,进行加工存储,形成个人医疗消费信用档案信息数据库,为各级医院了解患者的信用和信息状况提供服务。

(1)个人医疗消费信用评价指标体系的内容。信用评价的目的在于鉴别和确定个人医疗消费的风险,以便决定是否给予最优质的医疗服务。因此,评价内容力求全面。但由于个人医疗消费的信用评价不可能像企业信用评价那样账册齐全、报表完整,并要对报表进行全面分析,因此可以抓住要害、重点突出,根据信用的5C因素进行分析,包括:①患者的环境,指患者的基本条件,如户籍、居住稳定性等。②患者的品德,指患者的还款意愿,通过身份证核实其就业情况,审查其有无其他医疗失信记录等。③患者的资本金,指患者的财富,包括个人住房情况、银行存款及投资情况。④患者的能力,指患者获取收入的能力,包括月收入、抚养人口等,通过评价,可以测定患者的"支付能力",从收入的稳定性分析其支付医药费的能力。⑤患者的担保,患者的担保人要有一定的支付能力,能够承担起担保责任。

在分析患者的信用状况时,要重点关注患者的偿债能力和偿债意愿:

偿债能力。指患者偿付全部医药费用的能力,主要决定于职业和收入、财产状况、债务及支出情况3个因素:首先,职业和收入。由于患者是医疗消费者个人,医药费用要由患者或其主要家属(如父母、配偶、子女)归还,因而患者及其家人的职业和收入是判断患者偿债能力的主要因素。如果没有职业,收入就不可靠,偿债能力就没有保证。从事某项职业的时间越长,经济状况就越稳定。如果工作频繁调动,说明经济状况不够稳定。同时,从事何种职业也有关系。关于收入,分析偿债能力,主要看固定收入,比较稳定;临时性收入时有时无,时高时低,不一定可靠。其次,财产状况。是个人经济实力的体现,例如存款、股票、汽车、房屋等,这些财产不仅是个人的财富,而且有的还是个人收入的源泉,能给个人带来利息、股息、租金等收入。如果患者暂时没有现金支付医药费,这些财产可以兑现或变卖以偿还欠款,因而也是偿债能力的一个重要指标。最后,债务及支出情况。判断患者的偿债能力,只看收入和财产是不够的,还要看他的债务情况和支出情况。有的财产可能是他借债购买的,有的财产可能已经抵押出去,这样就不能看成是患者的财富。又如收入多少,还要同支出结合起来,收入多、支出也大,偿债能力也就差。只有收入大、支出少,偿债能力才强。所以,分析偿债能力要把以上 3 个因素结合起来考虑。

偿债意愿。如果患者确有偿债能力,但不守信用,也难以相信其能如数还款。此外,也有人恶意逃款、诈骗,更要注意防范。所有这些就要从有关方面调查了解,获得有关患者过去信用方面的信息。

(2)个人医疗消费信用评价的指标。根据上述分析,个人医疗消费信用的具体评价指标可分为:①与环境有关的指标:户籍情况、性别、年龄、主要家属经济状况、居住本地时间等。②与品德有关的指标:信用记录、职业状况、工作稳定性等。③与资本金(即财富)有关的指标:住房情况、银行账户、投资情况等。④与能力有关的指标:年总收入、抚养人口、月还款占收入比率、文化程度等。⑤与担保有关的指标:第三人保证、无担保等。

(3)个人医疗消费信用等级的评分方法。个人医疗消费信用评价通常可以采用百分制计分方法,其中环境 25 分,品德和能力各 30 分,资本金(即财富)15 分,担保不计分,也可在百分制外进行加分或减分。至于每一项目分值确定,下面根据实际情况确定一个参考分值,具体如下。

①环境(25 分)。

户籍情况:本地(8 分)、周边市(6 分)、暂住(2 分)。

性别:男(0.75 分)、女(1 分)。

年龄:60 岁以上(0.25 分)、40—60 岁(0.75 分)、30—40 岁(1 分)、30 岁以下(0.5 分)。

主要家属经济状况:优(10 分)、一般(5 分)、差(1 分)。

居住本地时间:10 年以上(5 分)、5—10 年(3 分)、1—5 年(2 分)、1 年以下(1 分)。

②品德(30 分)。

信用记录:好(10 分)、一般(5 分)、无记录(3 分)、差(0 分)。

职业状况:公务员(10 分)、事业单位(9 分)、国有企业(8 分)、其他企业(7 分)、退休(6分)、下岗(5分)、失业有救济(4分)、其他(3分)。

工作稳定性:10年以上(10分)、5—10年(7分)、1—5年(4分)、1年以下(1分)。

③资本金(即财富)(15分)。

住房情况:无房(2分)、租房(3分)、购房(5分)。

银行账户:有储蓄账户(4分)、有信用卡(3分)、两者兼有(5分)、无(0分)。

投资情况:独资经营企业(5分)、合伙经营(4分)、炒股(3分)、无股份(2分)。

④能力(30分)。

年总收入:50000元以上(15分)、30000—50000元(12分)、10000—30000元(10分)、5000—10000元(5分)、5000元以下(3分)、无收入(0分)。

抚养人口:无(5分)、1人(4分)、2人(3分)、3人(2分)、3人以上(1分)。

月还款占收入比率:>40%(1分)、30%—40%(1.5分)、20%—30%(2分)、10%—20%(2.5分)、<10%(3分)。

文化程度:研究生(7分)、大学本科(6分)、大专(5分)、中专(4分)、高中以下(2分)。

⑤担保(加分或减分):第三人保证(20分)、无担保(0分)。

(4)个人医疗消费信用评价的等级设置和信用政策。个人医疗消费信用评价的等级通常设置4级,不同级别采用不同的信用政策:信用等级评分25分或更低的,采用紧急救助后,如欠款治疗的,仅提供维持医疗服务;信用等级评分在25—50分之间的,采用紧急救助后,允许500元医疗欠款24小时后,仅提供维持医疗服务;信用等级评分在51—75分之间的,采用紧急救助后,允许1000元医疗欠款24小时后,仅提供维持医疗服务;信用等级评分在76—100分之间的,采用紧急救助后,允许2000元医疗欠款24小时后,仅提供维持医疗服务。

(5)个人医疗消费信用评级应注意以下几个问题:

要客观真实。个人信用评级必须客观真实,能如实反映借款人的信用情况。有些资料由个人提供,必须予以证实;有些资料来自网络,需与本人进行核对,防止误传。

要抓住主要矛盾。患者的支付能力及信用记录是个人医疗消费信用评价的核心。个人医疗消费信用评价要根据个人收入、财产和支出综合考虑。收入高但支出大,支付能力不一定好;财产多但债务重,会影响偿债能力。有的虽然财产多、收入高,但不守信用,信用状况更差。所以,必须综合分析,抓住重点。

要简化手续。个人医疗消费信用评价的手续要简化,有必要借助高效管理的信息系统,方便医疗消费,通过信用评价分为不同档次,据以决定允许欠款金额、期限等。

要有跟踪关注。为了保证医疗欠款及时收回,要做好患者的跟踪关注。保安人员要加强院内管理,防止病人逃款;医务人员要结合患者及其家属的经济承受能力进行诊治;财务人员要关注患者的费用情况,以控制可能发生的风险。

(6)建全全省统一,甚至全国统一的个人医疗消费信用制度与网络,是发展卫生经济的迫切要求,这是一项巨大的社会工程,对提高全民的医疗信用意识、保证医疗消费的正当权益,将会起到很大的推动作用。

四、个人医疗消费信用评价结果的实践应用

在这个提倡社会诚信的时代,个人医疗消费信用缺失却成为一个长期困扰医院的严重问题,有的公立医院医疗欠款总额甚至达到了当年结余的 20% 甚至 30%,已经严重阻碍了公立医院的持续发展。通过对个人医疗消费信用的评价,我们认为应该利用评价结论,采取针对性的控制措施,切实有效地控制医疗欠款总额的增长。

(一)医疗欠款控制具体措施

1. 建立欠款病人诚信档案

在办理住院手续时,医院根据患者身份证号码,逐步建立个人医疗消费信用基本信息数据库,对于当天没有携带身份证的,由经管医生负责在三天内录入相关信息。当患者再次入院时,将自动核对原有信息,如有既往欠款则预交金将自动先予补足原有欠款。

2. 调整住院病人预交金标准

根据往年各专业病种,计算平均发生费用,按一定的比例确定预交金标准。对不同的专业根据实际需要个性化调整预交金额度,使预交金制度更趋于合理。同时,对于急危重病人可直接进入"绿色通道";对于当时确需住院的,由诊疗组人员担保并签字后先予办理欠款入院手续,入院后一并进入欠款控制程序,使预交金制度更趋于人性化。

3. 建立欠款锁定程序

对于预交金余额达到一定金额时,电脑及时预警,提醒及时补足预交款,预交金余额根据不同的专业设置不同的标准,使预警额度更加科学。欠款达到一定金额时,电脑自动锁定,由科主任、医务处分级视情况考虑解锁,解锁有效期为 24 小时,但经"绿色通道"收治入院的欠费病人可办理欠款入院手续,有效期为 72 小时,待病情稳定后一并进入欠款锁定程序;医保、农保、惠民、保健干部、公费病人、记账病人、特约单位病人开通"长期绿色通道"。

4. 取消办理"今日出院"

为防止费用漏记,一律仅办理"明日出院",使医务人员养成计划出院的习惯,减少因时间较短而造成的漏记现象。但遇特殊情况可报医务处审批后办理"今日

出院"。病区护士对出院病人所有应收费用均核对无误后，方可确认出院；同时，应根据住院结账处的出院证明或出院发票将外带药发给患者。

5. 建立严格的责任追究制度

对于不合理检查与治疗的、因未及时确认费用导致漏账的、欠款出院仍办理出院带药的，全额追究当事人经济责任；因投诉缺陷引起的欠款，按相关规定严肃处理；科室主动追回出院欠款的，经书面申请、各级审核与审批后追回相应的经济处罚。

6. 加强事中与事后的催款力度

医院每日安排专人发放费用日清单及催欠通知书，并对在院欠款病人进行床前催欠，对"疑似逃款病人"重点监控。由专人隔月对出院欠款病人进行电话催款，追回可能性较大的再实行上门催讨；医保、农保、救助对象、交通事故、恶意拖欠等方面的欠款，由专人与对口机关单位、法律部门联系解决。

7. 不断地总结分析

医院按月、按季、按年对欠款分类汇总并分析结构与原因，找出造成欠款的主要原因与构成变化趋势，提出下一步改进建议，不断完善控制措施，逐步减少欠款总额。

(二)医疗欠款控制预期效果

1. 维护医务人员的劳动尊严

通过对个人医疗消费信用的评价，具体实施医疗欠款控制措施，使本该收回的欠款得到了收回，医务人员辛勤劳动得到了承认，充分捍卫了医务人员作为劳动者的尊严，医务人员的劳动投入有了放心保障，工作积极性大幅提高。

2. 欠款额度将得到有效控制

实行医疗欠款控制措施后，医疗欠款总额将会明显下降，欠款组成结构也会发生较大变化，一些因管理上、主观上造成的欠款大幅减少。如恶意欠款、对治疗结果不满意造成的欠款、工伤病人等类型的欠款所占的比例会明显下降。

3. 诊疗秩序将进一步理顺

对于急危重病人、普通病人、医保病人、农保病人、惠民病人、保健干部、公费病人、记账病人、特约单位病人均实行不同的医疗欠款控制措施，进一步规范了医疗欠款管理程序，使诊治过程中的欠款管理有章可循，尤其是大大缩短了急危重病人的救治时间。

4. 患者对欠款控制心服口服

对于不同原因造成的欠款，采用不同的控制措施与力度，使本应收回的欠款得到收回、确因医院过失造成的欠款适当赔偿、对弱势群体造成的欠款适当减免。既体现了医院按理办事的原则，又体现了医院救死扶伤的高风亮节。

(三)医疗欠款控制注意事项

1. 应抓住重点，注重细节

医疗欠款问题是一个复杂的社会问题，不可能一蹴而就地解决，需要抓大放小，本着先主后次、兼顾成本的原则，将欠款比例较高的几类欠款先加以控制。在控制措施出台时，应注重对现有工作流程的影响，根据实际情况作局部的修改，理顺流程。

2. 应做好充分的前期工作准备

在医疗欠款控制措施出台前，只有充分地利用历史数据分析原因，找到突破口，才能对症下药，取得明显疗效。必须借助个人医疗消费信用的评价这一工具，制定具体控制措施。对于各种涉及患者切身利益的，如提高预交金标准、预交金自动补足既往欠款、欠款电脑锁定、催欠借助法律手段等方式进行大规模、大范围的公告与解释工作后，可以大大减少老百姓对医院的误解。对急危重病人认定建立严格的标准体系，这一标准的建立可以使实际控制更加科学、公正。

3. 注重事前控制将事半功倍

在患者入院前，需要保障其基本信息的真实性以及一定额度的预交金。患者基本信息的真实性可以帮助随时与患者联系，一旦发生欠款可及时催讨，即使是恶意欠款出院的也可以借助法律手段追讨；一定额度的预交金至少已保证一半的医疗应收款。事前工作的充分，将使事后欠款催讨工作非常轻松。

4. 各部门通力合作是关键

管理成效的好坏，执行力是关键。医疗控制措施的有效实施，需要相关各个职能部门的共同合作、责任落实到人，才能取得良好效果。

5. 不断深入发展将提高效果

通过建立欠款病人信息数据库，获得患者诚信档案，借以针对性地采取不同的信用额度，最大限度地保障医院应得利益少受损。在现有数据库不断完善的前提下，甚至可以联系银行、保险各业的诚信数据库，建立个人消费信用评价体系，实现社会各部门信息共享与管理，提高医院信用管理水准。

6. 借助信息化技术的支持

任何的改革都离不开电子信息技术的大力支持，它是医院内外部管理的技术基础。无论是诚信档案的建立、预交金标准的个性化设置、欠款锁定程序的设计还是欠款信息的定期统计分析，均需要强有力的信息技术支持，才能使医院的管理驶入快车道。

第八章
局限与建议

第一节　本书研究的局限

一、公立医院信用评价方法方面

在公立医院信用评价方法上采用的是综合评分法,但在不同的条件环境下采用一致性的指标会使评价结果缺乏可比性;同时缺乏以数理技术为基础的信用风险评价,对信用风险程度的度量精确度较低。

二、公立医院信用评价指标方面

本书对于公立医院信用评价指标体系中的评价指标是总结以往学术论点、结合公立医院实际特点设计的,虽然有一定的医疗特色,但指标的选择仍存在一定的主观性;对于案例分析由于受实际限制,只个案分析一家典型的公立医院,实践检验了一个地市的公立医院,要建立标准仍需要大量的样本进行实践检验。

三、公立医院信用评价指标权重确定方面

本书对于公立医院信用评价指标体系中的评价指标权重的确定采用 Delphi 法(德尔菲法)与 AHP 法(层次分析法)相结合的方法。但无论是 Delphi 法来确定各指标的相对重要程度,还是用 AHP 法确定两两指标相对重要程度,仍存在一定的主观性。

四、公立医院信用评价经验方面

由于本书是对公立医院信用评价的首次系统性探索,国内外相关资料较少,可借鉴的评价经验不多。因此,本书尚有许多不完善之处,有待于进一步深入研究。

第二节　对我国公立医院信用评价体系建立以及采用方法的建议

在整本专著的撰写过程中，作者对我国目前对公立医院信用评价领域的研究状况进行了初步探讨，现就研究体会提出以下政策建议：

一、尽快建立记录我国公立医院信用信息的历史数据库

许多学者已经在各种书刊上发表了类似意见，并指出信用数据的缺失已成为我国信用评价模型发展的一大障碍。内部评价体系建立是否完善，主要反映在 3 个方面：方案的设计、信息的采集和信息的加工。信息的采集是工作的基础，直接关系到评价结果的正确性。因此，必须对各级公立医院进行长期、深入研究，了解和把握公立医院的基本特征、发展趋势和主要风险因素，为信用评级的决定提供参照。

二、大力发展我国的信用评价机构，提高该类机构的自主性和独立性

尽管我国目前信用评价机构已经有了较大的发展，但是相对于我国蓬勃发展的金融体系来说，规模仍过小，市场影响力十分有限，权威性也不高，这与发达的西方国家形成鲜明的对比。信用评价机构的完善和发展，有利于解决信贷市场中信息不对称的矛盾，增进信贷双方的了解与信任，降低各自的搜寻成本和评估成本。但目前我国仍未建立其有效的信用市场，这不利于信用评价机构的发展。因此政府必须介入，依靠政府资金和研究实力，一方面扶持一批优良的、具有良好发展前途的评价机构；另一方面扩大信用市场的需求量，以刺激供给者的积极性。

三、促进与公立医院各经济往来者之间的网络互联、信息共享

各经济往来者尤其是各银行间信息流通不畅。目前，各银行出于各自利益的考虑以及受到目前信息网络建设的限制，都采取了较为封闭的信息管理政策，而其他经济往来者甚至没有任何有关公立医院信用的信息，使信用资料成为一种紧缺资源，加剧了双方的信息不对称，同时也增加了信息收集和处理成本。因此，应促进各经济往来者尤其是银行之间的信息网络建设。

四、建立健全法律体系和监督机制，以规范和惩戒信贷市场中的逆向选择和道德风险行为

很多学者都已经指出信息不对称是导致信用风险激增的主要原因之一，主要表现为逆向选择和道德风险。为了减少信息不对称的程度，一方面应加强经济往

来者的信息鉴别能力,即信息分析、处理能力(如信用评价能力);另一方面应加强社会监督机制,建立健全各项法律法规,通过事后奖惩等措施,增加违规行为的惩罚成本,以规范市场行为。

五、加强内部的硬件建设,有利于现代信用评价模型的推广实施

目前国际上流行的各种信用评价模型,无不是建立在大规模的数据运算和先进的信息网络基础上的,因此我国各信用信息使用单位也应加强内部硬件建设和网络建设,并提高内部员工的从业素质,以适应现代信用评价模型推广的要求。

六、提高公立医院的信用意识、倡导信用文化

首先,要把信用意识作为卫生系统教育的重要内容,提高全体医疗系统信用意识,促进市场经济的进一步成熟。同时,在公立医院内部大力倡导信用文化,在卫生系统中形成统一的信用核心价值观,提高各公立医院的价值取向,以逐步规范公立医院的信用行为。

附录 1

中共中央　国务院
关于深化医药卫生体制改革的意见

（2009 年 3 月 17 日）

按照党的十七大精神，为建立中国特色医药卫生体制，逐步实现人人享有基本医疗卫生服务的目标，提高全民健康水平，现就深化医药卫生体制改革提出如下意见。

一、充分认识深化医药卫生体制改革的重要性、紧迫性和艰巨性

医药卫生事业关系亿万人民的健康，关系千家万户的幸福，是重大民生问题。深化医药卫生体制改革，加快医药卫生事业发展，适应人民群众日益增长的医药卫生需求，不断提高人民群众健康素质，是贯彻落实科学发展观、促进经济社会全面协调可持续发展的必然要求，是维护社会公平正义、提高人民生活质量的重要举措，是全面建设小康社会和构建社会主义和谐社会的一项重大任务。

新中国成立以来，特别是改革开放以来，我国医药卫生事业取得了显著成就，覆盖城乡的医药卫生服务体系基本形成，疾病防治能力不断增强，医疗保障覆盖人口逐步扩大，卫生科技水平迅速提高，人民群众健康水平明显改善，居民主要健康指标处于发展中国家前列。尤其是抗击非典取得重大胜利以来，各级政府投入加大，公共卫生、农村医疗卫生和城市社区卫生发展加快，新型农村合作医疗和城镇居民基本医疗保险取得突破性进展，为深化医药卫生体制改革打下了良好基础。同时，也应该看到，当前我国医药卫生事业发展水平与人民群众健康需求及经济社会协调发展要求不适应的矛盾还比较突出。城乡和区域医疗卫生事业发展不平衡，资源配置不合理，公共卫生和农村、社区医疗卫生工作比较薄弱，医疗保障制度

不健全，药品生产流通秩序不规范，医院管理体制和运行机制不完善，政府卫生投入不足，医药费用上涨过快，个人负担过重，对此，人民群众反映强烈。

从现在到2020年，是我国全面建设小康社会的关键时期，医药卫生工作任务繁重。随着经济的发展和人民生活水平的提高，群众对改善医药卫生服务将会有更高的要求。工业化、城镇化、人口老龄化、疾病谱变化和生态环境变化等，都给医药卫生工作带来一系列新的严峻挑战。深化医药卫生体制改革，是加快医药卫生事业发展的战略选择，是实现人民共享改革发展成果的重要途径，是广大人民群众的迫切愿望。

深化医药卫生体制改革是一项涉及面广、难度大的社会系统工程。我国人口多，人均收入水平低，城乡、区域差距大，长期处于社会主义初级阶段的基本国情，决定了深化医药卫生体制改革是一项十分复杂艰巨的任务，是一个渐进的过程，需要在明确方向和框架的基础上，经过长期艰苦努力和坚持不懈的探索，才能逐步建立符合我国国情的医药卫生体制。因此，对深化医药卫生体制改革，既要坚定决心、抓紧推进，又要精心组织、稳步实施，确保改革顺利进行，达到预期目标。

二、深化医药卫生体制改革的指导思想、基本原则和总体目标

（一）深化医药卫生体制改革的指导思想。以邓小平理论和"三个代表"重要思想为指导，深入贯彻落实科学发展观，从我国国情出发，借鉴国际有益经验，着眼于实现人人享有基本医疗卫生服务的目标，着力解决人民群众最关心、最直接、最现实的利益问题。坚持公共医疗卫生的公益性质，坚持预防为主、以农村为重点、中西医并重的方针，实行政事分开、管办分开、医药分开、营利性和非营利性分开，强化政府责任和投入，完善国民健康政策，健全制度体系，加强监督管理，创新体制机制，鼓励社会参与，建设覆盖城乡居民的基本医疗卫生制度，不断提高全民健康水平，促进社会和谐。

（二）深化医药卫生体制改革的基本原则。医药卫生体制改革必须立足国情，一切从实际出发，坚持正确的改革原则。

——坚持以人为本，把维护人民健康权益放在第一位。坚持医药卫生事业为人民健康服务的宗旨，以保障人民健康为中心，以人人享有基本医疗卫生服务为根本出发点和落脚点，从改革方案设计、卫生制度建立到服务体系建设都要遵循公益性的原则，把基本医疗卫生制度作为公共产品向全民提供，着力解决群众反映强烈的突出问题，努力实现全体人民病有所医。

——坚持立足国情，建立中国特色医药卫生体制。坚持从基本国情出发，实事求是地总结医药卫生事业改革发展的实践经验，准确把握医药卫生发展规律和主要矛盾；坚持基本医疗卫生服务水平与经济社会发展相协调、与人民群众的承受能力相适应；充分发挥中医药（民族医药）作用；坚持因地制宜、分类指导，发挥地方积

极性,探索建立符合国情的基本医疗卫生制度。

——坚持公平与效率统一,政府主导与发挥市场机制作用相结合。强化政府在基本医疗卫生制度中的责任,加强政府在制度、规划、筹资、服务、监管等方面的职责,维护公共医疗卫生的公益性,促进公平公正。同时,注重发挥市场机制作用,动员社会力量参与,促进有序竞争机制的形成,提高医疗卫生运行效率、服务水平和质量,满足人民群众多层次、多样化的医疗卫生需求。

——坚持统筹兼顾,把解决当前突出问题与完善制度体系结合起来。从全局出发,统筹城乡、区域发展,兼顾供给方和需求方等各方利益,注重预防、治疗、康复三者的结合,正确处理政府、卫生机构、医药企业、医务人员和人民群众之间的关系。既着眼长远,创新体制机制,又立足当前,着力解决医药卫生事业中存在的突出问题。既注重整体设计,明确总体改革方向目标和基本框架,又突出重点,分步实施,积极稳妥地推进改革。

(三)深化医药卫生体制改革的总体目标。建立健全覆盖城乡居民的基本医疗卫生制度,为群众提供安全、有效、方便、价廉的医疗卫生服务。

到 2011 年,基本医疗保障制度全面覆盖城乡居民,基本药物制度初步建立,城乡基层医疗卫生服务体系进一步健全,基本公共卫生服务得到普及,公立医院改革试点取得突破,明显提高基本医疗卫生服务可及性,有效减轻居民就医费用负担,切实缓解"看病难、看病贵"问题。

到 2020 年,覆盖城乡居民的基本医疗卫生制度基本建立。普遍建立比较完善的公共卫生服务体系和医疗服务体系,比较健全的医疗保障体系,比较规范的药品供应保障体系,比较科学的医疗卫生机构管理体制和运行机制,形成多元办医格局,人人享有基本医疗卫生服务,基本适应人民群众多层次的医疗卫生需求,人民群众健康水平进一步提高。

三、完善医药卫生四大体系,建立覆盖城乡居民的基本医疗卫生制度

建设覆盖城乡居民的公共卫生服务体系、医疗服务体系、医疗保障体系、药品供应保障体系,形成四位一体的基本医疗卫生制度。四大体系相辅相成,配套建设,协调发展。

(四)全面加强公共卫生服务体系建设。建立健全疾病预防控制、健康教育、妇幼保健、精神卫生、应急救治、采供血、卫生监督和计划生育等专业公共卫生服务网络,完善以基层医疗卫生服务网络为基础的医疗服务体系的公共卫生服务功能,建立分工明确、信息互通、资源共享、协调互动的公共卫生服务体系,提高公共卫生服务和突发公共卫生事件应急处置能力,促进城乡居民逐步享有均等化的基本公共卫生服务。

确定公共卫生服务范围。明确国家基本公共卫生服务项目,逐步增加服务内

容。鼓励地方政府根据当地经济发展水平和突出的公共卫生问题,在中央规定服务项目的基础上增加公共卫生服务内容。

完善公共卫生服务体系。进一步明确公共卫生服务体系的职能、目标和任务,优化人员和设备配置,探索整合公共卫生服务资源的有效形式。完善重大疾病防控体系和突发公共卫生事件应急机制,加强对严重威胁人民健康的传染病、慢性病、地方病、职业病和出生缺陷等疾病的监测与预防控制。加强城乡急救体系建设。

加强健康促进与教育。医疗卫生机构及机关、学校、社区、企业等要大力开展健康教育,充分利用各种媒体,加强健康、医药卫生知识的传播,倡导健康文明的生活方式,促进公众合理营养,提高群众的健康意识和自我保健能力。

深入开展爱国卫生运动。将农村环境卫生与环境污染治理纳入社会主义新农村建设规划,推动卫生城市和文明村镇建设,不断改善城乡居民生活、工作等方面的卫生环境。

加强卫生监督服务。大力促进环境卫生、食品卫生、职业卫生、学校卫生,以及农民工等流动人口卫生工作。

(五)进一步完善医疗服务体系。坚持非营利性医疗机构为主体、营利性医疗机构为补充,公立医疗机构为主导、非公立医疗机构共同发展的办医原则,建设结构合理、覆盖城乡的医疗服务体系。

大力发展农村医疗卫生服务体系。进一步健全以县级医院为龙头、乡镇卫生院和村卫生室为基础的农村医疗卫生服务网络。县级医院作为县域内的医疗卫生中心,主要负责基本医疗服务及危重急症病人的抢救,并承担对乡镇卫生院、村卫生室的业务技术指导和卫生人员的进修培训;乡镇卫生院负责提供公共卫生服务和常见病、多发病的诊疗等综合服务,并承担对村卫生室的业务管理和技术指导;村卫生室承担行政村的公共卫生服务及一般疾病的诊治等工作。有条件的农村实行乡村一体化管理。积极推进农村医疗卫生基础设施和能力建设,政府重点办好县级医院,并在每个乡镇办好一所卫生院,采取多种形式支持村卫生室建设,使每个行政村都有一所村卫生室,大力改善农村医疗卫生条件,提高服务质量。

完善以社区卫生服务为基础的新型城市医疗卫生服务体系。加快建设以社区卫生服务中心为主体的城市社区卫生服务网络,完善服务功能,以维护社区居民健康为中心,提供疾病预防控制等公共卫生服务、一般常见病及多发病的初级诊疗服务、慢性病管理和康复服务。转变社区卫生服务模式,不断提高服务水平,坚持主动服务、上门服务,逐步承担起居民健康"守门人"的职责。

健全各类医院的功能和职责。优化布局和结构,充分发挥城市医院在危重急症和疑难病症的诊疗、医学教育和科研、指导和培训基层卫生人员等方面的骨干作用。有条件的大医院按照区域卫生规划要求,可以通过托管、重组等方式促进医疗资源合理流动。

建立城市医院与社区卫生服务机构的分工协作机制。城市医院通过技术支持、人员培训等方式,带动社区卫生服务持续发展。同时,采取增强服务能力、降低收费标准、提高报销比例等综合措施,引导一般诊疗下沉到基层,逐步实现社区首诊、分级医疗和双向转诊。整合城市卫生资源,充分利用城市现有一、二级医院及国有企事业单位所属医疗机构和社会力量举办的医疗机构等资源,发展和完善社区卫生服务网络。

充分发挥中医药(民族医药)在疾病预防控制、应对突发公共卫生事件、医疗服务中的作用。加强中医临床研究基地和中医院建设,组织开展中医药防治疑难疾病的联合攻关。在基层医疗卫生服务中,大力推广中医药适宜技术。采取扶持中医药发展政策,促进中医药继承和创新。

建立城市医院对口支援农村医疗卫生工作的制度。发达地区要加强对口支援贫困地区和少数民族地区发展医疗卫生事业。城市大医院要与县级医院建立长期稳定的对口支援和合作制度,采取临床服务、人员培训、技术指导、设备支援等方式,帮助其提高医疗水平和服务能力。

(六)加快建设医疗保障体系。加快建立和完善以基本医疗保障为主体,其他多种形式补充医疗保险和商业健康保险为补充,覆盖城乡居民的多层次医疗保障体系。

建立覆盖城乡居民的基本医疗保障体系。城镇职工基本医疗保险、城镇居民基本医疗保险、新型农村合作医疗和城乡医疗救助共同组成基本医疗保障体系,分别覆盖城镇就业人口、城镇非就业人口、农村人口和城乡困难人群。坚持广覆盖、保基本、可持续的原则,从重点保障大病起步,逐步向门诊小病延伸,不断提高保障水平。建立国家、单位、家庭和个人责任明确、分担合理的多渠道筹资机制,实现社会互助共济。随着经济社会发展,逐步提高筹资水平和统筹层次,缩小保障水平差距,最终实现制度框架的基本统一。进一步完善城镇职工基本医疗保险制度,加快覆盖就业人口,重点解决国有关闭破产企业、困难企业等职工和退休人员,以及非公有制经济组织从业人员和灵活就业人员的基本医疗保险问题;2009 年全面推开城镇居民基本医疗保险,重视解决老人、残疾人和儿童的基本医疗保险问题;全面实施新型农村合作医疗制度,逐步提高政府补助水平,适当增加农民缴费,提高保障能力;完善城乡医疗救助制度,对困难人群参保及其难以负担的医疗费用提供补助,筑牢医疗保障底线。探索建立城乡一体化的基本医疗保障管理制度。

鼓励工会等社会团体开展多种形式的医疗互助活动。鼓励和引导各类组织和个人发展社会慈善医疗救助。

做好城镇职工基本医疗保险制度、城镇居民基本医疗保险制度、新型农村合作医疗制度和城乡医疗救助制度之间的衔接。以城乡流动的农民工为重点积极做好基本医疗保险关系转移接续,以异地安置的退休人员为重点改进异地就医结算服务。妥善解决农民工基本医疗保险问题。签订劳动合同并与企业建立稳定劳动关系的农民工,要按照国家规定明确用人单位缴费责任,将其纳入城镇职工基本医疗保险制度;其他农民工根据实际情况,参加户籍所在地新型农村合作医疗或务工所在地城镇居民基本医疗保险。

积极发展商业健康保险。鼓励商业保险机构开发适应不同需要的健康保险产品,简化理赔手续,方便群众,满足多样化的健康需求。鼓励企业和个人通过参加商业保险及多种形式的补充保险解决基本医疗保障之外的需求。在确保基金安全和有效监管的前提下,积极提倡以政府购买医疗保障服务的方式,探索委托具有资质的商业保险机构经办各类医疗保障管理服务。

(七)建立健全药品供应保障体系。加快建立以国家基本药物制度为基础的药品供应保障体系,保障人民群众安全用药。

建立国家基本药物制度。中央政府统一制定和发布国家基本药物目录,按照防治必需、安全有效、价格合理、使用方便、中西药并重的原则,结合我国用药特点,参照国际经验,合理确定品种和数量。建立基本药物的生产供应保障体系,在政府宏观调控下充分发挥市场机制的作用,基本药物实行公开招标采购,统一配送,减少中间环节,保障群众基本用药。国家制定基本药物零售指导价格,在指导价格内,由省级人民政府根据招标情况确定本地区的统一采购价格。规范基本药物使用,制定基本药物临床应用指南和基本药物处方集。城乡基层医疗卫生机构应全部配备、使用基本药物,其他各类医疗机构也要将基本药物作为首选药物并确定使用比例。基本药物全部纳入基本医疗保障药物报销目录,报销比例明显高于非基本药物。

规范药品生产流通。完善医药产业发展政策和行业发展规划,严格市场准入和药品注册审批,大力规范和整顿生产流通秩序,推动医药企业提高自主创新能力和医药产业结构优化升级,发展药品现代物流和连锁经营,促进药品生产、流通企业的整合。建立便民惠农的农村药品供应网。完善药品储备制度。支持用量小的特殊用药、急救用药生产。规范药品采购,坚决治理医药购销中的商业贿赂。加强药品不良反应监测,建立药品安全预警和应急处置机制。

四、完善体制机制,保障医药卫生体系有效规范运转

完善医药卫生的管理、运行、投入、价格、监管体制机制,加强科技与人才、信息、法制建设,保障医药卫生体系有效规范运转。

(八)建立协调统一的医药卫生管理体制。实施属地化和全行业管理。所有医疗卫生机构,不论所有制、投资主体、隶属关系和经营性质,均由所在地卫生行政部门实行统一规划、统一准入、统一监管。中央、省级可以设置少量承担医学科研、教

学功能的医学中心或区域医疗中心,以及承担全国或区域性疑难病症诊治的专科医院等医疗机构;县(市)主要负责举办县级医院、乡村卫生和社区卫生服务机构;其余公立医院由市负责举办。

强化区域卫生规划。省级人民政府制定卫生资源配置标准,组织编制区域卫生规划和医疗机构设置规划,明确医疗机构的数量、规模、布局和功能。科学制定乡镇卫生院(村卫生室)、社区卫生服务中心(站)等基层医疗卫生机构和各级医院建设与设备配置标准。充分利用和优化配置现有医疗卫生资源,对不符合规划要求的医疗机构要逐步进行整合,严格控制大型医疗设备配置,鼓励共建共享,提高医疗卫生资源利用效率。新增卫生资源必须符合区域卫生规划,重点投向农村和社区卫生等薄弱环节。加强区域卫生规划与城乡规划、土地利用总体规划等的衔接。建立区域卫生规划和资源配置监督评价机制。

推进公立医院管理体制改革。从有利于强化公立医院公益性和政府有效监管出发,积极探索政事分开、管办分开的多种实现形式。进一步转变政府职能,卫生行政部门主要承担卫生发展规划、资格准入、规范标准、服务监管等行业管理职能,其他有关部门按照各自职能进行管理和提供服务。落实公立医院独立法人地位。

进一步完善基本医疗保险管理体制。中央统一制定基本医疗保险制度框架和政策,地方政府负责组织实施管理,创造条件逐步提高统筹层次。有效整合基本医疗保险经办资源,逐步实现城乡基本医疗保险行政管理的统一。

(九)建立高效规范的医药卫生机构运行机制。公共卫生机构收支全部纳入预算管理。按照承担的职责任务,由政府合理确定人员编制、工资水平和经费标准,明确各类人员岗位职责,严格人员准入,加强绩效考核,建立能进能出的用人制度,提高工作效率和服务质量。

转变基层医疗卫生机构运行机制。政府举办的城市社区卫生服务中心(站)和乡镇卫生院等基层医疗卫生机构,要严格界定服务功能,明确规定使用适宜技术、适宜设备和基本药物,为广大群众提供低成本服务,维护公益性质。要严格核定人员编制,实行人员聘用制,建立能进能出和激励有效的人力资源管理制度。要明确收支范围和标准,实行核定任务、核定收支、绩效考核补助的财务管理办法,并探索实行收支两条线、公共卫生和医疗保障经费的总额预付等多种行之有效的管理办法,严格收支预算管理,提高资金使用效益。要改革药品加成政策,实行药品零差率销售。加强和完善内部管理,建立以服务质量为核心、以岗位责任与绩效为基础的考核和激励制度,形成保障公平效率的长效机制。

建立规范的公立医院运行机制。公立医院要遵循公益性质和社会效益原则,坚持以病人为中心,优化服务流程,规范用药、检查和医疗行为。深化运行机制改革,建立和完善医院法人治理结构,明确所有者和管理者的责权,形成决策、执行、监督相互制衡,有责任、有激励、有约束、有竞争、有活力的机制。推进医药分开,积极探索多种有效方式逐步改革以药补医机制。通过实行药品购销差别加价、设立药事服务费等多种方式逐步改革或取消药品加成政策,同时采取适当调整医疗服务价格、增加政府投入、改革支付方式等措施完善公立医院补偿机制。进一步完善财务、会计管理制度,严格预算管理,加强财务监管和运行监督。地方可结合本地实际,对有条件的医院开展"核定收支、以收抵支、超收上缴、差额补助、奖惩分明"等多种管理办法的试点。改革人事制度,完善分配激励机制,推行聘用制度和岗位管理制度,严格工资总额管理,实行以服务质量及岗位工作量为主的综合绩效考核和岗位绩效工资制度,有效调动医务人员的积极性。

健全医疗保险经办机构运行机制。完善内部治理结构,建立合理的用人机制和分配制度,完善激励约束机制,提高医疗保险经办管理能力和管理效率。

(十)建立政府主导的多元卫生投入机制。明确政府、社会与个人的卫生投入责任。确立政府在提供公共卫生和基本医疗服务中的主导地位。公共卫生服务主要通过政府筹资,向城乡居民均等化提供。基本医疗服务由政府、社会和个人三方合理分担费用。特需医疗服务由个人直接付费或通过商业健康保险支付。

建立和完善政府卫生投入机制。中央政府和地方政府都要增加对卫生的投入,并兼顾供给方和需求方。逐步提高政府卫生投入占卫生总费用的比重,使居民个人基本医疗卫生费用负担有效减轻;政府卫生投入增长幅度要高于经常性财政支出的增长幅度,使政府卫生投入占经常性财政支出的比重逐步提高。新增政府卫生投入重点用于支持公共卫生、农村卫生、城市社区卫生和基本医疗保障。

按照分级负担的原则合理划分中央和地方各级政府卫生投入责任。地方政府承担主要责任,中央政府主要对国家免疫规划、跨地区的重大传染疾病预防控制等公共卫生、城乡居民的基本医疗保障以及有关公立医疗卫生机构建设等给予补助。加大中央、省级财政对困难地区的专项转移支付力度。

完善政府对公共卫生的投入机制。专业公共卫生服务机构的人员经费、发展建设和业务经费由政府全额安排,按照规定取得的服务收入上缴财政专户或纳入预算管理。逐步提高人均公共卫生经费,健全公共卫生服务经费保障机制。

完善政府对城乡基层医疗卫生机构的投入机制。政府负责其举办的乡镇卫生院、城市社区卫生服务中心(站)按国家规定核定的基本建设经费、设备购置经费、人员经费和其承担公共卫生服务的业务经费,使其正常运行。对包括社会力量举办的所有乡镇卫生院和城市社区卫生服务机构,各地都可采取购买服务等方式核定政府补助。支持村卫生室建设,对乡村医生承担的公共卫生服务等任务给予合理补助。

落实公立医院政府补助政策。逐步加大政府投入,主要用于基本建设和设备购置、扶持重点学科发展、符合国家规定的离退休人员费用和补贴政策性亏损等,对承担的公共卫生服务等任务给予专项补助,形成规范合理的公立医院政府投入机制。对中医院(民族医院)、传染病院、精神病院、职业病防治院、妇产医院和儿童医院等在投入政策上予以倾斜。严格控制公立医院建设规模、标准和贷款行为。

完善政府对基本医疗保障的投入机制。政府提供必要的资金支持新型农村合作医疗、城镇居民基本医疗保险、城镇职工基本医疗保险和城乡医疗救助制度的建立和完善。保证相关经办机构正常经费。

鼓励和引导社会资本发展医疗卫生事业。积极促进非公立医疗卫生机构发展,形成投资主体多元化、投资方式多样化的办医体制。抓紧制定和完善有关政策法规,规范社会资本包括境外资本办医疗机构的准入条件,完善公平公正的行业管理政策。鼓励社会资本依法兴办非营利性医疗机构。国家制定公立医院改制的指导性意见,积极引导社会资本以多种方式参与包括国有企业所办医院在内的部分公立医院改制重组。稳步推进公立医院改制的试点,适度降低公立医疗机构比重,形成公立医院与非公立医院相互促进、共同发展的格局。支持有资质人员依法开业,方便群众就医。完善医疗机构分类管理政策和税收优惠政策。依法加强对社会力量办医的监管。

大力发展医疗慈善事业。制定相关优惠政策,鼓励社会力量兴办慈善医疗机构,或向医疗救助、医疗机构等慈善捐赠。

(十一)建立科学合理的医药价格形成机制。规范医疗服务价格管理。对非营利性医疗机构提供的基本医疗服务,实行政府指导价,其余由医疗机构自主定价。中央政府负责制定医疗服务价格政策及项目、定价原则及方法;省或市级价格主管部门会同卫生、人力资源社会保障部门核定基本医疗服务指导价格。基本医疗服务价格按照扣除财政补助的服务成本制定,体现医疗服务合理成本和技术劳务价值。不同级别的医疗机构和医生提供的服务,实行分级定价。规范公立医疗机构收费项目和标准,研究探索按病种收费等收费方式改革。建立医用设备仪器价格监测、检查治疗服务成本监审及其价格定期调整制度。

改革药品价格形成机制。合理调整政府定价范围,改进定价方法,提高透明度,利用价格杠杆鼓励企业自主创新,促进国家基本药物的生产和使用。对新药和专利药品逐步实行定价前药物经济性评价制度。对仿制药品实行后上市价格从低定价制度,抑制低水平重复建设。严格控制药品流通环节差价率。对医院销售药品开展差别加价、收取药事服务费等试点,引导医院合理用药。加强医用耗材及植(介)入类医疗器械流通和使用环节价格的控制和管理。健全医药价格监测体系,规范企业自主定价行为。

积极探索建立医疗保险经办机构与医疗机构、药品供应商的谈判机制,发挥医疗保障对医疗服务和药品费用的制约作用。

(十二)建立严格有效的医药卫生监管体制。强化医疗卫生监管。健全卫生监督执法体系,加强城乡卫生监督机构能力建设。强化医疗卫生服务行为和质量监管,完善医疗卫生服务标准和质量评价体系,规范管理制度和工作流程,加快制定统一的疾病诊疗规范,健全医疗卫生服务质量监测网络。加强医疗卫生机构的准入和运行监管。加强对生活饮用水安全、职业危害防治、食品安全、医疗废弃物处置等社会公共卫生的监管。依法严厉打击各种危害人民群众身体健康和生命安全的违法行为。

完善医疗保障监管。加强对医疗保险经办、基金管理和使用等环节的监管,建立医疗保险基金有效使用和风险防范机制。强化医疗保障对医疗服务的监控作用,完善支付制度,积极探索实行按人头付费、按病种付费、总额预付等方式,建立激励与惩戒并重的有效约束机制。加强商业健康保险监管,促进规范发展。

加强药品监管。强化政府监管责任,完善监管体系建设,严格药品研究、生产、流通、使用、价格和广告的监管。落实药品生产质量管理规范,加强对高风险品种生产的监管。严格实施药品经营管理规范,探索建立药品经营许可分类、分级的管理模式,加大重点品种的监督抽验力度。建立农村药品监督网。加强政府对药品价格的监管,有效抑制虚高定价。规范药品临床使用,发挥执业药师指导合理用药与药品质量管理方面的作用。

建立信息公开、社会多方参与的监管制度。鼓励行业协会等社会组织和个人对政府部门、医药机构和相关体系的运行绩效进行独立评价和监督。加强行业自律。

(十三)建立可持续发展的医药卫生科技创新机制和人才保障机制。推进医药卫生科技进步。把医药卫生科技创新作为国家科技发展的重点,努力攻克医药科技难关,为人民群众健康提供技术保障。加大医学科研投入,深化医药卫生科技体制和机构改革,整合优势医学科研资源,加快实施医药科技重大专项,鼓励自主创新,加强对重大疾病防治技术和新药研制关键技术等的研究,在医学基础和应用研究、高技术研究、中医和中西医结合研究等方面力求新的突破。开发生产适合我国国情的医疗器械。广泛开展国际卫生科技合作交流。

加强医药卫生人才队伍建设。制定和实施人才队伍建设规划,重点加强公共卫生、农村卫生、城市社区卫生专业技术人员和护理人员的培养培训。制定优惠政策,鼓励优秀卫生人才到农村、城市社区和中西部地区服务。对长期在城乡基层工作的卫生技术人员在职称晋升、业务培训、待遇政策等方面给予适当倾斜。完善全科医师任职资格制度,健全农村和城市社区卫生人员在岗培训制度,鼓励参加学历教育,促进乡村医生执业规范化,尽快实现基层医疗卫生机构都有合格的全科医生。加强高层次科研、医疗、卫生管理等人才队伍建设。建立住院医师规范化培训制度,强化继续医学教育。加强护理队伍建设,逐步解决护理人员比例过低的问题。培育壮大中医药人才队伍。稳步推动医务人员的合理流动,促进不同医疗机构之间人才的纵向和横向交流,研究探索注册医师多点执业。规范医院管理者的任职条件,逐步形成一支职业化、专业化的医疗机构管理队伍。

调整高等医学教育结构和规模。加强全科医学教育,完善标准化、规范化的临床医学教育,提高医学教育质量。加大医学教育投入,大力发展面向农村、社区的高等医学本专科教育,采取定向免费培养等多种方式,为贫困地区农村培养实用的医疗卫生人才,造就大批扎根农村、服务农民的合格医生。

构建健康和谐的医患关系。加强医德医风建设,重视医务人员人文素养培养和职业素质教育,大力弘扬救死扶伤精神。优化医务人员执业环境和条件,保护医务人员的合法权益,调动医务人员改善服务和提高效率的积极性。完善医疗执业保险,开展医务社会工作,完善医疗纠纷处理机制,增进医患沟通。在全社会形成尊重医学科学、尊重医疗卫生工作者、尊重患者的良好风气。

(十四)建立实用共享的医药卫生信息系统。大力推进医药卫生信息化建设。以推进公共卫生、医疗、医保、药品、财务监管信息化建设为着力点,整合资源,加强信息标准化和公共服务信息平台建设,逐步实现统一高效、互联互通。

加快医疗卫生信息系统建设。完善以疾病控制网络为主体的公共卫生信息系统,提高预测预警和分析报告能力;以建立居民健康档案为重点,构建乡村和社区卫生信息网络平台;以医院管理和电子病历为重点,推进医院信息化建设;利用网络信息技术,促进城市医院与社区卫生服务机构的合作。积极发展面向农村及边远地区的远程医疗。

建立和完善医疗保障信息系统。加快基金管理、费用结算与控制、医疗行为管理与监督、参保单位和个人管理服务等具有复合功能的医疗保障信息系统建设。加强城镇职工基本医疗保险、城镇居民基本医疗保险、新型农村合作医疗和医疗救助信息系统建设,实现与医疗机构信息系统的对接,积极推广"一卡通"等办法,方便参保(合)人员就医,增加医疗服务的透明度。

建立和完善国家、省、市三级药品监管、药品检验检测、药品不良反应监测信息网络。建立基本药物供求信息系统。

(十五)建立健全医药卫生法律制度。完善卫生法律法规。加快推进基本医疗卫生立法,明确政府、社会和居民在促进健康方面的权利和义务,保障人人享有基本医疗卫生服务。建立健全卫生标准体系,做好相关法律法规的衔接与协调。加快中医药立法工作。完善药品监管法律法规。逐步建立健全与基本医疗卫生制度相适应、比较完整的卫生法律制度。

推进依法行政。严格、规范执法,切实提高各级政府运用法律手段发展和管理医药卫生事业的能力。加强医药卫生普法工作,努力创造有利于人民群众健康的法治环境。

五、着力抓好五项重点改革，力争近期取得明显成效

为使改革尽快取得成效，落实医疗卫生服务的公益性质，着力保障广大群众看病就医的基本需求，按照让群众得到实惠，让医务人员受到鼓舞，让监管人员易于掌握的要求，2009—2011 年着力抓好五项重点改革。

（十六）加快推进基本医疗保障制度建设。基本医疗保障制度全面覆盖城乡居民，3 年内城镇职工基本医疗保险、城镇居民基本医疗保险和新型农村合作医疗参保（合）率均达到 90％以上；城乡医疗救助制度覆盖到全国所有困难家庭。以提高住院和门诊大病保障为重点，逐步提高筹资和保障水平，2010 年各级财政对城镇居民基本医疗保险和新型农村合作医疗的补助标准提高到每人每年 120 元。做好医疗保险关系转移接续和异地就医结算服务。完善医疗保障管理体制机制。有效减轻城乡居民个人医药费用负担。

（十七）初步建立国家基本药物制度。建立比较完整的基本药物遴选、生产供应、使用和医疗保险报销的体系。2009 年，公布国家基本药物目录；规范基本药物采购和配送；合理确定基本药物的价格。从 2009 年起，政府举办的基层医疗卫生机构全部配备和使用基本药物，其他各类医疗机构也都必须按规定使用基本药物，所有零售药店均应配备和销售基本药物；完善基本药物的医保报销政策。保证群众基本用药的可及性、安全性和有效性，减轻群众基本用药费用负担。

（十八）健全基层医疗卫生服务体系。加快农村三级医疗卫生服务网络和城市社区卫生服务机构建设，发挥县级医院的龙头作用，用 3 年时间建成比较完善的基层医疗卫生服务体系。加强基层医疗卫生人才队伍建设，特别是全科医生的培养培训，着力提高基层医疗卫生机构服务水平和质量。转变基层医疗卫生机构运行机制和服务模式，完善补偿机制。逐步建立分级诊疗和双向转诊制度，为群众提供便捷、低成本的基本医疗卫生服务。

（十九）促进基本公共卫生服务逐步均等化。国家制定基本公共卫生服务项目，从 2009 年起，逐步向城乡居民统一提供疾病预防控制、妇幼保健、健康教育等基本公共卫生服务。实施国家重大公共卫生服务项目，有效预防控制重大疾病及其危险因素，进一步提高突发重大公共卫生事件处置能力。健全城乡公共卫生服务体系，完善公共卫生服务经费保障机制，2009 年人均基本公共卫生服务经费标准不低于 15 元，到 2011 年不低于 20 元。加强绩效考核，提高服务效率和质量。逐步缩小城乡居民基本公共卫生服务差距，力争让群众少生病。

（二十）推进公立医院改革试点。改革公立医院管理体制、运行机制和监管机制，积极探索政事分开、管办分开的有效形式。完善医院法人治理结构。推进公立医院补偿机制改革，加大政府投入，完善公立医院经济补偿政策，逐步解决"以药补医"问题。加快形成多元化办医格局，鼓励民营资本举办非营利性医院。大力改进

公立医院内部管理，优化服务流程，规范诊疗行为，调动医务人员的积极性，提高服务质量和效率，明显缩短病人等候时间，实现同级医疗机构检查结果互认，努力让群众看好病。

六、积极稳妥推进医药卫生体制改革

（二十一）提高认识，加强领导。各级党委和政府要充分认识深化医药卫生体制改革的重要性、紧迫性和艰巨性，提高认识、坚定信心，切实加强组织领导，把解决群众看病就医问题作为改善民生、扩大内需的重点摆上重要议事日程，明确任务分工，落实政府的公共医疗卫生责任。成立国务院深化医药卫生体制改革领导小组，统筹组织实施深化医药卫生体制改革。国务院有关部门要认真履行职责，密切配合，形成合力，加强监督考核。地方政府要按照本意见和实施方案的要求，因地制宜制定具体实施方案和有效措施，精心组织，有序推进改革进程，确保改革成果惠及全体人民群众。

（二十二）突出重点，分步实施。建立覆盖城乡居民的基本医疗卫生制度是一项长期任务，要坚持远近结合，从基础和基层起步，近期重点抓好基本医疗保障制度、国家基本药物制度、基层医疗卫生服务体系、基本公共卫生服务均等化和公立医院改革试点五项改革。要抓紧制定操作性文件和具体方案，进一步深化、细化政策措施，明确实施步骤，做好配套衔接，协调推进各项改革。

（二十三）先行试点，逐步推开。医药卫生体制改革涉及面广、情况复杂、政策性强，一些重大改革要先行试点。国务院深化医药卫生体制改革领导小组负责制定试点原则和政策框架，统筹协调、指导各地试点工作。各省区市制定具体试点方案并组织实施。鼓励地方结合当地实际，开展多种形式的试点，积极探索有效的实现途径，并及时总结经验，逐步推开。

（二十四）加强宣传，正确引导。深化医药卫生体制改革需要社会各界和广大群众的理解、支持和参与。要坚持正确的舆论导向，广泛宣传改革的重大意义和主要政策措施，积极引导社会预期，增强群众信心，使这项惠及广大人民群众的重大改革深入人心，为深化改革营造良好的舆论环境。

附录 2

国务院关于印发"十二五"期间深化医药卫生体制改革规划暨实施方案的通知

国发〔2012〕11 号

各省、自治区、直辖市人民政府，国务院各部委、各直属机构：

现将《"十二五"期间深化医药卫生体制改革规划暨实施方案》印发给你们，请认真贯彻执行。

国务院

二〇一二年三月十四日

"十二五"期间深化医药卫生体制改革规划暨实施方案

深化医药卫生体制改革是贯彻落实科学发展观、加快转变经济发展方式的重大实践，是建设现代国家、保障和改善民生、促进社会公平正义的重要举措，是贯穿经济社会领域的一场综合改革。"十二五"时期是深化医药卫生体制改革的攻坚阶段，也是建立基本医疗卫生制度的关键时期。为巩固扩大前一阶段改革成果，实现2020 年人人享有基本医疗卫生服务的既定目标，根据《中华人民共和国国民经济和社会发展第十二个五年规划纲要》和《中共中央国务院关于深化医药卫生体制改革的意见》（中发〔2009〕6 号），编制本规划。本规划主要明确 2012—2015 年医药卫生体制改革的阶段目标、改革重点和主要任务，是未来四年深化医药卫生体制改革的指导性文件。

一、规划背景

自 2009 年 4 月深化医药卫生体制改革启动实施以来,在党中央、国务院领导下,各地区、各有关部门认真贯彻落实中央的决策部署,按照保基本、强基层、建机制的基本原则,完善政策、健全制度、加大投入,统筹推进五项重点改革,取得了明显进展和初步成效,实现了阶段性目标。覆盖城乡全体居民的基本医疗保障制度(以下简称基本医保)框架初步形成,职工基本医疗保险(以下简称职工医保)、城镇居民基本医疗保险(以下简称城镇居民医保)和新型农村合作医疗(以下简称新农合)参保人数达到 13 亿人,筹资和保障水平明显提高,保障范围从大病延伸到门诊小病,城乡医疗救助力度不断加大。国家基本药物制度初步建立,政府办基层医疗卫生机构全部实施基本药物零差率销售,药品安全保障得到明显加强;以破除"以药补医"机制为核心的基层医疗卫生机构综合改革同步推进,开始形成维护公益性、调动积极性、保障可持续的新机制。覆盖城乡的基层医疗卫生服务体系基本建成,2200 多所县级医院和 3.3 万多个城乡基层医疗卫生机构得到改造完善,中医药服务能力逐步增强,全科医生制度建设开始启动。基本公共卫生服务均等化水平不断提高,10 类国家基本公共卫生服务面向城乡居民免费提供,国家重大公共卫生服务项目全面实施。公立医院改革试点积极推进,围绕政事分开、管办分开、医药分开、营利性和非营利性分开(以下简称"四个分开")进行体制机制创新,便民惠民措施全面推开,多元办医稳步推进。各级政府对医药卫生工作的认识和执行力明显提高,实践经验和做法不断丰富,支持医药卫生体制改革的社会氛围正在形成。三年改革实践证明,医药卫生体制改革方向正确、路径清晰、措施有力,尤其是在基层取得明显成效,人民群众看病就医的公平性、可及性、便利性得到改善,看病难、看病贵问题有所缓解,医药卫生体制改革促进经济社会发展的作用越来越重要。

医药卫生体制改革是一项长期艰巨复杂的系统工程。要清醒地看到,当前医药卫生体制改革中还存在一些较为突出的矛盾和问题,特别是随着改革向纵深推进,利益格局深刻调整,体制性、结构性等深层次矛盾集中暴露,改革的难度明显加大。医疗保障制度建设有待进一步加强,基本药物制度还需巩固完善,公立医院改革需要深化拓展,推进社会力量办医仍需加大力度,人才队伍总量和结构性矛盾依然突出,政府职能转变亟待加快步伐,制度法规建设的任务更加紧迫。同时,随着经济社会进入新的发展阶段,工业化、城镇化、农业现代化、经济全球化以及人口老龄化进程加快,城乡居民健康需求不断提升并呈现多层次、多元化特点,进一步加剧了卫生资源供给约束与卫生需求日益增长之间的矛盾;疾病谱变化、医药技术创新、重大传染病防控和卫生费用快速增长等,对优化资源配置、扩大服务供给、转变服务模式、合理控制费用和提升管理能力等都提出了更高要求。解决这些问题和挑战,必须持续不断地推进改革。

"十二五"时期在深化医药卫生体制改革进程中承前启后,要在认真总结经验的基础上,进一步加强组织领导,发挥制度优势,抓住基层综合改革取得重大进展、经济持续快速发展的有利时机,不断凝聚和扩大社会共识,把改革不断推向深入,为基本建成符合我国国情的基本医疗卫生制度、实现人人享有基本医疗卫生服务奠定坚实基础。

二、总体要求和主要目标

(一)总体要求。以邓小平理论和"三个代表"重要思想为指导,深入贯彻落实科学发展观,紧紧围绕《中共中央国务院关于深化医药卫生体制改革的意见》(中发〔2009〕6号)精神,坚持把基本医疗卫生制度作为公共产品向全民提供的核心理念,坚持保基本、强基层、建机制的基本原则,坚持预防为主、以农村为重点、中西医并重的方针,以维护和增进全体人民健康为宗旨,以基本医疗卫生制度建设为核心,统筹安排、突出重点、循序推进,进一步深化医疗保障、医疗服务、公共卫生、药品供应以及监管体制等领域综合改革,着力在全民基本医保建设、基本药物制度巩固完善和公立医院改革方面取得重点突破,增强全民基本医保的基础性作用,强化医疗服务的公益性,优化卫生资源配置,重构药品生产流通秩序,提高医药卫生体制的运行效率,加快形成人民群众"病有所医"的制度保障,不断提高全体人民健康水平,使人民群众共享改革发展的成果。

(二)主要目标。基本医疗卫生制度建设加快推进,以基本医疗保障为主体的多层次医疗保障体系进一步健全,通过支付制度等改革,明显提高保障能力和管理水平;基本药物制度不断巩固完善,基层医疗卫生机构运行新机制有效运转,基本医疗和公共卫生服务能力同步增强;县级公立医院改革取得阶段性进展,城市公立医院改革有序开展;卫生资源配置不断优化,社会力量办医取得积极进展;以全科医生为重点的人才队伍建设得到加强,基层人才不足状况得到有效改善,中医药服务能力进一步增强;药品安全水平不断提升,药品生产流通秩序逐步规范,医药价格体系逐步理顺;医药卫生信息化水平明显提高,监管制度不断完善,对医药卫生的监管得到加强。

到2015年,基本医疗卫生服务更加公平可及,服务水平和效率明显提高;卫生总费用增长得到合理控制,政府卫生投入增长幅度高于经常性财政支出增长幅度,政府卫生投入占经常性财政支出的比重逐步提高,群众负担明显减轻,个人卫生支出占卫生总费用的比例降低到30%以下,看病难、看病贵问题得到有效缓解。人均期望寿命达到74.5岁,婴儿死亡率降低到12‰以下,孕产妇死亡率降低到22/10万以下。

三、加快健全全民医保体系

充分发挥全民基本医保的基础性作用，重点由扩大范围转向提升质量。通过支付制度改革，加大医保经办机构和医疗机构控制医药费用过快增长的责任。在继续提高基本医保参保率基础上，稳步提高基本医疗保障水平，着力加强管理服务能力，切实解决重特大疾病患者医疗费用保障问题。

（一）巩固扩大基本医保覆盖面。职工医保、城镇居民医保和新农合三项基本医疗保险参保率在 2010 年基础上提高三个百分点。重点做好农民工、非公有制经济组织从业人员、灵活就业人员，以及关闭破产企业退休人员和困难企业职工参保工作。

（二）提高基本医疗保障水平。到 2015 年，城镇居民医保和新农合政府补助标准提高到每人每年 360 元以上，个人缴费水平相应提高，探索建立与经济发展水平相适应的筹资机制。职工医保、城镇居民医保、新农合政策范围内住院费用支付比例均达到 75％左右，明显缩小与实际住院费用支付比例之间的差距；进一步提高最高支付限额。城镇居民医保和新农合门诊统筹覆盖所有统筹地区，支付比例提高到 50％以上；稳步推进职工医保门诊统筹。

（三）完善基本医保管理体制。加快建立统筹城乡的基本医保管理体制，探索整合职工医保、城镇居民医保和新农合制度管理职能和经办资源。有条件的地区探索建立城乡统筹的居民基本医疗保险制度。按照管办分开原则，完善基本医保管理和经办运行机制，明确界定职责，进一步落实医保经办机构的法人自主权，提高经办能力和效率。在确保基金安全和有效监管的前提下，鼓励以政府购买服务的方式，委托具有资质的商业保险机构经办各类医疗保障管理服务。

（四）提高基本医保管理服务水平。加快推进基本医保和医疗救助即时结算，使患者看病只需支付自负部分费用，其余费用由医保经办机构与医疗机构直接结算。建立异地就医结算机制，2015 年全面实现统筹区域内和省内医疗费用异地即时结算，初步实现跨省医疗费用异地即时结算；做好基本医保和医疗救助结算衔接。完善医保关系转移接续政策，基本实现职工医保制度内跨区域转移接续，推进各项基本医疗保险制度之间衔接。加快建立具有基金管理、费用结算与控制、医疗行为管理与监督等复合功能的医保信息系统，实现与定点医疗机构信息系统的对接。积极推广医保就医"一卡通"，方便参保人员就医。

加强基本医保基金收支管理。职工医保基金结余过多的地区要把结余降到合理水平，城镇居民医保和新农合基金要坚持当年收支平衡的原则，结余过多的，可结合实际重点提高高额医疗费用支付水平。增强基本医保基金共济和抗风险能力，实现市级统筹，逐步建立省级风险调剂金制度，积极推进省级统筹。完善基本医保基金管理监督和风险防范机制，防止基本医保基金透支，保障基金安全。

（五）改革完善医保支付制度。加大医保支付方式改革力度，结合疾病临床路径实施，在全国范围内积极推行按病种付费、按人头付费、总额预付等，增强医保对医疗行为的激励约束作用。建立医保对统筹区域内医疗费用增长的制约机制，制定医保基金支出总体控制目标并分解到定点医疗机构，将医疗机构次均（病种）医疗费用增长控制和个人负担定额控制情况列入医保分级评价体系。积极推动建立医保经办机构与医疗机构、药品供应商的谈判机制和购买服务的付费机制。医保支付政策进一步向基层倾斜，鼓励使用中医药服务，引导群众小病到基层就诊，促进分级诊疗制度形成。将符合资质条件的非公立医疗机构和零售药店纳入医保定点范围，逐步将医保对医疗机构医疗服务的监管延伸到对医务人员医疗服务行为的监管。加强对定点医疗机构和零售药店的监管，加大对骗保欺诈行为的处罚力度。

（六）完善城乡医疗救助制度。加大救助资金投入，筑牢医疗保障底线。资助低保家庭成员、五保户、重度残疾人以及城乡低收入家庭参加城镇居民医保或新农合。取消医疗救助起付线，提高封顶线，对救助对象政策范围内住院自负医疗费用救助比例提高到 70% 以上。在试点基础上，全面推进重特大疾病救助工作，加大对重特大疾病的救助力度。无负担能力的病人发生急救医疗费用通过医疗救助基金、政府补助等渠道解决。鼓励和引导社会力量发展慈善医疗救助。鼓励工会等社会团体开展多种形式的医疗互助活动。

（七）积极发展商业健康保险。完善商业健康保险产业政策，鼓励商业保险机构发展基本医保之外的健康保险产品，积极引导商业保险机构开发长期护理保险、特殊大病保险等险种，满足多样化的健康需求。鼓励企业、个人参加商业健康保险及多种形式的补充保险，落实税收等相关优惠政策。简化理赔手续，方便群众结算。加强商业健康保险监管，促进其规范发展。

（八）探索建立重特大疾病保障机制。充分发挥基本医保、医疗救助、商业健康保险、多种形式补充医疗保险和公益慈善的协同互补作用，切实解决重特大疾病患者的因病致贫问题。在提高基本医保最高支付限额和高额医疗费用支付比例的基础上，统筹协调基本医保和商业健康保险政策，积极探索利用基本医保基金购买商业大病保险或建立补充保险等方式，有效提高重特大疾病保障水平。加强与医疗救助制度的衔接，加大对低收入大病患者的救助力度。

四、巩固完善基本药物制度和基层医疗卫生机构运行新机制

持续扩大基层医药卫生体制改革成效，巩固完善国家基本药物制度，深化基层医疗卫生机构管理体制、补偿机制、药品供应和人事分配等方面的综合改革，继续加强基层服务网络建设，加快建立全科医生制度，促进基层医疗卫生机构全面发展。

（一）深化基层医疗卫生机构综合改革。完善基层医疗卫生机构编制管理、补偿机制、人事分配等方面的综合改革措施，巩固基层改革成效。健全基层医疗卫生机构稳定长效的多渠道补偿机制，地方政府要将对基层医疗卫生机构专项补助以及经常性收支差额补助纳入财政预算并及时、足额落实到位，中央财政建立基本药物制度全面实施后对地方的经常性补助机制并纳入预算；加快落实一般诊疗费及医保支付政策，确保基层医疗卫生机构正常运转。健全绩效评价和考核机制，在平稳实施绩效工资的基础上，有条件的地区可适当提高奖励性绩效工资的比例，坚持多劳多得、优绩优酬，重点向关键岗位、业务骨干和做出突出贡献的人员倾斜，合理拉开收入差距，调动医务人员积极性。

（二）扩大基本药物制度实施范围。巩固政府办基层医疗卫生机构实施基本药物制度的成果，落实基本药物全部配备使用和医保支付政策。有序推进村卫生室实施基本药物制度，执行基本药物制度各项政策，同步落实对乡村医生的各项补助和支持政策。对非政府办基层医疗卫生机构，各地政府可结合实际，采取购买服务的方式将其纳入基本药物制度实施范围。鼓励公立医院和其他医疗机构优先使用基本药物。

（三）完善国家基本药物目录。根据各地基本药物使用情况，优化基本药物品种、类别，适当增加慢性病和儿童用药品种，减少使用率低、重合率低的药品，保持合理的基本药物数量，更好地满足群众基本用药需求。2012年调整国家基本药物目录并适时公布。逐步规范基本药物标准剂型、规格和包装。基本药物由省级人民政府统一增补，不得将增补权限下放到市、县或基层医疗卫生机构。要合理控制增补药品数量。

（四）规范基本药物采购机制。坚持基本药物以省为单位网上集中采购，落实招采合一、量价挂钩、双信封制、集中支付、全程监控等采购政策。坚持质量优先、价格合理，进一步完善基本药物质量评价标准和评标办法，既要降低虚高的药价也要避免低价恶性竞争，确保基本药物安全有效、供应及时。建立以省为单位的基本药物集中采购和使用管理系统，明显提高基本药物使用监管能力。对独家品种和经多次集中采购价格已基本稳定且市场供应充足的基本药物试行国家统一定价。对用量小、临床必需的基本药物可通过招标采取定点生产等方式确保供应。对已达到国际水平的仿制药，在定价、招标采购方面给予支持，激励企业提高基本药物质量。提高基本药物生产技术水平和供应保障能力，完善基本药物储备制度。强化基本药物质量监管，所有基本药物生产、经营企业必须纳入电子监管。

（五）提高基层医疗卫生机构服务能力。按照填平补齐的原则，继续支持村卫生室、乡镇卫生院、社区卫生服务机构标准化建设，2015年基层医疗卫生机构达标率达到95%以上。继续加强基层在岗人员培训，重点实施具有全科医学特点、促进基本药物使用等针对性和实用性强的培训项目。进一步规范基层医疗卫生机构用药行为。鼓励基层医疗卫生机构采取主动服务、上门服务等方式,开展巡回医疗,推动服务重心下沉,服务内容向基本医疗和基本公共卫生服务转变。建立健全分级诊疗、双向转诊制度,积极推进基层首诊负责制试点。明显提高基层医疗卫生机构门急诊量占门急诊总量的比例。

筑牢农村医疗卫生服务网底。完善乡村医生的补偿、养老政策。加强乡村医生培训和后备力量建设,逐步推进乡村医生向执业(助理)医师转变,鼓励有条件的地区通过定向培养、学历提升、岗位培训等方式加强乡村医生能力建设。积极推进乡镇卫生院和村卫生室一体化管理。

(六)推进全科医生制度建设。把建立全科医生制度作为强基层的关键举措,通过规范化培养、转岗培训、执业医师招聘和设置特岗等方式加强全科医生队伍建设,到 2015 年为基层医疗卫生机构培养全科医生 15 万名以上,使每万名城市居民拥有 2 名以上全科医生,每个乡镇卫生院都有全科医生。积极推进家庭签约医生服务模式,逐步建立全科医生与居民契约服务关系,为居民提供连续的健康管理服务。

(七)促进人才向基层流动。进一步完善相关政策措施,鼓励引导医务人员到基层服务。建立上级医院与基层医疗卫生机构之间的人才合作交流机制,探索县(市、区)域人才柔性流动方式,促进县乡人才联动。开展免费医学生定向培养,实施全科医生特岗计划,充实基层人才队伍。严格落实城市医院和疾病预防控制机构医生晋升中高级职称前到农村服务累计一年以上的政策。鼓励大医院退休医生到基层和农村执业。对到艰苦边远地区基层医疗卫生机构服务的医务人员,落实津补贴政策或给予必要补助。

(八)加快推进基层医疗卫生机构信息化。在试点基础上,以省为单位,建立涵盖基本药物供应使用、居民健康管理、基本医疗服务、绩效考核等功能的基层医疗卫生信息系统,提高基层医疗卫生服务水平。到 2015 年,基层医疗卫生信息系统基本覆盖乡镇卫生院、社区卫生服务机构和有条件的村卫生室。

五、积极推进公立医院改革

坚持公立医院公益性质,按照"四个分开"的要求,以破除"以药补医"机制为关键环节,以县级医院为重点,统筹推进管理体制、补偿机制、人事分配、药品供应、价格机制等方面的综合改革,由局部试点转向全面推进,大力开展便民惠民服务,逐步建立维护公益性、调动积极性、保障可持续的公立医院运行新机制。

(一)落实政府办医责任。坚持公立医院面向城乡居民提供基本医疗卫生服务的主导地位,进一步明确政府举办公立医院的目的和应履行的职责,扭转公立医院逐利行为。进一步落实政府对公立医院的基本建设和设备购置、重点学科发展、公共卫生服务、符合国家规定的离退休人员费用和政策性亏损补贴等投入政策。合理确定公立医院(含国有企业所办医院)数量和布局,严格控制建设标准、规模和设备配备。禁止公立医院举债建设。

(二)推进补偿机制改革。以破除"以药补医"机制为关键环节,推进医药分开,逐步取消药品加成政策,将公立医院补偿由服务收费、药品加成收入和财政补助三个渠道改为服务收费和财政补助两个渠道。医院的药品和高值医用耗材实行集中采购。政府投资购置的公立医院大型设备按扣除折旧后的成本制定检查价格,贷款或集资购买的大型设备原则上由政府回购,回购有困难的限期降低检查价格。医疗机构检验对社会开放,检查设备和技术人员应当符合法定要求或具备法定资格,实现检查结果互认。由于上述改革减少的合理收入或形成的亏损,通过调整医疗技术服务价格、增加政府投入等途径补偿。提高诊疗费、手术费、护理费收费标准,体现医疗服务合理成本和医务人员技术劳务价值。医疗技术服务收费按规定纳入医保支付范围。增加的政府投入由中央财政给予一定补助,地方财政要按实际情况调整支出结构,切实加大投入。

(三)控制医疗费用增长。医保经办机构和卫生监管部门要加强对医疗服务行为的监管,制止开大处方、重复检查、滥用药品等行为。强化医保对医疗服务的监控作用,采取总额预付、按人头、按病种付费等复合支付方式,引导医疗机构主动控制成本,同时加强监管,规范诊疗行为、提高服务质量;逐步实现由医保经办机构与公立医院通过谈判方式确定服务范围、支付方式、支付标准和服务质量要求;严格基本医保药品目录使用率及自费药品控制率等指标考核。

加强卫生部门对医疗费用的监管控制,将次均费用和总费用增长率、住院床日以及药占比等控制管理目标纳入公立医院目标管理责任制并作为绩效考核的重要指标,及时查处为追求经济利益的不合理用药、用材和检查及重复检查等行为。加强对费用增长速度较快疾病诊疗行为的重点监控,控制公立医院提供非基本医疗服务。价格主管部门要加强医疗服务收费和药品价格监督检查。

(四)推进政事分开、管办分开。强化卫生行政部门规划、准入、监管等全行业管理职能。研究探索采取设立专门管理机构等多种形式确定政府办医机构,由其履行政府举办公立医院的职能,负责公立医院的资产管理、财务监管、绩效考核和医院主要负责人的任用。各级卫生行政部门负责人不得兼任公立医院领导职务,逐步取消公立医院行政级别。

(五)建立现代医院管理制度。探索建立理事会等多种形式的公立医院法人治理结构,明确理事会与院长职责,公立医院功能定位、发展规划、重大投资等权力由政府办医机构或理事会行使。建立院长负责制和任期目标责任考核制度,落实公立医院用人自主权;实行按需设岗、竞聘上岗、按岗聘用、合同管理,推进公立医院医务人员养老等社会保障服务社会化。建立以公益性质和运行效率为核心的公立医院绩效考核体系,健全以服务质量、数量和患者满意度为核心的内部分配机制,提高人员经费支出占业务支出的比例,提高医务人员待遇,院长及医院管理层薪酬由政府办医机构或授权理事会确定。严禁把医务人员个人收入与医院的药品和检查收入挂钩;完善公立医院财务核算制度,加强费用核算和控制。

(六)开展医院管理服务创新。深化以病人为中心的服务理念,不断完善医疗质量管理与控制体系,持续提高医院管理水平和医疗服务质量。简化挂号、就诊、检查、收费、取药等流程,方便群众就医。大力推行临床路径,开展单病种质量控制,规范医疗行为。推广应用基本药物和适宜技术,规范抗菌药物等药品的临床使用。以医院管理和电子病历为核心,推进公立医院信息化建设。全面推行便民惠民措施,大力推广优质护理,优化服务模式和服务流程,开展"先诊疗、后结算"和志愿者服务。积极推进区域统一预约挂号平台建设,普遍实行预约诊疗,改善就医环境,明显缩短病人等候时间。发展面向农村基层及边远地区的远程诊疗系统。

(七)全面推进县级公立医院改革。县级公立医院是农村三级医疗卫生服务网络的龙头。"十二五"期间要把县级公立医院改革放在突出位置,以破除"以药补医"机制为关键环节,统筹推进管理体制、补偿机制、人事分配、采购机制、价格机制等方面的综合改革;加强以人才、技术、重点专科为核心的能力建设,巩固深化城市医院对口支援县级医院的长期合作帮扶机制,经批准可在县级医院设立特设岗位引进急需高层次人才,力争使县域内就诊率提高到90%左右,基本实现大病不出县。2015年要实现县级公立医院阶段性改革目标。

(八)拓展深化城市公立医院改革。按照上下联动、内增活力、外加推力的原则,加快推进城市公立医院改革试点,拓展深化试点内容,创新体制机制,提高服务质量和运行效率,尽快形成改革的基本路子并逐步在全国范围内推广。公立医院资源丰富的城市,可引导社会资本以多种方式参与包括国有企业所办医院在内的部分公立医院改制重组。鼓励社会资本对部分公立医院进行多种形式的公益性投入,以合资合作方式参与改制的不得改变非营利性质。改制过程中要加强国有资产管理,维护好职工合法权益。

六、统筹推进相关领域改革

进一步增强医药卫生体制改革各项政策的协同性,继续推进基本公共卫生服务均等化,优化卫生资源配置,加快人才培养和信息化建设,加强药品生产流通和医药卫生监管体制改革,充分发挥政策叠加效应。

(一)提高基本公共卫生服务均等化水平。逐步提高人均基本公共卫生服务经费标准,2015年达到40元以上,免费为城乡居民提供健康档案、健康教育、预防接种、传染病防治、儿童保健、孕产妇保健、老年人保健、高血压等慢性病管理、重性精神疾病管理、卫生监督协管等国家基本公共卫生服务项目。加强健康促进与教育,实施国民健康行动计划,将健康教育纳入国民教育体系。主要媒体要加强健康知识宣传。倡导健康的生活方式,引导科学就医和安全合理用药。到 2015 年,城乡居民健康档案规范化电子建档率达到 75% 以上;高血压、糖尿病患者规范化管理率达到 40% 以上。

逐步增加国家重大公共卫生项目,继续开展国家免疫规划,艾滋病和结核病、血吸虫病等重大传染病防治,农村孕产妇住院分娩补助、适龄妇女"两癌"(宫颈癌、乳腺癌)检查等重大公共卫生服务专项,农村孕产妇住院分娩率稳定在 96% 以上。重点做好食品安全(包括餐饮、饮用水卫生)、职业卫生、精神卫生、慢性病防控、重大地方病防控、卫生应急等对居民健康有重要影响的公共卫生服务。

完善重大疾病防控、计划生育、妇幼保健等专业公共卫生服务网络,加强卫生监督、农村应急救治、精神疾病防治、食品安全风险监测等能力建设。提高疾病监测、预防、控制能力和突发公共卫生事件应急处置能力。深入开展爱国卫生运动。加强流动人口以及农村留守儿童和老人的公共卫生服务和重大传染病防控工作,提高公共卫生服务的可及性。严格开展绩效考核和效果评估,提高公共卫生服务效益。建立公共卫生和医疗卫生服务体系分工协作机制。专业公共卫生机构经费纳入财政预算并全额安排。

(二)推进医疗资源结构优化和布局调整。科学制定区域卫生规划,明确省、市、县级卫生资源配置标准,新增卫生资源优先考虑社会资本。每千常住人口医疗卫生机构床位数达到 4 张的,原则上不再扩大公立医院规模。中央、省级可以设置少量承担医学科研、教学功能的医学中心或区域医疗中心。鼓励各地整合辖区内检查检验资源,促进大型设备资源共建共享。加强医疗服务体系薄弱环节建设,优先支持基层以及老少边穷等医疗资源缺乏地区发展。每个县重点办好 1 至 2 所县级医院(含县中医院)。继续支持医疗机构临床重点专科建设。加强省级妇儿专科医院和县级医院妇儿科建设。推进边远地区地市级综合医院建设。鼓励发展康复医疗和长期护理。

充分发挥中医药在疾病预防控制和医疗服务中的作用。以城乡基层为重点加强中医医疗服务能力建设,到 2015 年,力争 95% 以上的社区卫生服务中心和 90% 的乡镇卫生院、70% 以上的社区卫生服务站和 65% 以上的村卫生室能够提供中医药服务。鼓励零售药店提供中医坐堂诊疗服务。积极推广中医适宜技术。加强中药资源保护、研究开发和合理利用。

(三)大力发展非公立医疗机构。放宽社会资本举办医疗机构的准入,鼓励有实力的企业、慈善机构、基金会、商业保险机构等社会力量以及境外投资者举办医疗机构,鼓励具有资质的人员(包括港、澳、台地区)依法开办私人诊所。进一步改善执业环境,落实价格、税收、医保定点、土地、重点学科建设、职称评定等方面政策,对各类社会资本举办非营利性医疗机构给予优先支持,鼓励非公立医疗机构向高水平、规模化的大型医疗集团发展。积极发展医疗服务业,扩大和丰富全社会医疗资源。2015 年,非公立医疗机构床位数和服务量达到总量的 20％左右。

(四)创新卫生人才培养使用制度。深化医学教育改革,重视人文素养培养和职业素质教育,加快建立住院医师规范化培训制度,完善继续医学教育制度。加大护士、养老护理员、药师、儿科医师,以及精神卫生、院前急救、卫生应急、卫生监督、医院和医保管理人员等急需紧缺专门人才和高层次人才的培养。推进医师多点执业,鼓励具备行医资格的人员申请多个地点执业,完善执业医师注册、备案、考核、评价、监管政策,建立医师管理档案。建立健全医疗执业保险和医疗纠纷处理机制。

(五)推进药品生产流通领域改革。改革药品价格形成机制,选取临床使用量较大的药品,依据主导企业成本,参考药品集中采购价格和零售药店销售价等市场交易价格制定最高零售指导价格,并根据市场交易价格变化等因素适时调整。完善进口药品、高值医用耗材的价格管理。加强药品价格信息采集、分析和披露。

完善医药产业发展政策,规范生产流通秩序,推动医药企业提高自主创新能力和医药产业结构优化升级,发展药品现代物流和连锁经营,提高农村和边远地区药品配送能力,促进药品生产、流通企业跨地区、跨所有制的收购兼并和联合重组。到 2015 年,力争全国百强制药企业和药品批发企业销售额分别占行业总额的50％和 85％以上。鼓励零售药店发展。完善执业药师制度,加大执业药师配备使用力度,到"十二五"期末,所有零售药店法人或主要管理者必须具备执业药师资格,所有零售药店和医院药房营业时有执业药师指导合理用药。严厉打击挂靠经营、过票经营、买卖税票、行贿受贿、生产经营假劣药品、发布虚假药品广告等违法违规行为。

落实《国家药品安全"十二五"规划》,提高药品质量水平,药品标准和药品生产质量管理规范与国际接轨。全面提高仿制药质量,到"十二五"期末,实现仿制药中基本药物和临床常用药品质量达到国际先进水平。实施"重大新药创制"等国家科技重大专项和国家科技计划,积极推广科技成果,提高药品创新能力和水平。加强药品质量安全监管,全面实施新修订的药品生产质量管理规范,修订并发布实施药品经营质量管理规范,实行药品全品种电子监管,对基本药物和高风险品种实施全品种覆盖抽验,定期发布药品质量公告。

(六)加快推进医疗卫生信息化。发挥信息辅助决策和技术支撑的作用,促进信息技术与管理、诊疗规范和日常监管有效融合。研究建立全国统一的电子健康档案、电子病历、药品器械、医疗服务、医保信息等数据标准体系,加快推进医疗卫生信息技术标准化建设。加强信息安全标准建设。利用"云计算"等先进技术,发展专业的信息运营机构。加强区域信息平台建设,推动医疗卫生信息资源共享,逐步实现医疗服务、公共卫生、医疗保障、药品监管和综合管理等应用系统信息互联互通,方便群众就医。

（七）健全医药卫生监管体制。积极推动制定基本医疗卫生法，以及基本医保、基本药物制度、全科医生制度、公立医院管理等方面的法律法规，及时将医药卫生体制改革的成功做法、经验和政策上升为法律法规。推动适时修订执业医师法。完善药品监管法律制度。

加强卫生全行业监管。完善机构、人员、技术、设备的准入和退出机制。建立科学的医疗机构分类评价体系。强化医疗卫生服务行为和质量监管。依法严厉打击非法行医，严肃查处药品招标采购、医保报销等关键环节和医疗服务过程中的违法违规行为。建立信息公开、社会多方参与的监管制度，鼓励行业协会等社会组织和个人对医疗机构进行独立评价和监督。强化医务人员法制和纪律宣传教育，加强医德医风建设和行业自律。

七、建立强有力的实施保障机制

（一）强化责任制。地方各级政府要把医药卫生体制改革作为一项全局性工作，加强对规划实施的组织领导，建立健全责任制和问责制，形成政府主要领导负总责，分管常务工作和卫生工作的领导具体抓，各有关部门分工协作、密切配合、合力推进的工作机制，确保规划顺利实施。各地区、各部门要围绕规划的总体目标和重点任务细化年度任务，制订工作方案，落实责任制，把规划的重点任务落到实处。建立规划实施动态监测、定期通报制度，开展规划实施评估。

（二）增强执行力。"十二五"时期是医药卫生体制改革攻坚阶段，医药卫生系统是医药卫生体制改革的主战场，要发挥医务人员改革主力军作用，调动医疗机构和医务人员积极性，维护医务人员合法权益。要充分发挥好政治优势、组织优势，充分发挥基层党组织在医药卫生体制改革中的核心作用，加强思想政治工作，统一思想认识，形成改革攻坚合力。各级政府都要加强医药卫生体制改革工作队伍建设，提高推进改革的领导力和执行力，确保医药卫生体制改革的各项规划措施落到实处。

（三）加大政府投入。地方各级政府要积极调整财政支出结构，加大投入力度，转变投入机制，完善补偿办法，落实规划提出的各项卫生投入政策，切实保障规划实施所需资金。加大中央、省级财政对困难地区的专项转移支付力度。各级政府在安排年度卫生投入预算时，要切实落实"政府卫生投入增长幅度高于经常性财政支出增长幅度，政府卫生投入占经常性财政支出的比重逐步提高"的要求。各级财政部门在向政府汇报预决算草案时要就卫生投入情况进行专门说明。"十二五"期间政府医药卫生体制改革投入力度和强度要高于2009—2011年医药卫生体制改革投入。基本医保政府补助标准和人均基本公共卫生服务经费标准要随着经济社会发展水平的提高相应提高。加强资金监督管理，提高资金使用效益，切实防止各种违法违规使用资金的行为。

（四）实行分类指导。医药卫生体制改革政策性强、情况复杂、涉及面广，各地要在中央确定的医药卫生体制改革原则下根据实际情况，因地制宜地制定具体实施方案，创造性地开展工作。鼓励地方大胆探索、先行先试，不断完善政策，积累改革经验。各有关部门要加强对地方医药卫生体制改革工作的指导，及时总结推广成功经验。注重改革措施的综合性和可持续性，推进改革持续取得实效。

（五）加强宣传培训。坚持正确的舆论导向，做好医药卫生体制改革政策的宣传解读，及时解答和回应社会各界关注的热点问题，大力宣传医药卫生体制改革典型经验和进展成效，合理引导社会预期，在全社会形成尊医重卫、关爱患者的风气，营造改革的良好氛围。广泛开展培训，不断提高各级干部医药卫生体制改革政策水平，确保改革顺利推进。

附录 3

关于印发《医院财务制度》的通知

财社〔2010〕306 号

各省、自治区、直辖市、计划单列市财政厅（局）、卫生厅（局），新疆生产建设兵团财务局、卫生局：

为适应社会主义市场经济和医疗卫生事业发展的需要，加强医院财务管理和监督，规范医院财务行为，提高资金使用效益，根据《事业单位财务规则》（财政部令第 8 号）和国家关于深化医药卫生体制改革相关文件及有关法律法规，结合医院特点，我们修订了《医院财务制度》，现印发给你们，请遵照执行。执行中发现问题，请及时向我们反馈。

附件：医院财务制度

财政部　卫生部
二〇一〇年十二月二十八日

附件：

医院财务制度

第一章　总　则

第一条　为了适应社会主义市场经济和医疗卫生事业发展的需要，加强医院财务管理和监督，规范医院财务行为，提高资金使用效益，根据国家有关法律法规、《事业单位财务规则》（财政部令第 8 号）以及国家关于深化医药卫生体制改革的相关规定，结合医院特点制定本制度。

第二条 本制度适用于中华人民共和国境内各级各类独立核算的公立医院（以下简称医院），包括综合医院、中医院、专科医院、门诊部（所）、疗养院等，不包括城市社区卫生服务中心（站）、乡镇卫生院等基层医疗卫生机构。

第三条 医院是公益性事业单位，不以营利为目的。

第四条 医院财务管理的基本原则是：执行国家有关法律、法规和财务规章制度；坚持厉行节约、勤俭办事业的方针；正确处理社会效益和经济效益的关系，正确处理国家、单位和个人之间的利益关系，保持医院的公益性。

第五条 医院财务管理的主要任务是：科学合理编制预算，真实反映财务状况；依法组织收入，努力节约支出；健全财务管理制度，完善内部控制机制；加强经济管理，实行成本核算，强化成本控制，实施绩效考评，提高资金使用效益；加强国有资产管理，合理配置和有效利用国有资产，维护国有资产权益；加强经济活动的财务控制和监督，防范财务风险。

第六条 医院应设立专门的财务机构，按国家有关规定配备专职人员，会计人员须持证上岗。

三级医院须设置总会计师，其他医院可根据实际情况参照设置。

第七条 医院实行"统一领导、集中管理"的财务管理体制。医院的财务活动在医院负责人及总会计师领导下，由医院财务部门集中管理。

第二章 单位预算管理

第八条 预算是指医院按照国家有关规定，根据事业发展计划和目标编制的年度财务收支计划。

医院预算由收入预算和支出预算组成。医院所有收支应全部纳入预算管理。

第九条 国家对医院实行"核定收支、定项补助、超支不补、结余按规定使用"的预算管理办法。地方可结合本地实际，对有条件的医院开展"核定收支、以收抵支、超收上缴、差额补助、奖惩分明"等多种管理办法的试点。

定项补助的具体项目和标准，由同级财政部门会同主管部门（或举办单位），根据政府卫生投入政策的有关规定确定。

第十条 医院要实行全面预算管理，建立健全预算管理制度，包括预算编制、审批、执行、调整、决算、分析和考核等制度。

第十一条 医院应按照国家有关预算编制的规定，对以前年度预算执行情况进行全面分析，根据年度事业发展计划以及预算年度收入的增减因素，测算编制收入预算；根据业务活动需要和可能，编制支出预算，包括基本支出预算和项目支出预算。编制收支预算必须坚持以收定支、收支平衡、统筹兼顾、保证重点的原则。不得编制赤字预算。

第十二条 医院预算应经医院决策机构审议通过后上报主管部门（或举办单位）。

主管部门（或举办单位）根据行业发展规划，对医院预算的合法性、真实性、完整性、科学性、稳妥性等进行认真审核，汇总并综合平衡。

财政部门根据宏观经济政策和预算管理的有关要求，对主管部门（或举办单位）申报的医院预算按照规定程序进行审核批复。

第十三条　医院要严格执行批复的预算。经批复的医院预算是控制医院日常业务、经济活动的依据和衡量其合理性的标准，医院要严格执行，并将预算逐级分解，落实到具体的责任单位或责任人。医院在预算执行过程中应定期将执行情况与预算进行对比分析，及时发现偏差、查找原因，采取必要措施，保证预算整体目标的顺利完成。

第十四条　医院应按照规定调整预算。财政部门核定的财政补助等资金预算及其他项目预算执行中一般不予调整。当事业发展计划有较大调整，或者根据国家有关政策需要增加或减少支出、对预算执行影响较大时，医院应当按照规定程序提出调整预算建议，经主管部门（或举办单位）审核后报财政部门按规定程序调整预算。

收入预算调整后，相应调增或调减支出预算。

第十五条　年度终了，医院应按照财政部门决算编制要求，真实、完整、准确、及时编制决算。

医院年度决算由主管部门（或举办单位）汇总报财政部门审核批复。对财政部门批复调整的事项，医院应及时调整相关数据。

第十六条　医院要加强预算执行结果的分析和考核，并将预算执行结果、成本控制目标实现情况和业务工作效率等一并作为内部业务综合考核的重要内容。逐步建立与年终评比、内部收入分配挂钩机制。

主管部门（或举办单位）应会同财政部门制定绩效考核办法，对医院预算执行、成本控制以及业务工作等情况进行综合考核评价，并将结果作为对医院决策和管理层进行综合考核、实行奖惩的重要依据。

第三章　收入管理

第十七条　收入是指医院开展医疗服务及其他活动依法取得的非偿还性资金。

第十八条　收入包括：医疗收入、财政补助收入、科教项目收入和其他收入。

（一）医疗收入，即医院开展医疗服务活动取得的收入，包括门诊收入和住院收入。

1. 门诊收入是指为门诊病人提供医疗服务所取得的收入，包括挂号收入、诊察收入、检查收入、化验收入、治疗收入、手术收入、卫生材料收入、药品收入、药事服务费收入、其他门诊收入等。

2. 住院收入是指为住院病人提供医疗服务所取得的收入，包括床位收入、诊察收入、检查收入、化验收入、治疗收入、手术收入、护理收入、卫生材料收入、药品收入、药事服务费收入、其他住院收入等。

（二）财政补助收入，即医院按部门预算隶属关系从同级财政部门取得的各类财政补助收入，包括基本支出补助收入和项目支出补助收入。基本支出补助收入是指由财政部门拨入的符合国家规定的离退休人员经费、政策性亏损补贴等经常性补助收入，项目支出补助收入是指由财政部门拨入的主要用于基本建设和设备购置、重点学科发展、承担政府指定公共卫生任务等的专项补助收入。

（三）科教项目收入，即医院取得的除财政补助收入外专门用于科研、教学项目的补助收入。

（四）其他收入，即医院开展医疗业务、科教项目之外的活动所取得的收入，包括培训收入、租金收入、食堂收入、投资收益、财产物资盘盈收入、捐赠收入、确实无法支付的应付款项等。

第十九条　医疗收入在医疗服务发生时依据政府确定的付费方式和付费标准确认。

第二十条　医院要严格执行国家物价政策，建立健全各项收费管理制度。

医院门诊、住院收费必须按照有关规定使用国务院或省（自治区、直辖市）财政部门统一监制的收费票据，并切实加强管理，严禁使用虚假票据。

医疗收入原则上当日发生当日入账，并及时结算。严禁隐瞒、截留、挤占和挪用。现金收入不得坐支。

第四章　支出管理

第二十一条　支出是指医院在开展医疗服务及其他活动过程中发生的资产、资金耗费和损失。

第二十二条　支出包括医疗支出、财政项目补助支出、科教项目支出、管理费用和其他支出。

（一）医疗支出，即医院在开展医疗服务及其辅助活动过程中发生的支出，包括人员经费、耗用的药品及卫生材料支出、计提的固定资产折旧、无形资产摊销、提取医疗风险基金和其他费用，不包括财政补助收入和科教项目收入形成的固定资产折旧和无形资产摊销。

其中，人员经费包括基本工资、绩效工资（津贴补贴、奖金）、社会保障缴费、住房公积金等。其他费用包括办公费、印刷费、水费、电费、邮电费、取暖费、物业管理费、差旅费、会议费、培训费等。

（二）财政项目补助支出，即医院利用财政补助收入安排的项目支出。实际发生额全部计入当期支出。其中，用于购建固定资产、无形资产等发生的支出，应同时计入净资产，按规定分期结转。

（三）科教项目支出，即医院利用科教项目收入开展科研、教学活动发生的支出。用于购建固定资产、无形资产等发生的支出,应同时计入净资产,按规定分期结转。

(四)管理费用,即医院行政及后勤管理部门为组织、管理医疗和科研、教学业务活动所发生的各项费用,包括医院行政及后勤管理部门发生的人员经费、耗用的材料成本、计提的固定资产折旧、无形资产费用,以及医院统一管理的离退休经费、坏账损失、印花税、房产税、车船使用税、利息支出和其他公用经费,不包括计入科教项目、基本建设项目支出的管理费用。

(五)其他支出,即医院上述项目以外的支出,包括出租固定资产的折旧及维修费、食堂支出、罚没支出、捐赠支出、财产物资盘亏和毁损损失等。

基本建设项目支出按国家有关规定执行。

第二十三条 医院从财政部门或主管部门(或举办单位)取得的有指定用途的项目资金应当按照要求定期向财政部门、主管部门(或举办单位)报送项目资金使用情况;项目完成后应报送项目资金支出决算和使用效果的书面报告,接受财政部门、主管部门(或举办单位)的检查验收。

第二十四条 医院的支出应当严格执行国家有关财务规章制度规定的开支范围及开支标准;国家有关财务规章制度没有统一规定的,由医院规定。医院的规定违反法律和国家政策的,主管部门(或举办单位)和财政部门应当责令改正。

医院应严格控制人员经费和管理费用。各省(自治区、直辖市)要按有关规定并结合管理要求制定具体的工资总额和管理费用支出比率等控制指标。

第二十五条 医院应当严格执行政府采购和国家关于药品采购的有关规定。

第五章 成本管理

第二十六条 成本管理是指医院通过成本核算和分析,提出成本控制措施,降低医疗成本的活动。

第二十七条 成本管理的目的是全面、真实、准确反映医院成本信息,强化成本意识,降低医疗成本,提高医院绩效,增强医院在医疗市场中的竞争力。

第二十八条 成本核算是指医院将其业务活动中所发生的各种耗费按照核算对象进行归集和分配,计算出总成本和单位成本的过程。

成本核算应遵循合法性、可靠性、相关性、分期核算、权责发生制、按实际成本计价、收支配比、一致性、重要性等原则。

第二十九条 根据核算对象的不同,成本核算可分为科室成本核算、医疗服务项目成本核算、病种成本核算、床日和诊次成本核算。成本核算一般应以科室、诊次和床日为核算对象,三级医院及其他有条件的医院还应以医疗服务项目、病种等为核算对象进行成本核算。

在以上述核算对象为基础进行成本核算的同时,开展医疗全成本核算的地方或医院,应将财政项目补助支出所形成的固定资产折旧、无形资产摊销纳入成本核算范围;开展医院全成本核算的地方或医院,还应在医疗成本核算的基础上,将科教项目支出形成的固定资产折旧、无形资产摊销纳入成本核算范围。

第三十条 科室成本核算是指将医院业务活动中所发生的各种耗费以科室为核算对象进行归集和分配,计算出科室成本的过程。

(一)科室区分为以下类别:临床服务类、医疗技术类、医疗辅助类和行政后勤类等。临床服务类指直接为病人提供医疗服务,并能体现最终医疗结果、完整反映医疗成本的科室;医疗技术类指为临床服务类科室及病人提供医疗技术服务的科室;医疗辅助类科室是服务于临床服务类和医疗技术类科室,为其提供动力、生产、加工等辅助服务的科室;行政后勤类指除临床服务、医疗技术和医疗辅助科室之外的从事院内外行政后勤业务工作的科室。

(二)科室成本的归集。

通过健全的组织机构,按照规范的统计要求及报送程序,将支出直接或分配归属到耗用科室,形成各类科室的成本。成本按照计入方法分为直接成本和间接成本。

直接成本是指科室为开展医疗服务活动而发生的能够直接计入或采用一定方法计算后直接计入的各种支出。间接成本是指为开展医疗服务活动而发生的不能直接计入、需要按照一定原则和标准分配计入的各项支出。

(三)科室成本的分摊。

各类科室成本应本着相关性、成本效益关系及重要性等原则,按照分项逐级分步结转的方法进行分摊,最终将所有成本转移到临床服务类科室。

先将行政后勤类科室的管理费用向临床服务类、医疗技术类和医疗辅助类科室分摊,分摊参数可采用人员比例、内部服务量、工作量等。

再将医疗辅助类科室成本向临床服务类和医疗技术类科室分摊,分摊参数可采用人员比例、内部服务量、工作量等。

最后将医疗技术类科室成本向临床服务类科室分摊,分摊参数可采用工作量、业务收入、收入、占用资产、面积等,分摊后形成门诊、住院临床服务类科室的成本。

第三十一条 医疗服务项目成本核算是以各科室开展的医疗服务项目为对象,归集和分配各项支出,计算出各项目单位成本的过程。核算办法是将临床服务类、医疗技术类和医疗辅助类科室的医疗成本向其提供的医疗服务项目进行归集和分摊,分摊参数可采用各项目收入比、工作量等。

第三十二条 病种成本核算是以病种为核算对象,按一定流程和方法归集相关费用计算病种成本的过程。核算办法是将为治疗某一病种所耗费的医疗项目成本、药品成本及单独收费材料成本进行叠加。

第三十三条 诊次和床日成本核算是以诊次、床日为核算对象,将科室成本进一步分摊到门急诊人次、住院床日中,计算出诊次成本、床日成本。

第三十四条 为了正确反映医院正常业务活动的成本和管理水平,在进行医院成本核算时,凡属下列业务所发生的支出,一般不应计入成本范围。

(一)不属于医院成本核算范围的其他核算主体及其经济活动所发生的支出。

(二)为购置和建造固定资产、购入无形资产和其他资产的资本性支出。

(三)对外投资的支出。

(四)各种罚款、赞助和捐赠支出。

(五)有经费来源的科研、教学等项目支出。

(六)在各类基金中列支的费用。

(七)国家规定的不得列入成本的其他支出。

第三十五条 医院应根据成本核算结果,对照目标成本或标准成本,采取趋势分析、结构分析、量本利分析等方法及时分析实际成本变动情况及原因,把握成本变动规律,提高成本效率。

第三十六条 医院应在保证医疗服务质量的前提下,利用各种管理方法和措施,按照预定的成本定额、成本计划和成本费用开支标准,对成本形成过程中的耗费进行控制。

医院应建立健全成本定额管理制度、费用审核制度等,采取有效措施纠正、限制不必要的成本费用支出差异,控制成本费用支出。

第六章 收支结余管理

第三十七条 收支结余是指医院收入与支出相抵后的余额。包括:业务收支结余、财政项目补助收支结转(余)、科教项目收支结转(余)。当期各类收支结余计算公式如下:

业务收支结余＝医疗收支结余＋其他收入－其他支出

其中:医疗收支结余＝医疗收入＋财政基本支出补助收入－医疗支出－管理费用

财政项目补助收支结转(余)＝财政项目支出补助收入－财政项目补助支出

科教项目收支结转(余)＝科教项目收入－科教项目支出

第三十八条 业务收支结余应于期末扣除按规定结转下年继续使用的资金后,结转至结余分配,为正数的,可以按照国家有关规定提取专用基金,转入事业基金;为负数的,应由事业基金弥补,不得进行其他分配,事业基金不足以弥补的,转入未弥补亏损。实行收入上缴的地区要根据本地实际,制定具体的业务收支结余率、次均费用等控制指标。超过规定控制指标的部分应上缴财政,由同级财政部门会同主管部门统筹专项用于卫生事业发展和绩效考核奖励。

财政项目补助收支结转(余)、科教项目收支结转(余)结转下年继续使用。

国家另有规定的,从其规定。

第三十九条 医院应加强结余资金的管理,按照国家规定正确计算与分配结余。医院结余资金应按规定纳入单位预算,在编制年度预算和执行中需追加预算时,按照财政部门的规定安排使用。医院动用财政项目补助收支结转(余),应严格执行财政部门有关规定和报批程序。

第七章 流动资产管理

第四十条 流动资产是指可以在一年内(含一年)变现或者耗用的资产。医院的流动资产包括货币资金、应收款项、预付款项、存货等。

第四十一条 货币资金包括现金、银行存款、零余额账户用款额度等。医院应当严格遵守国家有关规定,建立健全货币资金管理制度。

第四十二条 应收及预付款项是指医院在开展业务活动和其他活动过程中形成的各项债权,包括应收医疗款、预付账款、财政应返还资金和其他应收款等。

医院对应收及预付款项要加强管理,定期分析、及时清理。

年度终了,医院可采用余额百分比法、账龄分析法、个别认定法等方法计提坏账准备。累计计提的坏账准备不应超过年末应收医疗款和其他应收款科目余额的2%—4%。计提坏账准备的具体办法由省(自治区、直辖市)财政、主管部门确定。

对账龄超过三年,确认无法收回的应收医疗款和其他应收款可作为坏账损失处理。坏账损失经过清查,按照国有资产管理的有关规定报批后,在坏账准备中冲销。收回已经核销的坏账,增加坏账准备。

第四十三条 存货是指医院为开展医疗服务及其他活动而储存的低值易耗品、卫生材料、药品、其他材料等物资。

购入的物资按实际购入价计价,自制的物资按制造过程中的实际支出计价,盘盈的物资按同类品种价格计价。

存货要按照"计划采购、定额定量供应"的办法进行管理。合理确定储备定额,定期进行盘点,年终必须进行全面盘点清查,保证账实相符。对于盘盈、盘亏、变质、毁损等情况,应当及时查明原因,根据管理权限报经批准后及时进行处理。

低值易耗品实物管理采取"定量配置、以旧换新"等管理办法。物资管理部门要建立辅助明细账,对各类物资进行数量、金额管理,反映低值易耗品分布、使用以及消耗情况。低值易耗品领用实行一次性摊销,个别价值较高或领用报废相对集中的可采用五五摊销法。低值易耗品报废收回的残余价值,按照国有资产管理有关规定处理。

医院要建立健全自制药品、材料管理制度,按类别、品种进行成本核算。自制药品、材料按成本价入库。

第八章 固定资产管理

第四十四条 固定资产是指单位价值在 1000 元及以上(其中:专业设备单位价值在 1500 元及以上),使用期限在一年以上(不含一年),并在使用过程中基本保持原有物质形态的资产。单位价值虽未达到规定标准,但耐用时间在一年以上(不含一年)的大批同类物资,应作为固定资产管理。

医院固定资产分四类:房屋及建筑物、专业设备、一般设备、其他固定资产。

图书参照固定资产管理办法,加强实物管理,不计提折旧。

第四十五条 固定资产按实际成本计量。

(一)外购的固定资产,按照实际支付的购买价款、相关税费、使固定资产达到预定可使用状态前所发生的可归属于该项资产的运输费、装卸费、安装费和专业人员服务费等相关支出作为成本。

以一笔款项购入多项没有单独标价的固定资产,按照同类或类似资产价格的比例对购置成本进行分配,分别确定各项固定资产的成本。

(二)自行建造的固定资产,按照国家有关规定计算成本。

(三)融资租入的固定资产,按照租赁协议或者合同确定的价款、运输费、运输保险费、安装调试费等作为成本。

(四)无偿取得(如无偿调入或接受捐赠)的固定资产,其成本比照同类资产的市场价格或有关凭据注明的金额加上相关税费确定。

大型医疗设备等固定资产的购建和租赁,要符合区域卫生规划,经过科学论证,并按国家有关规定报经主管部门会同有关部门批准。

第四十六条 在建工程是指医院已经发生必要支出,但按规定尚未达到交付使用状态的建设工程。

医院除按本制度执行外,还应按国家有关规定单独建账、单独核算,严格控制工程成本,做好工程概、预算管理,工程完工后应尽快办理工程结算和竣工财务决算,并及时办理资产交付使用手续。

第四十七条 医院原则上应当根据固定资产性质,在预计使用年限内,采用平均年限法或工作量法计提折旧(固定资产折旧年限见附1)。计提固定资产折旧不考虑残值。计提折旧的具体办法由各省(自治区、直辖市)主管部门会同财政部门规定或审批。当月增加的固定资产,当月不提折旧,从下月起计提折旧;当月减少的固定资产,当月仍计提折旧,从下月起不提折旧;已提足折旧仍继续使用的固定资产,不再计提折旧。

第四十八条 为增加固定资产的使用效能或延长其使用寿命而发生的改建、扩建或大型修缮等后续支出,应当记入固定资产及其他相关资产;为维护固定资产的正常使用而发生的修理费等后续支出,应当计入当期支出。大型修缮确认标准由各省(自治区、直辖市)财政部门会同主管部门(或举办单位)根据当地实际情况确定。

第四十九条 医院应设置专门管理机构或专人,使用单位应指定人员对固定资产实施管理,并建立健全各项管理制度。

建立健全三账一卡制度,即:财务部门负责总账和一级明细分类账,固定资产管理部门负责二级明细分类账,使用部门负责建卡(台账)。

大型医疗设备实行责任制,指定专人管理,制定操作规程,建立设备技术档案和使用情况报告制度。

医院应当提高资产使用效率,建立资产共享、共用制度。

第五十条　医院应当对固定资产定期进行实地盘点。对盘盈、盘亏的固定资产,应当及时查明原因,并根据规定的管理权限,报经批准后及时进行处理。

固定资产管理部门要对固定资产采取电子信息化管理,定期与财务部门核对,做到账账相符、账卡相符、账实相符。

第五十一条　医院出售、转让、报废固定资产或者发生固定资产毁损时,应当按照国有资产管理规定处理。

第九章　无形资产及开办费管理

第五十二条　无形资产是指不具有实物形态而能为医院提供某种权利的资产。包括专利权、著作权、版权、土地使用权、非专利技术、商誉、医院购入的不构成相关硬件不可缺少组成部分的应用软件及其他财产权利等。

购入的无形资产,按照实际支付的价款计价;自行开发并依法申请取得的无形资产,按依法取得时发生的注册费、聘请律师费等支出计价;接受捐赠的无形资产,按捐赠方提供的资料或同类无形资产估价计价;商誉除合作外,不得作价入账。

无形资产从取得当月起,在法律规定的有效使用期内平均摊入管理费用,法律没有规定使用年限的按照合同或单位申请书的受益年限摊销,法律和合同或单位申请书都没有规定使用年限的,按照不少于十年的期限摊销。

转让无形资产应当按照国有资产管理规定处理。

第五十三条　开办费是指医院筹建期间发生的费用,包括筹建期间人员工资、办公费、培训费、差旅费、印刷费以及不计入固定资产和无形资产购建成本的其他支出。

开办费在医院开业时计入管理费用。

第十章　对外投资管理

第五十四条　对外投资是指医院以货币资金购买国家债券或以实物、无形资产等开展的投资活动。

对外投资按照投资回收期的长短分为长期投资和短期投资。投资回收期一年以上(不含一年)的为长期投资。

第五十五条　医院应在保证正常运转和事业发展的前提下严格控制对外投资,投资范围仅限于医疗服务相关领域。医院不得使用财政拨款、财政拨款结余对外投资,不得从事股票、期货、基金、企业债券等投资。

投资必须经过充分的可行性论证,并报主管部门(或举办单位)和财政部门批准。

第五十六条 医院投资应按照国家有关规定进行资产评估,并按评估确定的价格作为投资成本。

医院认购的国家债券,按实际支付的金额作价。

第五十七条 医院应遵循投资回报、风险控制和跟踪管理等原则,对投资效益、收益与分配等情况进行监督管理,确保国有资产的保值增值。

第十一章 负债管理

第五十八条 负债是指医院所承担的能以货币计量,需要以资产或者劳务偿还的债务。包括流动负债和非流动负债。

流动负债是指偿还期在一年以内(含一年)的短期借款、应付票据、应付账款、预收医疗款、预提费用、应付职工薪酬和应付社会保障费等。

非流动负债是指偿还期在一年以上(不含一年)的长期借款、长期应付款等。

第五十九条 医院应加强病人预交金管理。预交金额度应根据病人病情和治疗的需要合理确定。

第六十条 医院应对不同性质的负债分别管理,及时清理并按照规定办理结算,保证各项负债在规定期限内归还。因债权人特殊原因确实无法偿还的负债,按规定计入其他收入。

第六十一条 医院原则上不得借入非流动负债,确需借入或融资租赁的,应按规定报主管部门(或举办单位)会同有关部门审批,并原则上由政府负责偿还。

医院财务风险管理指标和借款具体审批程序由各省(自治区、直辖市)财政部门会同主管部门(或举办单位)根据当地实际情况制定。

第十二章 净资产管理

第六十二条 净资产是指医院资产减去负债后的余额。包括事业基金、专用基金、待冲基金、财政补助结转(余)、科教项目结转(余)、未弥补亏损。

(一)事业基金,即医院按规定用于事业发展的净资产。包括结余分配转入资金(不包括财政基本支出补助结转)、非财政专项资金结余解除限制后转入的资金等。

事业基金按规定用于弥补亏损,用于弥补亏损的最高限额为事业基金扣除医院非财政补助资金和科教项目资金形成的固定资产、无形资产等资产净值。

医院应加强对事业基金的管理,统筹安排,合理使用。对于事业基金滚存较多的医院,在编制年度预算时应安排一定数量的事业基金。

(二)专用基金,即医院按照规定设置、提取具有专门用途的净资产。主要包括职工福利基金、医疗风险基金等。

职工福利基金是指按业务收支结余(不包括财政基本支出补助结转)的一定比例提取、专门用于职工集体福利设施、集体福利待遇的资金。

医疗风险基金是指从医疗支出中计提、专门用于支付医院购买医疗风险保险发生的支出或实际发生的医疗事故赔偿的资金。医院累计提取的医疗风险基金比例不应超过当年医疗收入的 1‰—3‰。具体比例可由各省(自治区、直辖市)财政部门会同主管部门(或举办单位)根据当地实际情况制定。

医院应加强对职工福利基金和医疗风险基金的管理,统筹安排,合理使用。对于职工福利基金和医疗风险基金滚存较多的医院,可以适当降低提取比例或者暂停提取。

其他专用基金是指按照有关规定提取、设置的其他专用资金。

各项基金的提取比例和管理办法,国家有统一规定的,按照统一规定执行;没有统一规定的,由省(自治区、直辖市)主管部门(或举办单位)会同同级财政部门确定。

专用基金要专款专用,不得擅自改变用途。

(三)待冲基金,即财政补助收入和科教项目收入形成的资本性支出净值。

(四)财政补助结转(余),即医院历年滚存的有限定用途的财政补助结转(余)资金,包括从业务收支结余转入的基本支出结转以及项目支出结转(余)。

(五)科教项目结转(余),即医院尚未结项的科教项目累计取得科教项目收入减去累计发生支出后,留待以后按原用途继续使用的结转资金,以及医院已经结项但尚未解除限制的科研、教学项目结余资金。

(六)未弥补亏损,即事业基金不足以弥补的亏损。

第十三章 财务清算

第六十三条 医院发生撤销、划转、合并、分立时,应当进行清算。

医院清算时,应由各级政府授权主管部门(或举办单位)、财政部门负责按有关规定组成清算机构,并在相关部门的监督指导下开展工作。清算机构负责按规定制订清算方案,对医院的财产、债权、债务进行全面清理,对现有资产进行重新估价,编制资产负债表和财产清单、债权清单、债务清单,通知所有债权人在规定期限内向清算机构申报债权,提出财产作价依据和债权、债务处理办法,做好国有资产的移交、接收、划转和管理工作,并妥善处理各项遗留问题。清算期间,未经清算机构同意,任何组织机构和个人不得处理医院财产。

医院财产包括宣布清算时的全部财产和清算期间取得的财产。

清算期间发生的财产盘盈、盘亏或变卖,无力归还的债务,无法收回的应收账款等按国有资产管理有关规定处理。

第六十四条 在宣布医院终止前六个月至宣布终止之日,下列行为无效:

(一)无偿转让财产;

（二）非正常压价处理财产；

（三）对原来没有财产担保的债务提供财产担保；

（四）对未到期的债务提前清偿；

（五）放弃应属于医院的债权。

第六十五条 医院撤销时清偿的顺序为：

（一）清算期间发生的费用；

（二）应付未付的医院职工的工资、社会保障费等；

（三）债权人的各项债务；

（四）剩余资产经主管部门和财政部门核准后并入接收单位或上交主管部门。

医院被清算财产不足以清偿的，应先按照规定支付清算期间发生的费用，再按照比例进行清偿。

第六十六条 医院清算完毕，清算机构应当提出清算报告，编制清算期间的收支报表，验证后，报送主管部门（或举办单位）和财政部门审查备案。

第六十七条 经国家有关部门批准宣布医院划转、合并、分立时，其资产按照国有资产管理规定处理。

第十四章 财务报告与分析

第六十八条 财务报告是指反映医院一定时期的财务状况和业务开展成果的总括性书面文件，包括资产负债表、收入支出总表、业务收入支出明细表、财政补助收支明细情况表、基本建设收入支出表、现金流量表、净资产变动表、有关附表、会计报表附注以及财务情况说明书。

财务情况说明书主要说明医院的业务开展情况、预算执行情况、财务收支状况、成本控制情况、负债管理情况、资产变动及利用情况、基本建设情况、绩效考评情况、对本期或下期财务状况发生重大影响的事项、专项资金的使用情况以及其他需要说明的事项。

第六十九条 医院应通过相关指标对医院财务状况进行分析，具体分析参考指标详见附2。

第七十条 医院应当按月度、季度、年度向主管部门（或举办单位）和财政部门报送财务报告。

医院年度财务报告应按规定经过注册会计师审计，具体办法另行规定。

第七十一条 医院在办理年度决算前，应对财产物资、债权、债务进行全面清查盘点，并编制盘存表，对盘盈、盘亏、报废、毁损等按本制度规定及时处理。

第十五章 财务监督

第七十二条 财务监督是根据国家有关法律、法规和财务规章制度，对医院的财务活动及相关经济活动所进行的监察和督促。

第七十三条　财务监督的主要内容包括：预算管理的监督、收入管理的监督、支出管理的监督、资产管理的监督和负债管理的监督等。

第七十四条　医院的财务机构履行财务监督职责。医院应当建立健全内部监督制度和经济责任制。

第七十五条　医院财务监督应当实行事前监督、事中监督、事后监督相结合，日常监督与专项检查相结合，接受财政、审计和主管部门（或举办单位）的监督。

第十六章　附　则

第七十六条　医院举办非独立法人分支机构的收支是医院财务收支的一部分，必须纳入医院财务统一管理。

第七十七条　医院必须在取得行医资格之日起 30 日内，持批准文件向主管部门（或举办单位）进行财务登记，并由主管部门（或举办单位）向财政部门备案。

第七十八条　医院基本建设投资财务管理除按照本制度执行外，还应执行国家基本建设投资方面的财务管理制度。

第七十九条　各省（自治区、直辖市）财政部门和主管部门可依照本制度，结合本地实际情况，制定具体实施办法，并报财政部、卫生部备案。

第八十条　本制度由财政部、卫生部负责解释。

第八十一条　企业事业组织、社会团体及其他社会组织举办的非营利性医院可参照本制度执行。

第八十二条　本制度自 2011 年 7 月 1 日起在公立医院改革国家联系试点城市执行，自 2012 年 1 月 1 日起在全国执行。1998 年 11 月 17 日财政部、卫生部发布的《医院财务制度》（财社字〔1998〕148 号）同时废止。

附：

1. 医院固定资产折旧年限表（略）

2. 医院财务分析参考指标（略）

医院会计制度（节选）

财会〔2010〕27 号

第一部分　总说明

一、为了规范医院的会计核算，保证会计信息的真实、完整，根据《中华人民共和国会计法》、事业单位会计准则及国家有关法律法规的规定，制定本制度。

二、本制度适用于中华人民共和国境内各级各类独立核算的公立医院（以下简称医院），包括综合医院、中医院、专科医院、门诊部（所）、疗养院等，不包括城市社区卫生服务中心（站）、乡镇卫生院等基层医疗卫生机构。

企业事业单位、社会团体及其他社会组织举办的非营利性医院可参照本制度执行。

三、医院会计采用权责发生制基础。

医院会计要素包括资产、负债、净资产、收入和费用。

四、医院应当按照下列规定运用会计科目：

（一）医院应当按照本制度的规定，设置和使用会计科目。在不影响会计处理和编报会计报表的前提下，可以自行设置本制度规定之外的明细科目。

（二）本制度统一规定会计科目的编号，以便于编制会计凭证、登记账簿、查阅账目，实行会计信息化管理。医院不得随意打乱重编。

（三）医院在编制会计凭证、登记会计账簿时，应当填列会计科目的名称，或者同时填列会计科目的名称和编号，不得只填列科目编号、不填列科目名称。

五、医院财务报告是反映医院某一特定日期的财务状况和某一会计期间的收入费用、现金流量等的书面文件。医院财务报告由会计报表、会计报表附注和财务情况说明书组成。

六、医院财务报告分为中期财务报告和年度财务报告。以短于一个完整的会计年度的期间(如季度、月度)编制的财务报告称为中期财务报告。年度财务报告则是以整个会计年度为基础编制的财务报告。

医院对外提供的年度财务报告应按有关规定经过注册会计师审计。

七、医院对外提供的财务报告的内容、会计报表的种类和格式、会计报表附注应予披露的主要内容等,由本制度规定;医院内部管理需要的会计报表由医院自行规定。

八、医院财务报告中的会计报表包括资产负债表、收入费用总表、现金流量表、财政补助收支情况表以及有关附表。

医院应当根据本制度有关会计报表的编制基础、编制依据、编制原则和方法的要求,对外提供真实、完整的会计报表。医院不得违反规定,随意改变会计报表的编制基础、编制依据、编制原则和方法,不得随意改变本制度规定的会计报表有关数据的会计口径。

医院会计报表应当根据登记完整、核对无误的账簿记录和其他有关资料编制,要做到数字真实、计算准确、内容完整、报送及时。

九、医院会计报表附注是为便于会计报表使用者理解会计报表的内容而对会计报表的编制基础、编制依据、编制原则和方法及主要项目等所做的解释。医院会计报表附注至少应当包括下列内容:

(一)遵循《医院会计制度》的声明;

(二)重要会计政策、会计估计及其变更情况的说明;

(三)重要资产转让及其出售情况的说明;

(四)重大投资、借款活动的说明;

(五)会计报表重要项目及其增减变动情况的说明;

(六)以前年度结余调整情况的说明;

(七)有助于理解和分析会计报表需要说明的其他事项。

十、医院财务情况说明书至少应当对医院的下列情况做出说明:

(一)业务开展情况;

(二)年度预算执行情况;

(三)资产利用、负债管理情况;

(四)成本核算及控制情况;

(五)绩效考评情况;

(六)需要说明的其他事项。

医院财务情况说明书中对上述事项(四)的说明应附有成本报表(成本报表参考格式参见本制度第六部分)。

十一、医院对外提供的财务报告应当由单位负责人和主管会计工作的负责人、会计机构负责人(会计主管人员)签名并盖章;设置总会计师的单位,还应当由总会计师签名并盖章。

十二、医院会计机构设置、会计人员配备、会计档案管理、内部会计监督与控制以及相关会计基础工作等,按照《中华人民共和国会计法》、会计基础工作规范、会计档案管理办法等规定执行。

十三、医院对基本建设投资的会计核算除按照本制度执行外,还应按国家有关规定单独建账、单独核算。

十四、本制度由财政部负责解释。

十五、本制度自 2011 年 7 月 1 日起在公立医院改革国家联系试点城市施行,自 2012 年 1 月 1 日起在全国施行。1998 年 11 月 17 日财政部、卫生部印发的《医院会计制度》(财会字〔1998〕58 号)同时废止。

参考文献

一、著作

[1] 中华人民共和国卫生部.2012年中国卫生统计年鉴[M].中国协和医科大学出版社,2012.

[2] 财政部编写组.事业单位财务规则解读[M].中国财政经济出版社,2012.

[3] 卫生部规划财务司.医院财务与会计实务[M].企业管理出版社,2012.

[4] 全国人大常委会法制工作委员会.中华人民共和国现行会计法律法规汇编[M].立信会计出版社,2012.

[5] 邢以群.管理学[M].浙江大学出版社,2012.

[6] 全国会计专业技术资格考试领导小组办公室.高级会计实务科目考试大纲[M].经济科学出版社,2012.

[7] 陈泽鹏,何月湄,陈泽娟.新创小型企业间接融资的信用风险评价研究[M].华南理工大学出版社,2012.

[8] 陈泽鹏.新创小型企业间接融资的信用风险评价研究[M].华南理工大学出版社,2012.

[9] 张维.农村信用社风险评估与防治体系构建[M].中国金融出版社,2012.

[10] 董军.知道做到——从JCI认证到医院评审[M].光明日报出版社,2012.

[11] 胡守惠.公立医院成本管理理论与实务[M].中国财政经济出版社,2012.

[12] 夏书章,王乐夫,陈瑞莲.行政管理学[M].高等教育出版社,2011.

[13] 财政部会计资格评价中心.财务管理[M].中国财政经济出版社,2011.

[14] International Federation of Accountants. IPSAS Handbook 2010[M].中国财政经济出版社,2011.

[15] Earl R. Wilson, Jacqueline L. Reck, Susan C. Kattelus. Accounting for Governmental & Nonprofit Entities[M].中国人民大学出版社,2011.

[16] 张新民."走出去"战略下中国企业信用评价的相关法律制度研究[M].对外

经济贸易大学出版社,2011.

[17] Circular of the Ministry of Finance,China Securities Regulatory Commission,National Audit Office、China Banking Regulatory Commission,China Insurance Regulatory Commission. Standard for Enterprise Internal Control [M].中国财政经济出版社,2010.

[18] 周宗放.新兴技术企业信用风险演化机理及评价方法研究[M].科学出版社,2010.

[19] 金玲.医院财务管理理论与实务[M].中国财政经济出版社,2010.

[20] 陶雄华.生产贸易链条件下企业信用评价体系构建[M].经济科学出版社,2010.

[21] 湖南大学信用研究中心.湖南省信用环境评价[M].湖南大学出版社,2010.

[22] 周宗放,张瑛,陈林.新兴技术企业信用风险演化机理及评价方法研究[M].科学出版社,2010.

[23] [美]利奥纳多 L.贝瑞,肯特 D.塞尔曼.向世界最好的医院学管理[M].张国萍,译.机械工业出版社,2009.

[24] 彭磷基.国际医院管理标准(JCI)中国医院实践指南[M].人民卫生出版社,2008.

[25] 杨敬,等.浙江省综合性医院等级评审标准[M].人民卫生出版社,2008.

[26] 温胜强,闫恒.河南高速公路建设市场信用评价体系研究[M].河南人民出版社,2008.

[27] 李翀.宏观经济学[M].北京师范大学出版社,2008.

[28] 管晓永.中小企业信用理论与评价研究[M].浙江大学出版社,2007.

[29] 常丽娟,张俊瑞.企业财务信用评价与管理研究[M].东北财经大学出版社,2007.

[30] 商务部编写组.宏观经济[M].中国商务出版社,2007.

[31] 朱锦余.企业会计信用评价与管理[M].经济科学出版社,2007.

[32] 盛骤,谢式千,潘承毅.概率论与数理统计[M].高等教育出版社,2007.

[33] 孔丘,孟轲,等.四书・五经[M].北京出版社,2006.

[34] 陈松男.信用连接商品个案之分析与评价[M].新陆经销出版社,2006.

[35] Robert S. Pindyck,Daniel L. Rubinfeld. Microeconomics[M].中国人民大学出版社,2006.

[36] 刘钟明,胡守惠,冯仇美.医院内部会计控制操作指南[M].浙江文艺出版社,2006.

[37] 庞素琳.信用评价与股市预测模型研究及应用 统计学、神经网络与支持向量机方法[M].科学出版社,2005.

[38] 石晓军,陈殿左.信用治理[M].机械工业出版社,2004.

[39] Stephen P. Robbins, Mary Coulter. MANAGEMENT[M].中国人民大学出版社,2004.

[40] 郭敏华.信用评级[M].中国人民大学出版社,2004.

[41] 杨学进.出口信用保险国家风险评估:理论·方法·实证[M].东方出版社,2004.

[42] 李晓林,李肖槟.保险公司信用评级与寿险产品评价体系[M].中国财政经济出版社,2004.

[43] 汪中求.细节决定成败[M].新华出版社,2004.

[44] 于研.信用风险的测定与管理[M].上海财经大学出版社,2003.

[45] 谢旭.突破信用危机[M].中国对外经济贸易出版社,2003.

[46] 谢旭.客户资信管理[M].中国对外经济贸易出版社,2003.

[47] 林汉川,夏敏仁.企业信用评级理论与实务[M].对外经济贸易大学出版社,2003.

[48] 李振宇,李信宏,邵立强,等.资信评级原理[M].中国方正出版社,2003.

[49] Brian Coyle. Corporate Credit Analysis: The Chartered Institute of Bankers [M]. Citic Publishing House, 2003.

[50] 石新武.资信评估的理论和方法[M].经济管理出版社,2002.

[51] Philip Lowe. Credit risk measurement and procyclicality[M]. Monetary and Economic Department of Bank for International Settlements,2002.

[52] Thomas. Lyn, David. Eldelman, Jonathan. Crook. Credit scoring and its applications[M]. Society for Industrial and Applied Mathematics,2002.

[53] 张其仔,尚教蔚,周雪琳,等.企业信用管理[M].对外经济贸易大学出版社,2002.

[54] 周文贞,秦永方,陈瑛.医院成本核算[M].中国经济出版社,2002.

[55] Konrand Group, Karl Erik Sveiby. The Invisible Balance Sheet—Key indicators for accounting, control and valuation of knowhow companies[M].海洋出版社,2002.

[56] 贾波,谢佳永.银行消费信用理论与实务[M].西南财经大学出版社,2001.

[57] [美]安东尼·桑得思.信用风险度量:风险估值的新方法与其他范式[M].刘宇飞,译.北京机械工业出版社,2001.

[58] 龚幼龙.社会医学[M].人民卫生出版社,2000.

[59] Lawrence Galitz. FINANCIAL ENGINEERING[M]. Economic Science Press,1999.

二、期刊

[1] 李乐波,俞斯海.地市级公立医院实行药品零差价的思考[J].重庆医学,2013(18).

[2] 李乐波,林凌,朱晖.实行床边结账的实践与体会[J].重庆医学,2013(16).

[3] 俞斯海,李乐波,邱晓毅.绍兴市地市级公立医院综合改革的探索与体会[J].中国卫生经济,2013(5).

[4] 李乐波,俞斯海,朱晖.浙江省地市级公立医院改革绩效评价研究[J].中国医院,2013(5).

[5] 李乐波,俞斯海,朱晖.医疗机构行业性质及其信用评价特殊性研究[J].财经界,2013(5).

[6] 刘莉.以信用评价为契机　强化行业自律　努力提升企业和医疗机构诚信等级[J].中国卫生产业,2013(5).

[7] 王利民,李乐波,曹漪.医疗机构财政项目资金绩效评价研究[J].财经界,2013(4).

[8] 郭航远,任秋凤,王莉娟.推进公立医院改革的机制建设[J].医院管理论坛,2013(3).

[9] 李乐波,朱晖,吴强.医疗机构信用评价子系统研究[J].中国医院,2012(12).

[10] 叶薇薇.浅谈我国企业会计信用评价[J].中国对外贸易:英文版,2012(20).

[11] 郭航远,任秋凤.医院文化是医院发展之魂[J].医院管理论坛,2012(11).

[12] 李乐波,俞斯海,林凌.实行床边结账与传统出院流程的成效对比分析[J].中国医院,2012(11).

[13] 刘森,赵振全.中小型高新技术企业信用评价体系研究[J].工业技术经济,2012(11).

[14] 郭航远,任秋凤,李飒飒,等.三大管理创新提升医院服务品质[J].中国医院,2012(10).

[15] 李乐波,俞斯海,吴强.合理用药前提下行政手段限制抗生素滥用的疗效与费用分析[J].中国医院,2012(10).

[16] 陈竺,张茅.取消"以药补医"机制　深化公立医院改革[J].求是,2012(9).

[17] 杜红樱,李乐波,朱晖.医院财务预算编制方法比较与采用[J].财经界:学术版,2012(9).

[18] 陈燕凌,穆云庆,陈黎明,等.综合医院形象与患者就医选择的关系及其影响因素的调查研究[J].重庆医学,2012(9).

[19] 郭航远,李飒飒.医院人文管理的思考与实践[J].医院管理论坛,2012(8).

[20] 冯毅,马长琼.以转变支付方式为突破口:新医改方案实施途径之探讨[J].中

国卫生经济,2012(6).

[21] 孙统达,顾竹影,王雳,等.实施药品零差率对基层医疗机构收支结构的影响[J].中华医院管理杂志,2012(5).

[22] 李雪平,蒲川,吴海峰,等.重庆市基本公共卫生服务财政投入均等化现状分析[J].重庆医学,2012(4).

[23] 叶素林.浅析我院门诊"一卡通"的使用[J].中华全科医学,2012(2).

[24] 赵要军,吴建,谢双保,等.公立医院改革有关基本概念辨析[J].中华医院管理杂志,2012(2).

[25] 陈伯梅,阮诗玮,童绥君.厦门市社区医疗重组综合评价研究[J].中国卫生经济,2012(1).

[26] 朱晖,李乐波,俞斯海.实行财务委派制的实践与体会[J].现代医院,2012(1).

[27] 董恒进.对公立医院改革发展趋势的探讨[J].中华医院管理杂志,2012(1).

[28] 饶克勤.我国医药卫生体制改革进展、难点与挑战[J].中华医院管理杂志,2012(1).

[29] 夏文明,田文华,张志敏,等.对我国公立医院补偿机制的思考[J].中国卫生经济,2011(10).

[30] 应晓华,张亮,闫磊磊,等.公立医院发展中社会资本的利用及其特点[J].中华医院管理杂志,2011(9).

[31] Sinha IP, Smyth RL, Williamson PR. Using the Delphi technique to determine which outcomes to measure in clinical trials: recommendations for the future based on a systematic review of existing studies[J]. PLoS medicine, 2011(8).

[32] 左延莉.美国、英国和德国医院筹资机制的比较[J].卫生经济研究,2011(8).

[33] 程哲,王守清.我国非营利性医院 PPP 融资方案框架设计[J].中国医院,2011(8).

[34] 黄锐,陈迎春,冯占春,等.我国公立医院利益相关者研究[J].中华医院管理杂志,2011(8).

[35] 李毅.地市级中医医院的财务困境及筹资渠道[J].中国医院管理,2011(7).

[36] 高永超,王慧涛,梁厚广,等.企业质量信用评价指标体系研究[J].标准科学,2011(4).

[37] 曹峰,于宏文,李艳丽.加强医院现金流管理 提高资金使用效率[J].财经界:学术版,2011(3).

[38] Pecchia L, Bath PA, Pendleton N, Bracale M. Analytic Hierarchy Process (AHP) for Examining Healthcare Professionals' Assessments of Risk Fac-

tors. The Relative Importance of Risk Factors for Falls in Community-dwelling Older People[J]. Methods of information in medicine，2011(1).

[39] 李乐波，董国祥，尉晓红. 就诊"一卡通"存在的不足与改进[J]. 中国医院管理，2010.

[40] 郭航远. 围绕公立医院改革推行"3456"管理[J]. 中国医院，2010(11).

[41] 张晓峰，徐淑霞. 我国企业财务信用评价研究综述[J]. 商场现代化，2010(9).

[42] 李穗华，胡延滨. 我院通过整合资源优化预约诊疗的实践[J]. 中华医院管理，2010(9).

[43] 李乐波，马雅琴，朱晖，等. 医疗机构信用评价体系存在的不足与改进[J]. 卫生经济研究，2010(5).

[44] 杨春旭，孙虹. 国内外医院核心竞争力研究近况[J]. 中华医院管理，2010(3).

[45] 杨琪，李乐波. 基于平衡计分卡的公立医院绩效评价体系设计[J]. 中华医学，2010(1).

[46] 朱晖，尉晓红，李乐波. 医院财务分析方法研究[J]. 现代经济信息，2009(12).

[47] 李乐波，王利民，曹漪，等. 论医疗机构信用评价方法的选择[J]. 现代医院，2009(10).

[48] 朱晖，李乐波. 浅谈医院节能降耗[J]. 中华当代医学与临床，2009(8).

[49] 尉晓红，朱晖，李乐波. 完善医院收费流程　杜绝收费漏洞[J]. 现代医院，2009(7).

[50] 王利民，李乐波. 对管理会计的再认识[J]. 湘潮：下半月，2009(7).

[51] 王利民，李乐波. 浅议注册会计师的独立性[J]. 湘潮：下半月，2009(6).

[52] 李乐波，尉晓红，朱晖. 医疗机构信用评价体系建立的必要性研究[J]. 现代经济信息，2009(6).

[53] 曹漪，李乐波. 论个人医疗消费信用评价制度的建立[J]. 湘潮：下半月，2009(6).

[54] 许秀菊. 公立医院补偿机制演变的研究[J]. 中国医院，2009(6).

[55] 钟炎军，黄锐，刘丽，等. 基于利益相关者理论的公立医院营销模式研究[J]. 中国社会医学，2009(5).

[56] 曹漪，李乐波. 行政事业单位全面预算管理之我见[J]. 卫生经济研究，2009(1).

[57] 包品红，唐颜，陈珊茗. 平衡计分卡在医院人力资源绩效管理中的应用现状与前景展望[J]. 现代医院，2008(8).

[58] 思源. 中国财政支出结构的过去现在与未来[J]. 炎黄春秋，2008(4).

[59] 李乐波，曹漪. 公立医院财政补偿方式探讨[J]. 医学与社会，2008(2).

[60] 郭航远，王勋英. 浅谈综合性医院的亚专业分化[J]. 浙江医学，2007(11).

[61] 李乐波,金东罡,曹漪.医疗欠款控制的实践与体会[J].卫生经济研究,2007(10).

[62] 李乐波,张国荣,刘翰林.医院成本核算体系建立及应用[J].重庆医学,2007(6).

[63] 吴强,李乐波.医疗保障资源全员共享的可行性研究[J].卫生经济研究,2007(5).

[64] 徐广军,倪晓华,肖运香.标普、穆迪、邓白氏企业信用评价指标体系比较研究[J].浙江金融,2007(3).

[65] 李乐波,吴强,楼欢欣.我国公立医院集团化模式选择[J].卫生经济研究,2006(11).

[66] 李红岑,王继武.医疗欠费的成因及对策浅析[J].中国医院管理,2006(12).

[67] 李乐波,吴强,楼欢欣.我国公立医院集团化模式选择[J].卫生经济研究,2006(11).

[68] 刘正炼,陆赋生,陈慧.医院信用评价体系的构建[J].中国医院,2006(10).

[69] 刘正炼,陆赋生.诚信医院建设信用评价体系初探[J].中国卫生事业管理,2006(4).

[70] 李乐波,赵国卫,楼欢欣.医疗机构尚需计提资产减值准备[J].卫生经济研究,2006(1).

[71] 李乐波,刘翰林,楼欢欣.我国医疗机构信用评价研究[J].中国医院,2006(1).

[72] 冼崇.关于医院成本核算与控制问题的探讨[J].中国医院,2005(12).

[73] 李乐波,赵国卫.主诊医师负责制实施中的弊端及对策[J].卫生经济研究,2005(5).

[74] 李乐波,刘翰林,赵国卫.主诊医师负责制实施中存在的弊端及对策[J].现代医院,2005(4).

[75] 邹小梵.企业信用评估指标体系与评价方法研究[J].数理统计与管理,2005(1).

[76] 冯珺,毕建新.信用档案与信用评估[J].业务纵横,2004.

[77] 李乐波.建立个人医疗消费信用评价制度 保障医院合法权益[J].中国初级卫生保健,2004(11).

[78] 丁韶年.一种多元线性回归企业信用分类监督数学模型的构建和应用[J].中国工商管理研究,2004(8).

[79] 丁韶年、庚力.建立科学的企业信用评估系统[J].中国城市金融,2003(12).

[80] 巩守平.浅谈医院信用伦理建设的现状与思路[J].中国医学伦理学,2003(8).

[81] 丁韶年,戎婷.我国信用评价体系的政策建议[J].中国创业投资与高科技,2002(12).

[82] 李乐波.刍议医疗科研成果的投入产出核算[J].中华医学创新杂志,2002(10).

[83] 李乐波.浅谈我院定额消耗的改革之路[J].当代医学,2001(1).

[84] 李乐波.科主任理财[J].中国卫生经济,2001(1).

[85] 李乐波.医院走集团化道路的思考[J].绍兴医学,2000(2).

[86] 李乐波.定额消耗降低成本[J].中国医院管理,2000.

[87] 李乐波.浅谈医院会计电算化现状及发展[J].绍兴医学,1999(12).

[88] 李乐波.信用卡在医疗事业上的应用探讨[J].中国现代实用医学:临床医学与实验诊断,1997.

[89] 李乐波.信用卡要加快区域联网[J].浙江农村金融,1997(1).

[90] 李乐波.信用卡联网的必要性及举措[J].财会学习,1996(12).

[91] 李乐波.访当前中外合资　谈我院筹建中外合资[J].中国现代实用医学·医学图书情报与临床,1996.

[92] 李乐波.亚太经济合作与中国经济发展[J].财会学习,1996(1).

三、网站网址

[1] 纪尽善.加强信用制度和信用环境建设[EB/OL].(2003-02-20)[2013-06-05]http://news.xinhuanet.com/newscenter/2003-02/20/content_737712.htm.

[2] 林钧跃.美国信用管理的相关法律体系[EB/OL].(2002-02-06)[2013-06-05]http://business.sohu.com/68/30/article200473068.shtml.

[3] 田志友.基于智能技术的客户信用评级方法与应用研究[EB/OL].(2002-09-06)[2013-06-06]http://cdmd.cnki.com.cn/Article/CDMD-10080-2002090639.htm.

[4] 戴园晨.我国信用体系建设[EB/OL].(2003-01-29)[2013-06-06]http://news.xinhuanet.com/credit/2003-01/29/content_712051.htm.

[5] 白丽萍.城市公立医院信用评价指标体系研究[EB/OL].(2013-03-08)[2013-06-07]http://www.doc88.com/p-1854789575789.html.

[6] 张真真,文慧.信用评级,能否管住"看病贵"[EB/OL].(2010-10-14)[2013-06-058]http://hbrb.cnhubei.com/html/hbrb/20101014/hbrb1197302.html.

[7] 欧阳四平,王彤.医疗机构信用评等级[EB/OL].(2007-05-31)[2013-06-08]http://news.sina.com.cn/c/2007-05-31/145511933078s.shtml.

[8] 汪劲.市场经济体制下的信用制度及其运行机制——国外信用制度介绍和比较[EB/OL].(2004-01-09)[2013-06-09]http://d.wanfangdata.com.cn/Peri-

odical_jjshtzbj200203004. aspx.

［9］陈文玲. 美国信用体系的几个特点［EB/OL］. （2004-07-08）［2013-06-10］http://www. cnki. com. cn/Article/CJFDTotal-GOGY200407008. htm.

［10］陈洪隽. 我国社会信用建设的回顾、问题、展望［EB/OL］. （2002-12-20）［2013-06-10］http://www. china. com. cn/chinese/zhuanti/249879. htm.

［11］Moody. Moody's Investors Service ［EB/OL］. （2013-08-15）［2013-06-11］http://en. wikipedia. org/wiki/Moody%27s.

［12］Brigitte Dormont and Carine Milcent. The sources of hospital cost variability ［EB/OL］. （2004-02-20）［2013-06-11］http://ideas. repec. org/p/ner/dauphi/urnhdl123456789-5426. html.

［13］中国农业银行. 中国农业银行企业信用等级评定暂行办法［EB/OL］. （2000-02-13）［2013-06-12］http://www. mohurd. gov. cn/zcfg/200611/t20061101_159526. html.

［14］中共中央 国务院. 关于深化医药卫生体制改革的意见［EB/OL］. （2009-03-17）［2013-06-12］http://www. gov. cn/jrzg/2009-04/06/content_1278721. htm.

［15］国务院. "十二五"期间深化医药卫生体制改革规划暨实施方案［EB/OL］. （2012-03-14）［2013-06-05］http://www. gov. cn/zwgk/2012-03/21/content_2096671. htm.

［16］财政部、卫生部. 关于印发《医院财务制度》的通知［EB/OL］. （2010-12-28）［2013-06-12］http://sbs. mof. gov. cn/zhengwuxinxi/zhengcefabu/201101/t20110118_418577. html.

［17］财政部. 关于印发《医院会计制度》的通知［EB/OL］. （2010-12-31）［2013-06-12］http://kjs. mof. gov. cn/zhengwuxinxi/zhengcefabu/201101/t20110117_417670. html.

四、课题

［1］李乐波：浙江省地市级公立医院实施"药品零差价"改革的评价研究，浙江省医药卫生科技计划项目（2013KYB265）。

［2］李乐波：绍兴市地市级公立医院综合改革研究，绍兴市哲学社会科学研究"十二五"规划重点课题（125316）。

［3］李乐波：药品零差价下地市级公立医院补偿模式研究，浙江省康恩贝医院管理软科学研究项目一类课题（2012ZHA-KEB104）。

［4］李乐波：信用评价在医疗机构中的实践应用，浙江省康恩贝医院管理软科学研究项目（2007ZHA-KEB333）。

［5］张国荣、李乐波等：医院经营决策管理系统研究，绍兴市哲学社会科学研究"十一五"规划重点课题(105110)。

后 记

多年来,本人一直致力于医疗机构信用评价理论与实践的研究,本书内容虽略显稚嫩,但也凝聚了本人十余年来的研究心血。在此,我怀着一颗拳拳之心,把我所学与所究的心得撰成文作,呈于读者。由于知识与经验局限,本书难免有不足和疏漏,真诚地希望能够得到有关专家、学者和医疗机构管理者的指教!

在本书完成之际,我要郑重地向所有关心与帮助过我的人表示深深的谢意!

首先,我要衷心感谢的是本书引用的所有文献的作者,正是你们的研究,为本书的撰写提供了大量理论与实践的借鉴经验,丰富了本书的研究内容。我已尽可能将所有引用的文献都标注出来,但也有可能疏漏,敬请谅解!

其次,我要特别感谢杭州电子科技大学的刘翰林教授,他犹如黑夜中的一盏明灯,带领我步入信用评价理论研究的神圣殿堂,悉心指导、倾全相授;指引我结合医院管理工作实际,进一步创新公立医院管理研究;在之后的工作与学习中,不断鼓励、鞭笞我深入探索。

然后,我要诚挚地感谢绍兴市妇幼保健院何炳福院长,感谢他的知遇与关怀;同时,我也要感谢绍兴市卫生系统的全体同仁们。在本书的撰写期间,是他们给了我莫大的鼓励与支持,尤其是在实践研究阶段,提供了大量人力、财力与物力上的帮助,使得本书能够顺利完成。

最后,我还要感谢浙江工商大学出版社的全体工作人员,是你们的大力帮助,使本书得以公开出版。在此,我还要特别鸣谢编辑部刘韵副主任,在本书的编纂过程中倾注了大量的时间与精力,不厌其烦地指导与校验,感谢她为本书所做的艰辛而严谨的工作。

李乐波

2013 年 10 月